常见病
中成药合理使用
百姓须知

CHANGJIANBING ZHONGCHENGYAOHELI
SHIYONG BAIXINGXUZHI

主编◎张伯礼

策划/主编单位◎北京市惠民医药卫生事业发展基金会

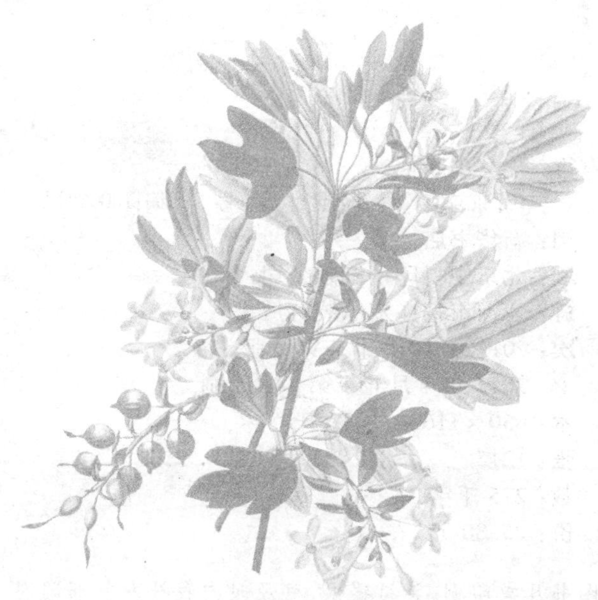

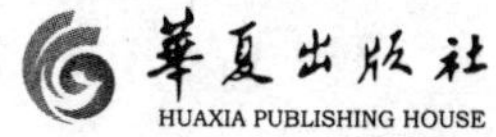

图书在版编目(CIP)数据

常见病中成药合理使用百姓须知/张伯礼主编.
-北京:华夏出版社,2011.10(2012年重印)
ISBN 978-7-5080-6722-3

Ⅰ.①常… Ⅱ.①张… Ⅲ.①常见病-中成药-中药疗法
Ⅳ.①R243

中国版本图书馆CIP数据核字(2011)第227255号

出版发行:华夏出版社
(北京东直门外香河园北里4号 邮编:100028)
经　　销:新华书店
印　　刷:北京中科印刷有限公司
装　　订:三河市杨庄双欣装订厂
版　　次:2011年10月北京第1版
2012年4月北京第2次印刷
开　　本:850×1168 1/32开
印　　张:12.5
字　　数:275千字
定　　价:25.80元

编 委 会

传承中医中药
惠泽民众健康

何鲁丽
二〇二一年三月

何鲁丽　第十届全国人大常委会副委员长

北京市惠民医药卫生事业发展基金会顾问委员会主任

序一

健康是民生之本，是生产力发展、社会进步、文化昌盛、民族兴旺的重要基石和标志。普及健康知识是实施全民健康战略的重要一环，是把预防为主落到实处的必不可少的关键环节。为全面贯彻科学发展观，深入落实党的十七大精神，从我国健康工作和健康事业发展的需求出发，2008年4月，以“科学生活、健康快乐”为宗旨，以科技进步和自主创新为突破口，以科技成果的集成创新、推广应用为重点，科技部、卫生部、中宣部、中国科协等14个部门联合推出了“全民健康科技行动”。其中，广泛调动各方面的力量，大力推出“公众健康知识普及科技行动”，促进公众健康知识的普及，实现从被动到主动，从医疗到健康的转变是其中的一个重要方面。

当前，越来越多的城乡居民选择在药店里买药对常见病进行自我药疗。人们在选药时，中成药因其毒副作用小和“简、便、廉、验”的特点广受大众欢迎。普通家庭配备常用的中成药物，已经成为人民群众防治疾病的重要方式。有关中医药健康养生方面的书籍也如雨后春笋，层出不穷。如何正确指导和方便百姓合理使用中成药，为其提供专业的指导用书，是健康普及工作的重要任务。

以“关注民生、促进健康”为宗旨的北京市惠民医药卫生事业发展基金会，组织医药领域专家，针对百姓中成药使用中的常见问题，以通俗的语言编写了《常见病中成药合理使用百姓须知》一书。该书以中医理论为指导，由具有丰富临床经验的中医药专家按病种分类，针对常见病的特点，提出了科学使用中成药的普及知识，为百姓家庭用药提供参考，易读易懂，便于掌握。

该书的出版，对于普及合理使用中成药知识，促进公众科学用药，提高全民健康水平具有重要的现实意义，是惠民基金会为提高全民健康素质办的一件好事、实事，也是落实“公众健康知识普及科技行动”的一项重要举措。希望该书能成为广大公众的健康帮手、家庭之友。

中国科学技术部副部长

王伟中

2011年10月14日

序二

学会自我防病治病，懂得安全合理用药是公民具备基本科学素质的重要标志之一。2006年，国务院颁布实施《全民科学素质行动计划纲要（2006-2010-2020年）》，倡导建立资源节约型、环境友好型社会，形成科学、文明、健康的生活方式和工作方式。此后，公民科学素质建设提出“节约能源资源、保护生态环境、保障安全健康”的工作主题，把提升公民自我保健能力，促进身心健康等作为全民科学素质工作的重点任务切实加以推进。

中医药是中华民族特有的财富。中成药作为中医药的重要组成部分，长期以来都是居民家庭的常备药品，在人们防病治病过程中得到越来越广泛的应用，对保障公民健康发挥着重要的作用。随着经济社会的快速发展和人们生活水平的不断提高，公众对中成药使用的科普需求也在不断增长。为满足广大公众的需求，北京市惠民医药卫生事业发展基金会组织以张伯礼院士领衔的权威专家，编写了《常见病中成药合理使用百姓须知》一书。本书在中医理论指导下，按照西医病种分类，针对百姓常见病的特点，用通俗的语言提出了科学合理的中成药治疗方案。其特点是查阅方便，公众看得懂，易掌握。

该书的出版，意味着百姓合理使用中成药有了权威的指导用书，对普及合理使用中成药知识，提高公众的自我医疗水平具有重要的现实意义。这也是惠民基金会针对公众合理用药，为提升公民科学素质做的一件惠及百姓的实事。

在此，感谢参与编写的各位中医药专家，以及把惠民服务深入到我国医改事业中的惠民基金会。最后，对本书的成功出版表示祝贺！

中国科学技术协会副主席

2011年10月31日

出版说明

中成药作为中医药学的重要组成部分，目前在我国中西医治疗疾病中具有十分重要的地位。近年来中成药发展迅速，品种越来越多，且因其“简、便、廉、验”的特点，备受百姓欢迎。随着我国人民生活水平提高和健康意识的增强，普通家庭配备常用的中成药，已经成为广大群众防治疾病的重要方式。然而，目前社会上普遍存在着中成药属于天然药物、无毒少害、可以放心使用等一些片面认识。事实上大量的实验和临床研究发现，中成药不仅有不良反应，而且有些药物还会对人体产生不可逆性损害等严重的不良反应。现实生活中百姓由于不合理乃至不正确使用中成药而对自身或家属造成伤害的事件屡见不鲜，而产生上述情况的主要原因在于大众对中成药的适应证、注意事项、用法用量等了解不够。因此，如何正确有效地指导百姓在日常生活中科学合理地使用中成药显得尤为必要。本书正是基于百姓对中成药认识存在误区及不能合理使用的实际问题而编写的。

本书以“保证人民群众合理使用中成药”为指导原则，精心选取了适宜于百姓自我选药治疗的常见病、多发病、慢性病 67 种，并精心选取了 464 种临床应用广泛、疗效可靠、价格低廉的中成药，按照西医学疾病内、外、妇、儿及皮肤科的分类方法及病名，分类编撰。全书由六章组成，依次分别为:认识中成药，内科常见病的中成药用法，外科常见病的中成药用法，儿科常见病的中成药用法，妇科常见病的中成药用法，皮肤科常见病的中成药用法。在各章节中分别以问答的形式较为详细地介绍了：中成药的概念，临床应用优势，常见剂型，如何合理使用等（第一章）；各科疾病的概念，中医如何治疗，供选择的中成药，如何选择等（后五章）。在每个疾病的最后还以“温馨提示”的形式介绍了该病选服中成药的原则、服用中成药期间的注意事项及其他有关事项等。

本书具有如下特点：①统一使用现代西医学病名，规范、易懂，使百姓可以简洁、明了地根据自己的疾病合理选用有关中成药。②以问答的形式对有关问题及内容进行介绍，使百姓能够较为容易地根据自己的病情，掌握中成药的选用方法、服用剂量、注意事项等，符合百姓的心理和实际，可读性强。③所选用的中成药皆为常用药，它们疗效可靠、价格低廉、剂型多样，具有“老少皆宜”的特点，符合百姓治病的需求，实用性强。

本书是由北京市惠民医药卫生事业发展基金会理事长惠鲁生女士发起，惠民基金会组织一批国内著名的药学专家和临床经验丰富的医学专家共同编写。由于惠民基金会对百姓科普用书的编写缺乏经验，加上时间较短，书中难免存在疏漏和不妥之处，请您在按该书进行自我药疗时，详见药品说明书或遵医嘱。同时敬请广大读者多提宝贵意见，以便再版时加以修正。

北京市惠民医药卫生事业发展基金会

2011年9月

目 录

第一章 认识中成药

第二章 内科常见病的中成药用法

第三章 外科常见病的中成药用法

第四章 儿科常见病的中成药用法

第五章 妇科常见病的中成药用法

第六章 皮肤科常见病的中成药用法

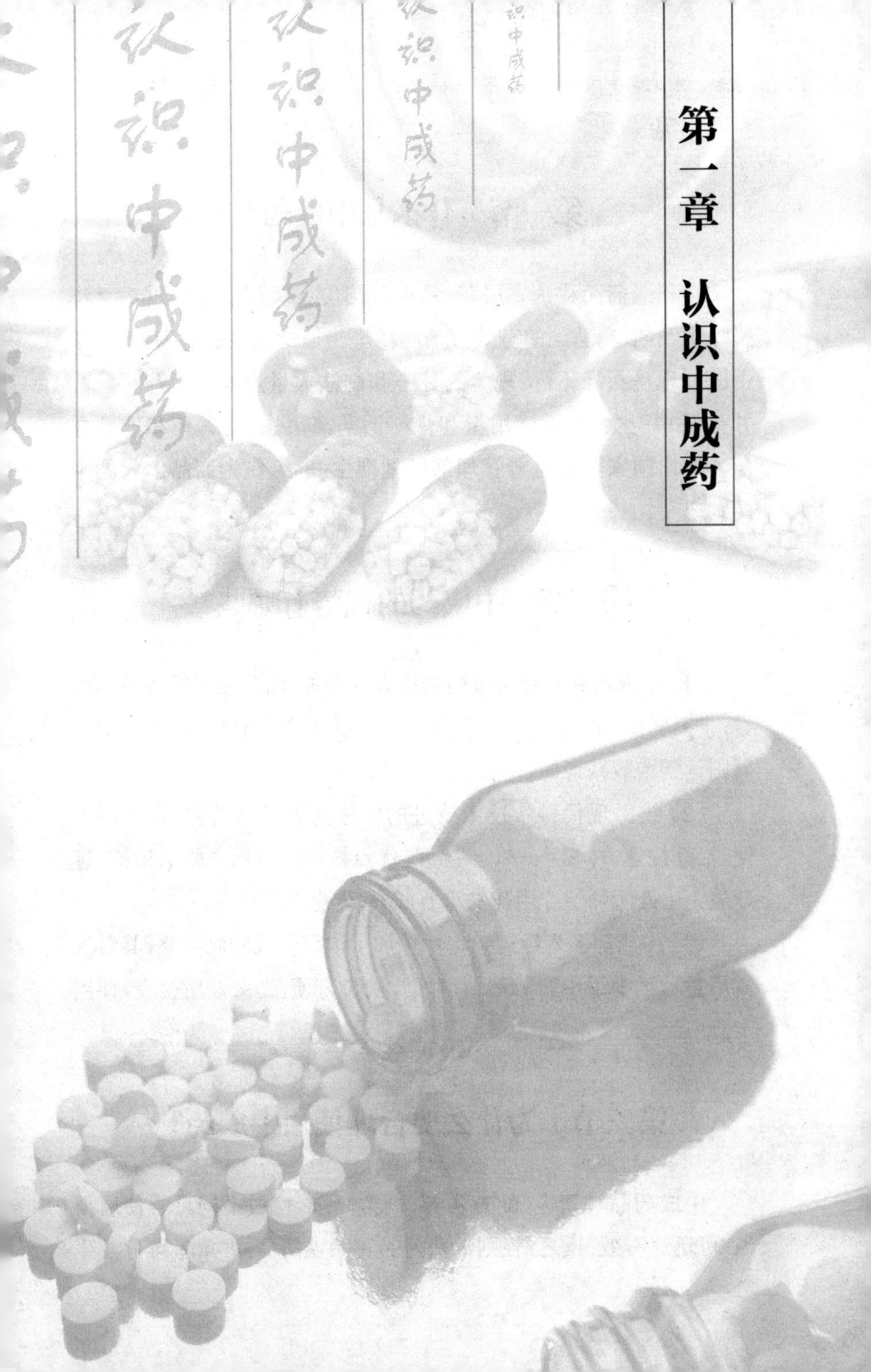

第一章 认识中成药

第一节 什么是中成药?

中药成药简称为中成药,是由我国历代医药学家经过千百年医疗实践创造、总结的有效方剂的精华。是指以中药材为原料,在中医药理论指导下,按规定的处方和制法大量生产,具特有名称,并标明功能主治、用法用量和规格的药品,包括处方药和非处方药。经由国家药品监督管理部门批准生产,可作为商品出售的中药制成品。

第二节 中成药的优势有哪些?

(1) 中成药并不是简单药物疗效的叠加,而是以中医理论为指导,平衡阴阳,调理气血,从整体协调人体平衡,通过中药间的配伍原则达到增效减毒的目的。

(2) 经由现代科学技术改进的中成药因其疗效突出、服用方便、治疗快速、体积小、安全性高等优点被广泛应用于临床治疗,逐渐成为中西医师治疗用药的重要部分,为患者所认可。

(3) 中成药多为经过一定特殊加工浓缩而成的制成品,其每次需用量远远少于中药煎剂,且存贮、携带方便,为大众所接受,使用十分广泛。

第三节 为什么要合理使用中成药?

中成药品种繁多、配方各异、剂型复杂、疗效不同。若使用得当,可迅速奏效;反之,轻则浪费药品和贻误病情,严重者可危及生命。中医以中医理论体系为指导，辨证施治，调理人体的气血阴阳恢复平衡，所以合理使用中成药的前提是辨证，如果没有辨证，就无从谈论治病，无从谈论正确用药。百姓万不可套用使用西药的方法因病名就乱用中药，这无疑给使用中成药带来风险，并且可能对患者造成不可预测的伤害，不合理的中西药联用甚至会出现不良反应。例如化痰止咳平喘药，通宣理肺丸功能解表散寒，宣肺止咳，用于感冒咳嗽，发热恶寒，鼻塞流涕，头痛无汗，肢体酸痛；橘红丸功能清肺，化痰，止咳，用于咳嗽痰多，痰出不易，胸闷口干。前者是温化寒痰药，后者是清热化痰药，如果不加辨证仅凭祛痰止咳为目的而滥用药，反而会导致病情更严重。所以合理使用中成药，充分发挥其应有疗效，是广大群众必须重视的问题。

第四节　如何合理应用中成药?

（1）严格遵循辨证用药的原则：辨证用药是保证中成药安全使用的根本原则，中成药的使用应充分体现辨证论治，如风寒感冒用正柴胡饮，风热感冒用银翘解毒片等。

（2）全面了解中成药，掌握正确用法用量，严格遵守禁忌和注意事项：全面准确了解中成药的药物组成及其功能主治是合理使用中成药的前提。必须仔细阅读药品说明书，严格按照规定的用法使用，包括正确的给药方式、给药时间、给药途径和剂量等，同时应严格遵守说明书中禁忌症和注意事项，对有药物过敏史的患者应密切观察其服药后的反应，如有过敏反应，应及时处理，以防止发生严重后果；尤其是对特殊人群，如婴幼儿、老年人、孕妇以及原有脏器损害功能不全的患者，更应注意根据患者情况及时调整用药方案。

（3）注意中成药的合理配伍：由于疾病的发生和发展往往错综复杂，常表现为虚实并见、寒热错杂、数病相兼，故用单味药难以兼顾各方，为了增强药效，适合复杂病情的需要，临床常将中成药和中成药或中成药与化学药品进行联用。在联合用药过程中，要遵循以最少种类药物获得最佳疗效的用药原则，同时要充分了解中成药的配伍应用及相关文献报道，避免不良反应的发生。如方剂学七情配伍中的“相反”和“十八反”、“十九畏”即属于用药禁忌范畴；在中成药与化学药品联用时，尽量避免与可能产生反应的化学药品联用，并嘱患者将两者分开服用，间隔至少半小时；在中成药与中成药联用时，当疾病可以用一种药物治疗时，就不要增加同类药物的使用，确需要联合用药时，要充分估计联合用药的负面影响及风险，避免联合用药时各药味、各成分之间的配伍禁忌。

（4）针对目前公众存在过度忽视和片面夸大中成药不良反应的两种倾向，应积极开展合理使用中成药科普教育，告知患者使用中成药时，应严格按照医嘱或说明服用，严禁擅自改变用药途径、超剂量用药；在用药过程中，如出现不适，及时停药，必要时应到医院就诊，需长期服药的患者要加强安全性指标的监测。此外，患者如自行购买非处方药，则应仔细阅读药品说明书或在药师指导下用药。

第五节　中成药的常见剂型有哪些？

中药剂型种类繁多，传统的剂型有丸、散、膏、丹、酒、茶、锭等。近年来，在现代科学技术的指导下，中成药的剂型不断多样化，在我国正式生产使用的已有四十多种，出现了浓缩丸、胶囊剂、微丸、口服液、片剂、颗粒剂、滴丸等。

常用的中成药剂型有：

1. 丸剂

丸剂是目前中成药最常用的剂型。它是将药材按照一定的炮制规范加工成细粉或提取物，并加上适宜的黏合剂或辅料，制成的球形或类球形的固体制剂。根据使用的黏合剂或辅料的不同，丸剂又有蜜丸、水蜜丸、水丸、糊丸、浓缩丸、微丸等类型。丸剂在服用后需要一定时间才能溶化散开，逐渐被人体吸收，因此丸剂产生疗效较慢，药效也较持久。但丸剂也存在一定的缺点，服用剂量大，而且不便服用，尤其儿童服用更加困难。

2. 散剂

散剂是一种或多种药材混合制成的粉末状制剂，分内服散剂和外用散剂，是中药传统剂型之一。散剂治疗范围广，服用后分散快，奏效迅速，且具有制作简单、携带方便、节省药材等优点。

3. 膏剂（膏滋、膏药）

膏剂有内服和外用两种，内服膏剂是药材经过煎煮、去渣、浓缩后，加炼蜜或糖制成的半固体制剂，又称膏滋。具有吸收快，浓度高，体积小，便于保存，可较长时间服用的特点。常用具有滋补调理作用的药材配制，适用于治疗慢性病和久病体虚者。

外用膏剂一般称膏药，是药材经食用植物油提取，再加红丹炼制而成，为中成药传统剂型。又名黑膏药。膏药现在有多种材料制成，贴敷在体表一定的部位或穴位，发挥治疗作用。膏药具有通纳药量多，药效释放持久等特点，多用于跌打损伤、风湿痹痛、疮疡痈肿等疾病。

4. 丹剂

丹剂也是一种固体制剂，有内服和外用的不同。外用的传统丹剂多含有水银、硝石、雄黄等，经过特殊的升华炼制加工而成，如红升丹、白降丹等。部分丸剂、散剂、锭剂多以朱砂为衣，因气色赤亦习称丹，如紫雪丹、至宝丹等。

5. 片剂

片剂是常用的现代剂型，是将药材细粉或提取物与适宜的辅料压制而成的片状制剂。片剂体积小，用量准确，在体内易崩解，生效快，且具有生产效率高、成本低、服用及储运方便的优点。片剂适用于各种疾病。

6. 颗粒剂(冲剂)

颗粒剂是现代新型制剂，药材通过煎煮或一定提取工艺形成的提取物，与适宜的辅料或药材细粉制成的颗粒状制剂，是在汤剂、散剂和糖浆剂的基础上发展起来的。有颗粒状和块状两种，有含糖、无糖及泡腾片等不同类型。颗粒剂具有体积小，重量轻，服用简单，口感好，作用迅速等特点。

7. 胶囊剂

胶囊剂有软、硬两种，硬胶囊是将适量的药材提取物或药粉和辅料制成均匀的粉末或颗粒，填充于胶囊中而制成的剂型。软胶囊是将油类或对明胶等囊材无溶解作用的液体药物或混悬液封闭于囊材内制成的剂型。胶囊剂外观整洁美观，易于吞服，可掩盖药物的不良嗅味，崩解快，吸收好。适用于对光敏感、不稳定，易挥发，或有特异气味，或需要定时定位释放的药物。胶囊如经过适宜方法处理或用其他药用高分子材料加工，使囊壳不溶于胃液，但在肠液中崩解再释放活性成分，为肠溶胶囊。

8. 糖浆剂

糖浆剂是将药物、药材提取物和芳香物质经浓缩而成的蔗糖水溶液。它是在传统汤剂、煎膏剂的基础上，吸取西药糖浆的优点而发展起来的一种中药剂型。因含有糖，可以掩盖某些药物的不适气味，便于服用，适用于小儿及虚弱病人，尤多见于小儿用药，但不宜用于糖尿病患者。

9. 合剂（口服液）

合剂是药材用水或其他溶剂，采用适宜方法加工提取，经浓缩制成的内服液体制剂。单剂量包装的合剂又称口服液。合剂既能保持汤剂的特点，又能避免汤剂临时煎煮的麻烦，便于携带、储存和服用。口服液的浓度更高，常加入矫味剂，因此用量小，口感好，作用快，易保存，质量稳定，携带方便。

10. 酊剂

酊剂是药物按一定浓度的乙醇，浸出或溶解制成的液体制剂，也可以用流浸膏稀释制成。分内服和外用两种。酊剂成分较纯净，有效成分含量高，剂量准确，吸收迅速，且无需加热，适宜于制备含有挥发性成分或不耐热成分的药剂。

11. 露剂

露剂是含芳香挥发性成分的中药材经蒸馏制得的澄明水溶液

制剂，是我国传统剂型之一，又称药露。临床多内服，露剂能够保存药材固有的香味，便于服用和吸收，多用于解表清暑、清热解毒的药物。

12. 栓剂

栓剂是药材提取物或药粉与适宜的基质制成的用于人体腔道给药的固体制剂，如肛门栓、阴道栓，是中成药的传统剂型，也称坐药或塞药。栓剂比口服给药吸收快，吸收后部分药物不经肝脏直接进入大循环，生物利用度高。栓剂适用于不宜口服药物的病人，或局部用药。

13. 滴丸

滴丸是药材提取物以适宜的基质混匀后，滴入冷凝剂中制成。适于制备液体制剂或主药体积小、有刺激性的药物，滴丸易服用，在体内溶化快，奏效迅速。如复方丹参滴丸、苏冰滴丸。

中成药剂型除上述介绍的外，其他剂型还有软膏剂、橡胶膏剂、油剂、滴眼剂、搽剂、浸膏剂、流浸膏剂、袋泡剂等。

第六节　如何正确选择剂型?

中药制剂的不同剂型对药物的释放、吸收、作用强度有一定影响，所以用药时需要选择适宜的剂型。

首先，应根据治疗需要选择剂型，病有轻重缓急，剂型也要符合治疗目的。若是重症病人，应选择药物释放速度快、奏效迅速的舌下片、注射液等剂型；若是慢性疾病，需要药物长期作用，则要选择释放缓慢、作用持久的丸剂、膏剂等剂型；若是需要特定部位给药，则应选择膏剂、包衣片、栓剂等剂型。

其次，应根据药物性质选择剂型，根据中药的药性，有效成分的理化性质以及进入机体后的药物吸收、分布、代谢等特性，选择适宜的制剂类型，可达到中药制剂增效减毒的目的。如具有一定毒性的药物制成丸剂，可减缓其成分释放速度，避免机体因剂量过大中毒。

此外，还应根据剂型特点选择，每种剂型都有其优势和不足，选择剂型应充分利用其优势加以选择，能使治疗增效。如治疗皮肤病的外用药，应选择能够覆盖皮肤表面起治疗和保护作用的散剂或膏剂等。

第七节　中成药的用药禁忌有哪些？

（1）症候禁忌：症候禁忌是指药物的药性不同，其作用就有一定的范围，临床使用时就有一定禁忌。如正柴胡饮颗粒功效是发散风寒，解热镇痛，治疗风寒感冒药引发的头痛、恶寒、鼻塞、咽痛、身体酸痛等症，对风热感冒引起的发热头痛、鼻塞流涕、咽痛、身体酸痛之症是禁止使用的。一般中成药都有症候禁忌，除个别中药药性极为平和无症候禁忌外，症候禁忌是广泛存在的。

（2）妊娠禁忌：妇女使用中成药在妊娠期时需格外谨慎，根据药物的功能主治，可分为禁用药和慎用药两类。禁用药妊娠期妇女严格禁止使用，主要包括辛热大毒、破血行气、滑利攻下、通经祛瘀等药物，可致畸胎、死胎、早产、流产等现象；慎用药是具有活血行气、辛热补益之类的药物，可根据病情酌情使用，但尽量不使用的药物。如含大戟、牵牛、巴豆、芫花等峻下逐水的舟车丸，含桃仁、红花、乳香、没药等活血祛瘀的七厘散，含穿山甲、水蛭、麝香等破血行气的抗血栓再造丸，含青皮、厚朴等破气降气的木香顺气丸等都是妊娠期妇女禁用或慎用的中成药。

（3）饮食禁忌：服用中成药期间某些食物需忌食，就是通常所说的忌口。中医古文献中对饮食禁忌有详细的记载，在服药期间应忌食生冷、油腻、腥膻、有刺激性的食物。如服用发汗解表药时忌生冷食物，服用止咳平喘类药物忌鱼虾等海鲜食物，服用健脾和胃的药物忌油腻黏性的食物等。此外，有些中药与食物相反，如猪肉反桔梗、黄连、乌梅；羊肉反半夏、菖蒲；葱反何首乌、地黄、常山；醋反茯苓、茯神；茶反使君子、威灵仙、土茯苓等。所以在服用中成药期间适当的饮食能辅助疗效提高，不当的饮食反而引发疗效降低。

第八节　中成药有不良反应吗？常见的不良反应有哪些？

有，但口服及外用中成药所致不良反应较少、较为安全，而且多为可逆性的不良反应；注射剂与口服中成药相比，其不良反应较多。中成药的不良反应涉及免疫系统、消化系统、呼吸系统、泌尿系统、循环系统、血液系统、神经精神系统等，其临床表现也各不相同：

（1）免疫系统：过敏反应是中成药最主要的不良反应之一，出现皮肤损害，临床表现为皮疹、瘙痒、皮肤潮红或紫癜等，严重者表现为重症药疹、全身过敏反应及过敏性休克等。

（2）消化系统：中成药导致的消化系统损害主要表现为恶心、呕吐、口苦、纳呆、腹痛、腹胀、腹泻、便血等，严重者表现为药物性肝炎。

（3）呼吸系统：中成药导致的呼吸系统损害主要表现为咳嗽、呼吸困难、气促、胸闷、喉头水肿等，严重者出现哮喘、呼吸麻痹等。

（4）泌尿系统：中成药导致的泌尿系统损害主要表现为腰痛、尿少、尿频、蛋白尿、血尿等，严重者出现急性肾损害、急性肾功能衰竭等。

（5）心血管系统：中成药导致的心血管系统损害主要表现为心悸、胸闷、面色苍白、四肢厥冷、血压下降或升高、心率加快或减慢、早搏、房颤等。

（6）血液系统：中成药导致的心血管系统损害主要表现为白细胞下降、粒细胞减少、血小板减少性紫癜、溶血性贫血、出血等。

（7）神经精神系统：中成药导致的神经精神系统损害主要表现为头晕、头痛、头胀、口干、口渴、烦躁、意识不清、抽搐、嗜睡、睡眠不安、耳鸣、惊厥、视觉异常，角弓反张等。

（8）其他：中成药常见的不良反应还包括：①用药部位损伤：表现为用药部位疼痛、红肿，静脉炎等；②生殖毒性：表现为性功能降低，男性表现为精子数与活动力下降，女性表现为月经失调等。

第九节 哪些是含有西药的中成药？

在我国批准注册的中成药中，有 200 多种是中西药复方制剂，即含有化学药的中成药。主要有以下 8 大类。

（1）含西药组分抗感冒药的中成药有维 C 银翘片、复方感冒灵片、感冒清片、速感康胶囊等，这些药物所含西药组分基本相同，主要有对乙酰氨基酚、安乃近、马来酸氯苯那敏等。

（2）含西药组分补虚药的中成药有脑力宝丸、复方酸枣仁胶囊、维血康糖浆、健脾生血颗粒等，所含西药主要包括维生素 E、维

生素 B_1、维生素 B_6 等。

（3）含西药组分降压药的中成药有珍菊降压片、降压避风片等，主要含氢氯噻嗪、盐酸可乐定等。

（4）含西药组分消化科用药的中成药有珍珠胃片、复方陈香胃片、复方猴头冲剂、神曲胃痛片（胶囊）等，所含西药主要包括碳酸氢钠、碳酸钙（镁）、氧化镁、氢氧化铝等。

（5）含西药组分降糖药的中成药中，如消渴丸、消糖灵胶囊等，所含西药组分主要为格列本脲。

（6）含西药组分止咳平喘化痰药的中成药有咳痰净散、咳痰清片、化痰平喘片、镇咳宁糖浆等，所含西药主要包括盐酸麻黄碱、氯化铵、克仑特罗等。

（7）含西药组分心脑血管药的中成药有脉络通颗粒、冠通片、脂降宁片等，所含西药主要包括维生素 C 等。

（8）含西药组分五官科用药的中成药有鼻炎康、康乐鼻炎片、鼻舒适片等，所含西药组分都为马来酸氯苯那敏。

第十节　服用含有西药的中成药应该注意什么？

虽然中西药复方制剂比单纯的中药或西药制剂更为有效，但它们的使用注意事项也比单纯的中药或西药制剂更为复杂，出现不良反应的几率也更高，因此应该重视和关注中西药复方制剂的使用注意事项。最基本也是最重要的要求就是在使用含有西药组分的中成药的时候，应注意不能再使用同种成分的西药或随意加大该中成药剂量，以免重复用药或用药过量；同时也要注意避免和其它联用的西药相互作用，以防降低药物疗效和出现不良反应。

第十一节　如何辨别中成药是否变质？

现在的中成药按规定在包装盒上都打印了产品批号和有效期。只要在有效期内使用一般是不用担心变质的。但是为了安全起见，掌握一些分辨药物是否变质的基本方法还是有必要的。一般来说，可通过以下四种方法辨别中成药是否变质：

（1）观其外形：外形失去固定形状者，如原为粉末状或颗粒状，现黏成一团或潮解成糊状；胶囊变成凹凸不平或手感潮湿黏手等都是变质的表现。

（2）察其色泽：片剂、胶囊、糖衣片、水剂、糖浆等变色者是变质的表现。

（3）品其味道：如糖浆变酸，丸剂、片剂有异味者均是变质的结果。

（4）闻其气味：中成药都有其特有的气味，若有酸败发霉的气味，也是变质的表现。

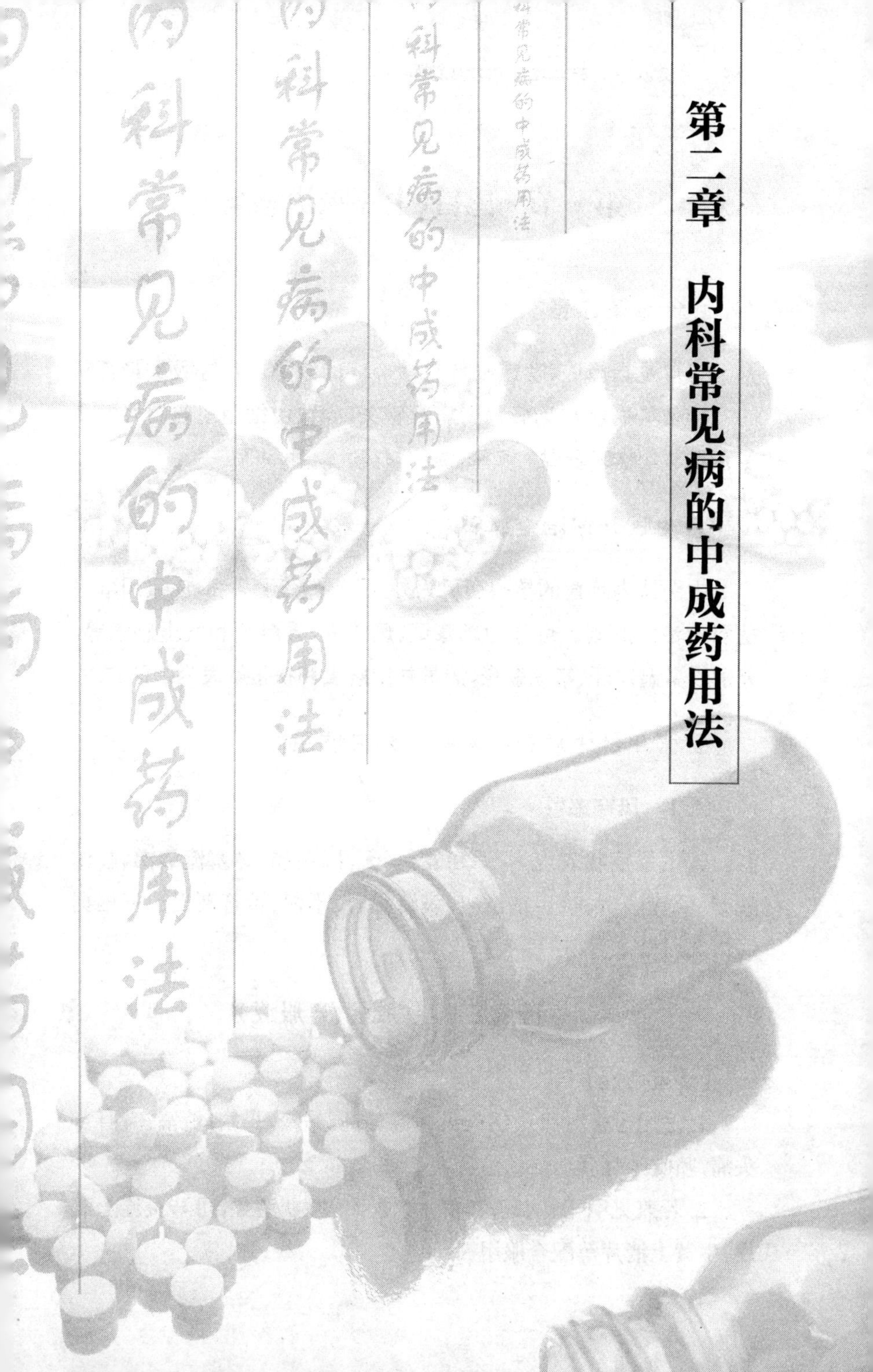

第二章 内科常见病的中成药用法

第一节 感冒(上呼吸道感染)

1. 什么是感冒?

感冒是指鼻腔、咽或喉部急性炎症的统称。是呼吸道最常见的一种传染病。常见病因为病毒感染,少数由细菌引起。好发于冬春季节。临床表现为鼻塞、流涕、打喷嚏、咽痛等。

2. 中医如何治疗感冒?

中医认为感冒的核心病机为外邪侵袭,营卫失和,应采用解表祛邪的治疗原则。可分为风寒证、风热证、暑湿证和气虚感冒等,分别以辛温发汗、辛凉解表、清暑祛湿解表和扶正解表为治法。

3. 常用的中成药有哪些? 如何使用?

3.1 风寒感冒

其主要症状表现为:恶寒发热、无汗、头痛、鼻塞流清涕、肢体酸楚、咽痒咳嗽、咳声重浊、咳痰清稀、口不渴、舌苔薄白。可根据病情选用以下药物:

感冒清热颗粒(胶囊、口服液)

【适宜病症】

1. 适用于上呼吸道感染见体温偏高,怕冷,鼻塞,流清涕,身背头痛,喷嚏等症状明显的患者。

2. 若兼见咽干,咽痛,口渴,大便干等症状明显,可与黄连上清片、牛黄上清片等配合服用。

【注意事项】

1. 不宜单用于口咽干、咽痛等症状明显的上呼吸道感染患者。

2. 与环孢素 A 同用,可能引起环孢素 A 血药浓度升高。

【用法用量】 颗粒剂:一次 1 袋,一日 2 次,开水冲服;胶囊:一次 2~4 粒,一日 2 次,口服;口服液:一次 10 毫升,一日 2 次,口服。

感冒软胶囊

【适宜病症】

1. 用于上呼吸道感染,症见怕冷,不出汗,浑身疼痛,关节酸痛,体温升高,鼻塞,流清涕,喷嚏,舌苔白或薄白,咽部未见明显红肿等症状明显的患者。

2. 如患者不出汗、关节酸痛症状明显,可服药后饮热粥以助汗出。

【注意事项】

1. 本药忌用于咽干,咽痛,大便干结,痰多色黄而黏等症状明显的上呼吸道感染患者。

2. 方中含有麻黄,高血压、心脏病患者及运动员慎用。

3. 肝病、糖尿病、肾病等严重慢性病患者应在医师指导下服用。

【用法用量】 口服:一次 2~4 粒,一日 2 次。

风寒感冒颗粒

【适宜病症】 用于上呼吸道感染,临床表现为怕冷,咳嗽,咯痰白稀,鼻流清涕,咽部无明显红肿,体温升高,舌苔白或薄白等症状明显的患者。

【注意事项】

1. 不适用于咽干,咽痛,大便干结,痰多色黄而黏等症状明显的上呼吸道感染患者。

2. 方中含有麻黄，高血压、心脏病患者及运动员慎用。

【用法用量】 开水冲服。一次1袋，一日3次。

九味羌活丸（颗粒、口服液）

【适宜病症】 用于上呼吸道感染，临床表现为怕冷，体温偏高，不出汗，肌肉酸痛，关节疼痛，头痛，口苦，不欲饮食，舌苔白、水滑等症状明显的患者。

【注意事项】

1. 本药慎用于咽痛、扁桃体红肿、恶心、大便溏稀、便后不爽等症状明显的上呼吸道感染患者。

2. 孕妇慎用，儿童及年老体弱者应在医师指导下服用。

【用法用量】 丸剂：姜葱汤或温开水送服，一次6~9克，一日2~3次。口服液：口服，一次20毫升，一日2~3次。颗粒剂：姜汤或开水冲服，一次15克，一日2~3次。

柴连口服液

【适宜病症】 用于上呼吸道感染，临床表现为怕冷，体温偏高，口苦咽干，恶心不欲饮食，鼻塞，舌苔白、水滑等症状明显的患者。

【注意事项】

1. 不宜用于咽痛，大便干结，痰多色黄而黏等症状明显的上呼吸道感染患者。

2. 方中含有麻黄，高血压、心脏病患者及运动员慎用。

3. 糖尿病患者慎用。

【用法用量】 饭后半小时口服。一次10毫升，一日3次。

3.2 风热感冒

主要表现为：发热有汗、微恶风寒、头痛或眩晕、口干、咽喉红肿疼痛、咳嗽、咳痰黄稠而黏、四肢酸痛、舌边尖红、苔薄白或微黄等症。可根据病情选用以下药物：

银翘解毒丸（口服液、片、胶囊）

【适宜病症】

1. 适用于上呼吸道感染见体温升高明显，怕冷程度较轻或不怕冷，口干，咽痛咽红，扁桃体肿大，咳嗽轻微，舌红苔薄白或微黄等症状明显的患者。

2. 患者如咳嗽频发、咯吐黄痰等症状明显，可合用羚羊清肺丸、十味龙胆花、复方鲜竹沥液等以清肺化痰。

3. 如患者并发高热，可合用清开灵口服液、小柴胡片以退热。

【注意事项】

1. 不适用于怕冷明显，不出汗，浑身酸痛等症状明显的上呼吸道感染患者。

2. 有高血压、心脏病、肝病、糖尿病、肾病等慢性病严重者，或正在接受其它治疗的患者，均应在医师指导下服用。

3. 儿童、孕妇、哺乳期妇女、年老体虚者应在医师指导下服用。

【用法用量】 丸剂：口服，一次 1 丸，一日 2~3 次。片剂：口服，一次 4 片，一日 2~3 次。胶囊剂：口服，一次 4 粒，一日 2~3 次。口服液：口服，一次 20 毫升，一日 2~3 次。

桑菊感冒片（合剂、颗粒）

【适宜病症】

1. 适用于上呼吸道感染见咳嗽，体温升高不明显，口不渴或微渴，舌红苔薄白或微黄等症状明显的患者。

2. 若患者并发高热，可合用清开灵口服液、小柴胡片以退热。

3. 若体温偏高，咽干，咽痛，口渴，大便干等症状明显，可与黄连上清片、牛黄上清片等配合服用。

【注意事项】

1. 不适用于怕冷明显，不出汗，浑身酸痛等症状明显的上呼吸道感染患者。

2. 高血压、心脏病、肝病、糖尿病、肾病等慢性病严重者应在医师指导下服用。

3. 儿童、孕妇、哺乳期妇女、年老体弱及脾虚便溏者应在医师指导下服用。

【用法用量】 片剂：口服，一次 4~8 片，一日 2~3 次。颗粒剂：开水冲服，一次 11~22 克，一日 2~3 次。合剂：口服，一次 15~20 毫升，一日 3 次，用时摇匀。

银黄颗粒（胶囊、口服液、片）

【适宜病症】

1. 适用于急慢性扁桃体炎、急慢性咽喉炎、上呼吸道感染见咽喉干痛、扁桃体红肿、体温升高等症状明显的患者。

2. 治疗急慢性扁桃体炎、急慢性咽炎时，可配合使用含片和外用药物以加强疗效。

【注意事项】

1. 不适用于怕冷明显，不出汗，浑身酸痛等症状明显的上呼吸道感染患者。

2. 若兼见心烦，手足心热，失眠，心悸，口渴不欲饮等症状者慎用。

3. 不可与温补性中成药同用。

4. 本药性味寒凉，素体脾胃虚寒症见大便不成形，不欲饮食，饮冷或食后腹胀者慎用。

【用法用量】 颗粒剂：一次 1~2 袋，一日 2 次，开水冲服。胶囊：一次 2~4 粒，一日 4 次，口服。口服液：一次 10~20 毫升，一日 3 次，口服。片剂：一次 2~4 片，一日 4 次，口服。

双黄连口服液（片、颗粒、糖浆、胶囊）

【适宜病症】

1. 适用于上呼吸道感染、急性扁桃体炎、急性咽炎等，临床表现为体温偏高、轻微怕风、咽痛、扁桃体红肿、鼻塞流黄浊涕等症状明显的患者。

2. 双黄连口服液外敷还可用于治疗轻度烧烫伤感染。

【注意事项】

1. 不适用于怕冷明显，不出汗，浑身酸痛等症状明显的上呼吸道感染患者。

2. 本药苦寒，易伤胃气，素见大便不成形、不欲饮食、饮冷或食后腹胀等脾胃虚寒者慎用。

3. 糖尿病患者及高血压、心脏病、肝病、肾病等慢性病严重者应在医师指导下服用。

4. 儿童、孕妇、哺乳期妇女、年老体弱及脾虚便溏者应在医师指导下服用。

【用法用量】 口服液：口服，一次 20 毫升（2 支），一日 3 次，小儿酌减或遵医嘱。颗粒剂：口服或开水冲服。无糖颗粒：一次 5 克，一日 3 次。6 个月以下，一次 1.0~1.5 克；6 个月至一岁，一次 1.5~2.0 克；1 至 3 岁，一次 2.0~2.5 克；3 岁以上儿童酌增或遵医嘱。含糖颗粒：服用量加倍。片剂：口服，一次 4 片，一日 3 次，小儿酌减或遵医嘱。糖浆剂:口服,一次20毫升,一日3次,小儿酌减或遵医嘱。合剂:口服,一次10毫升,一日3次,小儿酌减或遵医嘱。胶囊剂:口服,一次4粒,一日3次,小儿酌减或遵医嘱。

柴黄颗粒(口服液、片)

【适宜病症】 适用于上呼吸道感染见发热、口苦咽干、胸胁不适、时有咳嗽、舌红苔薄等症状明显的患者。

【注意事项】

1. 不适用于怕冷明显,不出汗,浑身酸痛等症状明显的上呼吸道感染患者。

2. 本药苦寒,易伤胃气,素见大便质稀、不欲饮食、饮冷或食后腹胀等脾胃虚寒者慎用。

3. 孕妇慎用。

【用法用量】 颗粒剂:口服,一次4克,一日3次。口服液:口服,一次10毫升,一日3次。片剂:口服,一次3~5片,一日2次。

3.3 暑湿感冒

暑湿感冒多发生于夏季暑湿较重的季节。但其他季节因饮食不节内有积滞,或身处异地水土不服,感受风寒亦可发生此类病症。常见的胃肠型感冒可以参照暑湿感冒治疗。其症状特点:发热恶寒、汗出不解、胸脘痞闷、鼻流浊涕、身重倦怠、呕恶、口渴不欲饮、舌苔白腻或黄腻。根据病情可选用以下药物:

藿香正气水(丸、颗粒、口服液)

【适宜病症】

1. 适用于胃肠型感冒见恶心呕吐,(或)腹泻,怕风怕冷,发热,头昏沉不爽，胃胀，舌淡红苔薄白或白腻等症状明显者。

2. 本药也可用于中暑见突然发热怕冷，头晕欲吐，胸闷，甚至晕厥，舌苔白厚腻的患者。

3. 频繁呕吐、腹泻患者在使用本药同时，应服用口服补液盐以补充水分和电解质。

【注意事项】

1. 有高血压、心脏病、肝病、糖尿病、肾病等慢性病严重者、孕妇或正在接受其它治疗的患者，均应在医师指导下服用。

2. 按照用法用量服用，小儿、年老体虚者应在医师指导下服用。

3. 个别患者服用本药后出现过敏性皮疹、过敏性休克、过敏性紫癜以及心动过速等不良反应，患者使用时注意用药安全，特别是有过敏体质者，最好在医生的指导下服用本药。

【用法用量】 酊剂、口服液：口服，一次 5~10 毫升，一日 2 次，用时摇匀。水丸剂：口服，一次 9 克，一日 2 次。颗粒剂：开水冲服，一次 10 克，一日 2 克。

六合定中丸

【适宜病症】

1. 适用于胃肠型感冒见饱食过度，腹胀腹痛，腹泻或便秘，不欲饮食，恶心呕吐，伴见怕冷发热，舌淡红苔薄白或白腻等症状明显者。

2. 频发呕吐、腹泻患者在使用本药同时，应服用口服补液盐以补充水分和电解质。

【注意事项】

1. 有高血压、心脏病、肝病、糖尿病、肾病等慢性病严重者，孕妇或正在接受其它治疗的患者，均应在医师指导下服用。

2. 按照用法用量服用，小儿、年老体虚者应在医师指导下服用。

【用法用量】 口服。一次 3~6 克，一日 2~3 次。

保济丸(口服液)

【适宜病症】

1. 适用于胃肠型感冒见胃胀，恶心呕吐，腹泻，头昏沉不爽，舌淡红苔薄白腻，伴怕风怕冷、发热等症状者。

2. 频发呕吐、腹泻患者在使用本药同时，应服用口服补液盐以补充水分和电解质。如出现明显口干、皮肤干等脱水症状，应及时去医院就诊。

【注意事项】

1. 本药不宜用于口唇、鼻干燥，口渴，干咳无痰等症状明显的患者。

2. 有高血压、心脏病、肝病、糖尿病、肾病等慢性病严重者应在医师指导下服用。

3. 儿童、孕妇、哺乳期妇女、年老体弱者应在医师指导下服用。

【用法用量】 水丸：口服，一次 1.85~3.7 克，一日 3 次。口服液：口服，一次 10~20 毫升，一日 3 次，儿童酌减。

3.4 虚人感冒

虚人感冒是指平素体质较弱，或年高体弱，或大病久病之后，感受外邪而致的感冒。主要表现为：发热较轻、恶寒、头晕头疼、身倦肢酸、鼻塞流涕、咽痒咳嗽、或有口干、乏力便溏、或尿少而红、舌淡红、苔薄白或微黄、脉虚大或浮细数。根据体质、病情可选用以下药物：

参苏丸(胶囊、片、颗粒)

【适宜病症】 适用于平素体质较差伴上呼吸道感染见发热怕冷,咳嗽痰多伴有乏力气短,舌淡胖苔薄白等症状明显的患者;或为反复上呼吸道感染者。

【注意事项】 本药忌用于高热,咽干口渴,咽痛,大便干结,痰多色黄而黏等症状明显的上呼吸道感染患者。

【用法用量】 口服:水丸一次1袋,一日2~3次;片剂一次3~5片,一日2~3次;硬胶囊剂一次4粒,一日2次。开水冲服:颗粒剂一次1袋,一日2次;或遵医嘱。

表虚感冒颗粒

【适宜病症】 适用于平素体质较差伴上呼吸道感染见怕风,汗出,发热,鼻鸣干呕等症状明显者。

【注意事项】

1. 慎与苦寒类药物同用。

2. 上呼吸道感染症见发热、咽痛、扁桃体红肿、咳吐黄痰者慎用。

【用法用量】 开水冲服。一次10~20克,一日2~3次。

4. 感冒的患者可以配合使用非感冒类的药吗? 如何配合使用?

可以,但需要结合自己的具体病情灵活选用。例如:秋冬季节的感冒一般为里有积热,外感风寒,病人多会出现咽喉肿痛等上火的表现,因此在服用感冒清热颗粒的同时,也可适当配合一些板蓝根冲剂、牛黄上清丸等清除体内的积热;如果感冒的同时伴有胃部胀闷，食欲不振，恶心欲吐，腹胀便溏，舌苔厚腻等食积内停症状，则可配合使用加味保和丸、健胃消食片等以消食化积；如果感冒表现为咳嗽声重，甚至连声呛咳，昼轻夜重，则可配合通宣理肺丸、止咳宁嗽胶囊等以宣肺解表，镇咳祛痰等。

温馨提示

1. 中成药治疗上呼吸道感染关键要区分风寒证和风热证，因气候、地域和体质等不同，又有风寒夹湿证、暑湿证、表虚证之分，临床上要对症用药。

2. 风寒外感咽干明显、有轻度咳嗽者用感冒清热颗粒，怕冷无汗、关节酸痛者用感冒软胶囊，怕冷咳嗽者可用风寒感冒颗粒，外感风寒挟湿以肌肉酸痛为主者用九味羌活丸，怕冷兼见胃脘胀闷者用柴连口服液。风热感冒发热、咽痛者用银翘解毒丸，头痛、咳嗽明显者选用桑菊感冒片，咽痛口干者可选用银黄颗粒和双黄连口服液，发热口苦咽干明显者用柴黄颗粒。气虚外感表现为反复外感、乏力、咳嗽痰多者用参苏丸，症见汗出恶风、颈项酸痛者用表虚感冒颗粒。暑湿外感怕冷发热、呕吐泄泻者用藿香正气丸，以胃肠不适、吐泻腹痛者可用六合定中丸或保济丸。

3. 风寒感冒颗粒、感冒软胶囊等药中均含有麻黄，高血压、心脏病患者慎用，运动员慎用。

4. 服药期间忌烟、酒及辛辣、生冷、油腻、鱼虾等海鲜类食物，多摄入维生素，多饮水，以适应机体代谢增强的需要。

5. 服药三天后症状无改善，或出现发热咳嗽加重，并有其他严重症状如胸闷、心悸或吐泻等时应去医院就诊。

6. 服用以上药物治疗感冒期间，不宜同时服用滋补性中成药或草药。

第二节 流行性感冒

1. 什么是流行性感冒?

流行性感冒(简称流感)是流感病毒引起的急性上呼吸道感染,也是一种传染性强、传播速度快的疾病,中医称之为“时行感冒”。其主要通过空气中的飞沫、人与人之间的接触或与被污染的物品接触传播。本病一年四季均有发生,但以冬春季节多发。典型的临床症状是:急起高热、全身疼痛、显著乏力和轻度呼吸道症状。

2. 中医如何治疗流行性感冒?

中医认为流行性感冒主要为感受风邪疫毒,肺卫失和而致。临床上主要以清热解毒、疏风解表为治疗大法。

3. 常用的中成药有哪些? 如何使用?

流行性感冒的治疗亦应辨其风寒、风热、热毒,可以参考感冒的治疗。常用的中成药有以下几类,可根据具体情况酌情选用:

抗病毒口服液(胶囊、颗粒)

【适宜病症】

1. 适用于流行性感冒属于外感风热、肺卫热盛者,见突发高热、头痛、肌肉酸痛、身软无力等,全身症状重而呼吸道症状较轻的患者。

2. 若高热不退,咽痛红肿等症状明显,可与清开灵、紫雪、片仔癀等配合服用。

【注意事项】

1. 不适用于怕冷明显，不出汗，浑身酸痛等风寒症状明显的流行性感冒患者。

2. 脾胃虚寒见泄泻，食后腹胀，不欲饮食者慎服。

3. 服用本品后少数患者可能会出现头晕、头痛、恶心、呕吐等不良反应，若出现上述症状，需及时停药。

【用法用量】 颗粒剂：开水冲服，一次 3~6 克，一日 3 次。胶囊剂：口服，一次 2~3 粒，一日 4 次。口服液：口服，一次 10 毫升，一日 2~3 次（饭后服用）。小儿酌减。

板蓝根颗粒（片、糖浆）

【适宜病症】

1. 适用于流行性感冒、急性咽炎、急性扁桃体炎见咽痛，咽红，扁桃体红肿疼痛，发热，舌红苔黄等症状，偏于肺卫热毒壅盛的患者。

2. 如急性咽炎、急性扁桃体炎感染严重者，可酌情联合使用抗生素。

【注意事项】

1. 不适用于怕冷，不出汗，浑身酸痛等症状明显的流行性感冒患者。

2. 本药药味苦寒，易伤胃气，年老体弱、儿童、脾虚便溏者应在医师指导下服用。

3. 糖尿病患者慎用。

4. 板蓝根毒性极小，极少数人服用常规量会有轻度消化道症状。

【用法用量】 颗粒剂：开水冲服，一次 5~10 克，一日 4 次。片剂:口服,一次 2~4 片,一日 3 次。糖浆剂:口服,一次 15 毫升,一日 3 次。

清热解毒口服液(颗粒剂、软胶囊)

【适宜病症】

1. 适用于流行性感冒见发热面红,烦躁,口干口渴,咽痛,扁桃体红肿疼痛,舌红苔黄等症状明显的患者。

2. 若高热不退,咽痛红肿等症状明显,可与清开灵、紫雪、热炎宁颗粒等配合服用。

【注意事项】

1. 不适用于怕冷明显,不出汗,浑身酸痛等症状明显的流行性感冒患者。

2. 本药药味苦寒,易伤胃气,年老体弱、儿童、孕妇、哺乳期妇女、脾虚大便不成形者应在医师指导下服用。

【用法用量】 口服液:口服,一次 10~20 毫升,一日 3 次。颗粒剂:开水冲服,一次 18 克,一日 3 次。软胶囊:一次 3~6 粒,一日 3 次。小儿酌减或遵医嘱。

抗感颗粒

【适宜病症】

1. 适用于流行性感冒见发热头痛,咽红咽痛,扁桃体红肿,四肢酸痛,舌红苔薄黄等症状明显的患者。

2. 如急性咽炎、急性扁桃体炎感染严重者,可酌情联合使用抗生素。

【注意事项】

1. 不适用于怕冷明显,不出汗,浑身酸痛等症状明显的流行性感冒患者。

2. 本药药味苦寒，易伤胃气，年老体弱、儿童、孕妇、哺乳期妇女、脾虚大便不成形者应在医师指导下服用。

【用法用量】 开水冲服。一次 10 克，一日 3 次。小儿酌减或遵医嘱。

连花清瘟胶囊

【适宜病症】

1. 适用于流行性感冒见发热或高热，咳嗽明显，咯吐黏痰，咽喉肿痛，肌肉酸痛，舌偏红，苔黄或黄腻等症状明显的患者。

2. 若高热不退，咽痛红肿等症状明显，可与清开灵、紫雪、片仔癀等配合服用。

【注意事项】

1. 不适用于怕冷明显，不出汗，浑身酸痛等症状明显的流行性感冒患者。

2. 本药药味苦寒，易伤胃气，年老体弱、儿童、孕妇、哺乳期妇女、脾虚大便不成形者应在医师指导下服用。

3. 有肝病、糖尿病、肾病等慢性病严重者应在医师指导下服用。

4. 本药含有麻黄，高血压、心脏病患者慎用，运动员慎用。

【用法用量】 口服。一次 4 粒，一日 3 次。

正柴胡饮

【适宜病症】

1. 适用于流行性感冒见发热无汗，微恶风寒，头痛身痛，舌淡红苔薄白者。

2. 若体温偏高,咽干,咽痛,口渴等症状明显,可与清开灵、清热解毒口服液等配合服用。

【注意事项】

1. 不宜单用于咽干,咽痛,口渴等症状明显的流行性感冒患者。

2. 年老体弱、儿童、孕妇、哺乳期妇女、脾虚大便不成形者应在医师指导下服用。

【用法用量】 开水冲服。一次 10 克,一日 3 次。小儿酌减或遵医嘱。

羚羊感冒片

【适宜病症】

1. 适用于流行性感冒见发热明显,微怕风怕冷,头痛头晕,咽红肿痛,时有咳嗽,舌淡红苔薄黄等症状明显者。

2. 若体温偏高,咽干咽痛等症状明显,可与清开灵、紫雪等配合服用。

【注意事项】

1. 不适用于怕冷明显,不出汗,浑身酸痛等症状明显的流行性感冒患者。

2. 年老体弱、儿童、哺乳期妇女、脾虚大便不成形者应在医师指导下服用。

3. 孕妇慎用。

【用法用量】 口服。一次 4~6 片,一日 2 次。

小柴胡片(颗粒)

【适宜病症】 适用于流行性感冒属于邪犯少阳的病证,症见发热怕冷往来发作,胸胁胀满不适,口苦咽干,心烦欲吐,不欲饮食，舌红苔黄等。

【注意事项】

1. 不适用于怕冷明显，不出汗，浑身酸痛等症状明显的流行性感冒患者。

2. 儿童、孕妇、哺乳期妇女、年老体弱者应在医师指导下服用。

【用法用量】 片剂：口服，一次4~6片，一日3次。颗粒剂：开水冲服，一次1~2袋，一日3次。

清开灵口服液(胶囊)

【适宜病症】 适用于流行性感冒属于外感风热时毒、火毒内盛的病证，症见发热明显，甚为高热不退，不怕风怕冷，咽痛红肿、咳嗽痰黄，舌质深红苔黄等。

【注意事项】

1. 不适用于怕冷明显，不出汗，浑身酸痛等症状明显的流行性感冒患者。

2. 本药药味苦寒，久病体虚，脾虚腹泻、大便不成形、不欲饮食，食后腹胀者慎用。

3. 有高血压、心脏病、肝病、糖尿病、肾病等慢性病严重者应在医师指导下服用。

4. 儿童、孕妇、哺乳期妇女、年老体弱者应在医师指导下服用。

【用法用量】 口服液：一次20~30毫升，一日2次，儿童酌减。胶囊剂：口服，一次2~4粒，一日3次，儿童酌减或遵医嘱。

金莲清热颗粒

【适宜病症】

1. 适用于流行性感冒、上呼吸道感染见高热，不怕冷，咽干口干，咯痰黏稠，大便正常或偏干，舌红苔薄黄等症状明显的患者。

2. 如高热不退，可合用清开灵口服液、瓜霜退热灵等药物退热。

【注意事项】

1. 素体脾胃虚寒见腹泻、大便不成形、不欲饮食、食后腹胀者不宜服用。

2. 不适用于怕冷明显，不出汗，浑身酸痛等症状明显的流行性感冒患者。

【用法用量】 口服。成人：一次5克，一日4次，高烧时每4小时1次。小儿：1岁以下，一次2.5克，一日3次，高烧时每6小时1次；1至15岁，一次2.5~5克，一日4次，高烧时每4小时1次；或遵医嘱。

清瘟解毒片

【适宜病症】

1. 适用于流行性感冒、上呼吸道感染见发热怕冷，无汗头痛，口渴咽干，四肢酸痛，浅表淋巴结肿痛，舌红苔黄等症状明显者。

2. 如高热不退，可合用清开灵口服液、瓜霜退热灵等药物退热。

【注意事项】 不适用于怕冷明显，不出汗，浑身酸痛等症状明显的流行性感冒患者。

【用法用量】 口服。一次6片，一日2~3次。

复方大青叶合剂

【适宜病症】

1. 适用于流行性感冒见发热无怕冷，咽喉红肿，耳下肿痛，大便干结，舌红苔黄等症状明显者。

2. 如高热不退，可配合使用清开灵口服液、瓜霜退热灵等药物退热。

【注意事项】

1. 不适用于怕冷明显，不出汗，浑身酸痛等症状明显的流行性感冒患者。

2. 孕妇、糖尿病患者禁服。

3. 素体脾胃虚寒见腹泻或大便不成形，不欲饮食，食后腹胀者慎用；年老体弱、儿童慎用。

4. 偶见有过敏反应。

【用法用量】 口服。口服一次 1~2 支，一日 2~3 次。用于急性病毒性肝炎，一次 3 支，一日 3 次。

复方双花口服液（片、颗粒）

【适宜病症】

1. 适用于流行性感冒、急性扁桃体炎、咽炎见咽红肿痛，发热头痛，舌红苔黄等症状明显者。

2. 如伴见高热，可配合清开灵、瓜霜退热灵口服。

3. 咽痛红肿，可配合清咽片、金喉健喷雾剂等药物含化或外用。

【注意事项】

1. 不适用于怕冷明显，不出汗，浑身酸痛等症状明显的流行性感冒患者。

2. 若慢性咽炎、慢性扁桃体炎咽喉局部无明显红肿者慎用。

3. 本药性味苦寒，素体脾胃虚寒见腹泻或大便不成形，不欲饮食，食后腹胀者慎用。

【用法用量】

1. 口服液：口服。成人一次20毫升，一日4次。儿童3岁以下，一次10毫升，一日3次；3至7岁，一次10毫升，一日4次；7岁以上，一次20毫升，一日3次。疗程为3天。

2. 片剂：口服。成人一次4片，一日4次。儿童3岁以下一次2片，一日3次；3至7岁，一次2片，一日4次；7岁以上，一次4片，一日3次。疗程为3天。

3. 颗粒剂：口服。成人一次6克，一日4次。儿童3岁以下，一次3克，一日3次；3至7岁，一次3克，一日4次；7岁以上，一次6克，一日3次。疗程为3天。

维C银翘片

【适宜病症】

1. 适用于流行性感冒见发热重，怕冷程度轻，咽痛口干，头痛，时有咳嗽，舌淡红苔薄黄等症状明显者。

2. 本药为中西药联合制剂，如对其中任何成分有过敏史者，应禁用。

【注意事项】

1. 不适用于怕冷明显，不出汗，浑身酸痛等症状明显的流行性感冒患者。

2. 本药含有退热剂对乙酰氨基酚，注意合并使用其他退热剂时减少用药剂量，以免药物叠加作用引起不良事件。

3. 对马来酸氯苯那敏、对乙酰氨基酚过敏的患者禁用。

4. 孕妇慎用。

【用法用量】 口服。一次2片，一日3次。

温馨提示

1. 流行性感冒中医辨证为风温热毒侵袭肺卫，治则以祛邪为主，主要治法为清热解毒，常联合疏风解表、清热利咽、凉血消肿等治法。

2. 流感以发热、咽痛、咽喉红肿明显者可选用板兰根颗粒、复方双花口服液、复方大青叶合剂和清瘟解毒片。流感初起见发热头痛、咽干者用抗感颗粒和正柴胡饮。以高热为主要表现者可选用清开灵胶囊、金莲清热颗粒和抗病毒口服液。高热、咳嗽明显者可用连花清瘟胶囊。

3. 不宜在服药期间同时服用滋补性中药。

4. 服药期间忌烟、酒及辛辣、生冷、油腻食物。

5. 发热体温超过 38.5℃的患者，请及时到医院就诊。

6. 服药三天后症状无改善，或出现发热咳嗽加重，并有其他严重症状如胸闷、心悸等时应去医院就诊。

第三节 气管－支气管炎

1. 什么是气管－支气管炎？

支气管炎分为急性气管－支气管炎和慢性支气管炎两大类。急性气管－支气管炎是病毒和细菌感染，物理、化学性刺激或过敏反应等对气管－支气管黏膜所造成的急性炎症。慢性支气管炎是由感染或非感染因素引起的气管、支气管黏膜炎性变化，黏液分泌增多，临床出现咳嗽、咳痰和气急等症状。本病早期症状较轻，多在冬季发作，春暖后缓解，且病程缓慢。

2. 中医如何治疗气管－支气管炎？

咳嗽是气管－支气管炎的主要症状，所以中医对气管－支气管炎的治疗常按“咳嗽”辨证。其核心病机为外感风寒或风热，使肺气闭塞、宣降失常而致。若不予重视，久病易致肺脾或肺肾两虚，肺气虚不能宣降，脾气虚不能运化，肾气虚不能纳气，故患者后期常见咳嗽气短、喘息不能平卧、痰多、面色黧黑、面浮足肿等症。对应的中医治疗，初期多以止咳化痰、宣肺平喘、理气散寒等为法，后期则常以补肺健脾益肾、温阳化饮散寒等为法。

3. 常用的中成药有哪些？如何使用？

对气管－支气管炎的治疗应该根据症状表现按其辨证分型选择合适的药品，常见的证型有风寒、风热、痰湿、痰热、阴虚等。

3.1 风寒型

主要表现为：咳嗽，咯痰稀薄色白，咽痒，常伴有鼻塞、流清涕、头痛身疼、畏寒发热，苔薄白，脉浮紧。可根据具体病情酌情选用以下药物：

通宣理肺丸

【适宜病症】 本药适用于气管－支气管炎见咽痒咳嗽，咯吐白痰，怕冷较甚，发热，头痛无汗，舌淡红苔薄白等症状明显者。

【注意事项】

1. 本药辛温发散风寒，不适用于口苦咽干，痰黄而黏，心烦，手足心热等症状明显的支气管炎患者。

2. 本药含有麻黄，有高血压、心脏病、糖尿病、肝病、肾病等慢性病严重者应在医师指导下服用，运动员慎用。

【用法用量】 口服。一次6克，一日2次。

小青龙颗粒(胶囊、合剂、糖浆)

【适宜病症】

1. 适用于慢性支气管炎、支气管哮喘、气管－支气管炎见怕冷较甚，发热轻，甚则背恶寒，无汗而喘息，咯痰稀薄，舌苔白滑等症状明显者。

2. 用药后患者症状缓解，如出现口咽干燥，痰转黄黏，不易咳出，应及时停药，给予羚羊清肺丸、二母宁嗽丸等清肺化痰药物。

【注意事项】

1. 本药辛燥，不适用于以咳嗽喘息伴见痰黄而黏，舌红苔黄为主要症状的患者。

2. 本药含麻黄，高血压、心脏病、青光眼者慎用，运动员慎用。

【用法用量】 胶囊：口服，一次2~4粒，一日3次。颗粒剂：开水冲服，一次6克(无糖型)或一次13克(含糖型)，一日3次。合剂：口服，一次10~20毫升，一日3次，用时摇匀。糖浆剂：口服，一次15~20毫升，一日3次。

杏苏止咳颗粒

【适宜病症】

1. 适用于急性支气管炎见发热怕冷，咳嗽气急，鼻流清涕，咳痰稀薄色白，量不多，头痛无汗，全身酸痛，舌淡红苔薄白等症状明显者。

2. 伴有胸闷、呼吸浅促，可配合使用苏子降气丸；如咯吐白痰量多、食少，可配合服用祛痰止咳颗粒。

【注意事项】 本药不可用于咳嗽、呼吸稍急促、痰量多、色黄且黏稠及干咳无痰咽干等症状明显的急性支气管炎患者。

【用法用量】 开水冲服。一次 12 克，一日 3 次。

3.2 风热型

主要表现为：咳嗽，痰黏稠或黄，咽痛，或伴鼻流浊涕、头痛、畏风、发热，舌红，苔薄黄，脉浮数。可酌情选用以下中成药：

急支糖浆

【适宜病症】 适用于气管－支气管炎见发热较甚，怕冷较轻，咳嗽口干，咯吐黄痰，舌红苔黄等症状明显的患者。

【注意事项】

1. 咳嗽，怕冷较甚，舌淡苔白等症状明显的支气管炎患者禁用。

2. 孕妇慎用。

3. 素体脾胃虚寒见不欲饮食，饮冷即腹痛腹泻，大便不成形等症状的患者慎用。

4. 本药含有麻黄，高血压、心脏病患者慎用，运动员慎用。

5. 有报道服用急支糖浆出现药疹的过敏反应。

【用法用量】 口服。成人一次 20~30 毫升，一日 3~4 次。儿童 1 岁以内一次 5 毫升，1 至 3 岁一次 7 毫升，3 至 7 岁一次 10 毫升，7 岁以上一次 15 毫升，一日 3~4 次。

治咳川贝枇杷露（糖浆、口服液、颗粒）

【适宜病症】 适用于急性支气管炎见咳嗽痰黄或稠，不易咯出，咽喉肿痛，舌苔薄黄等症状明显的患者。

【注意事项】

1. 不适用于怕冷明显，不出汗，浑身酸痛等症状明显的支气管炎患者。

2. 糖尿病患者慎用糖浆剂。

【用法用量】 糖浆剂：口服，一次10毫升，一日3次。颗粒剂：开水冲服，一次3克，一日3次。口服液：一次10~20毫升，一日3次。

蛇胆川贝液（胶囊、枇杷膏、散）

【适宜病症】 适用于急慢性支气管炎见咳嗽，呼吸粗大，咯痰黄黏，不易咯出，发热咽痛，舌红苔黄等症状明显的患者。

【注意事项】

1. 本药不宜用于咳嗽伴发热怕冷，或伴见痰多色白、胸闷腹胀者。

2. 本药性味寒凉，孕妇、体质虚弱者慎用。

【用法用量】 口服液：口服，一次10毫升，一日2次。胶囊剂：口服，一次2~4粒，一日2~3次。枇杷膏：口服，一次15毫升，一日3次。散剂：口服，一次0.3~0.6克，一日2~3次。

3.3 痰热型

主要表现为：咳嗽喘促，咽痛，痰黄黏稠，胸满气粗，口干便秘，尿赤，舌红，苔黄腻，脉滑数或洪数等。可酌情选用以下药物：

复方鲜竹沥液

【适宜病症】

1. 适用于急性支气管炎见咳嗽，咯痰量多色黄质黏，舌淡红苔薄腻等症状明显者。

2. 如伴见高热、痰多，可配合羚羊清肺丸、清开灵使用。

【注意事项】

1. 本品性寒质滑，不宜用于痰白而稀、舌淡暗苔白的支气管炎患者。

2. 孕妇慎用。

3. 素体脾胃虚寒见不欲饮食，饮冷即腹痛腹泻，大便不成形等症状的患者慎用。

【用法用量】 口服。一次 20 毫升，一日 2~3 次。

橘　红　丸

【适宜病症】 适用于急慢性支气管炎见咳声重浊，咯黄黏痰，量多难出，胸脘满闷，口干便秘，食少，舌红苔黄腻等症状明显的患者。

【注意事项】

1. 急慢性支气管炎见咳嗽伴发热怕冷或干咳无痰，咯痰无力者慎用。

2. 孕妇慎用。

3. 本药清肺行气、润肠通便，长期慢性腹泻者慎用。

4. 糖尿病患者慎用。

【用法用量】 水蜜丸：口服，一次 7.2 克，一日 2 次。大蜜丸：口服，一次 2 丸，一日 2 次。小蜜丸：口服，一次 3 克，一日 2 次。

克咳胶囊

【适宜病症】 适用于急性支气管炎或慢性支气管炎急性发作，见咳嗽声重，喘息，呼吸急促，咯痰色黄质黏，口干，舌红苔黄或黄腻等症状明显者。

【注意事项】

1. 不适用于伴见发热怕冷，或伴心烦、手足心热等症状的咳喘患者。

2. 本药含有麻黄，高血压、心脏病患者及运动员慎服。

3. 本药含有罂粟壳，中病即止，不可过量、久服。

4. 孕妇禁用。

5. 脾胃虚寒见腹泻或大便不成形，不欲饮食，口淡无味，食后腹胀等症状明显者慎用。

【用法用量】 口服。一次 3 粒，一日 2 次。

止咳橘红口服液

【适宜病症】

1. 适用于急慢性支气管炎见咳嗽，痰多黄白质黏，咽干喉痒，胸脘满闷，口干，舌红苔黄腻等症状明显的患者。

2. 如伴有发热、咽痛，可配合服用清开灵、双黄连口服液等药物以退热。

【注意事项】 本药不适用于咳嗽咯痰伴发热怕冷及干咳无痰的急慢性支气管炎患者。

【用法用量】 口服。一次 10 毫升，一日 2~3 次。

3.4　痰湿型

主要表现为：咳嗽频作，痰多色白，晨起为甚，胸脘痞闷，食少便溏，舌苔白腻，脉滑。可酌情选用以下药物：

二　陈　丸

【适宜病症】 适用于慢性支气管炎见咳嗽痰多，色白易咳，胸脘满闷，恶心呕吐，疲倦乏力，舌淡红苔白等症状明显的患者。

【注意事项】

1. 本药性味辛燥，易伤阴津，不可久服。

2. 慢性支气管炎见干咳无痰，或伴见口干咽干者忌用。

【用法用量】 口服。一次 9~15 克，一日 2 次。

消咳喘片(糖浆)

【适宜病症】 适用于急慢性支气管炎见咳嗽阵作,喘息气短,咯吐白痰,量不多,口淡,恶风,舌淡苔白等症状明显者。

【注意事项】

1. 本药不适用于咳嗽,呼吸稍急促,痰量多,色黄且黏稠,及干咳伴心烦手足心热等症状明显的急慢性支气管炎患者。

2. 糖浆剂禁用于糖尿病患者。

【用法用量】 片剂:口服,一次4~5片,一日3次。糖浆:口服,一次10毫升,一日3次。

祛痰止咳颗粒

【适宜病症】 适用于慢性支气管炎及支气管炎合并肺气肿、肺心病见咳嗽,痰多色白,质地清稀,或气促喘息,兼见胸痞脘闷,食少纳差,舌淡苔白或腻等症状者。

【注意事项】

1. 不适用于伴发热怕冷,或伴痰色黄而黏,或伴心烦手足心热等症状的咳喘患者。

2. 孕妇慎用,年老体弱者慎用。

【用法用量】 温开水冲服。一次12克,一日二次,小儿酌减。

苏子降气丸

【适宜病症】 适用于慢性支气管炎、支气管哮喘、气管-支气管炎见呼吸急促而浅,胸胁满闷,痰多色白,黏稠易咳,舌淡红苔白等症状明显者。

【注意事项】

1. 本方偏于温燥，若支气管炎患者表现为干咳少痰、咽干咽痛、口干舌燥、舌红无苔者或痰黄黏稠、舌红苔黄腻者忌服。

2. 有支气管扩张、肺脓疡、肺结核、肺心病等咯吐黄白黏痰、咯血的患者慎用。

3. 孕妇慎用。

【用法用量】 口服。每次 6 克，每日 1~2 次。

3.5 阴虚型

主要表现为：咳久痰少，咽干口燥，手足心热，心烦失眠，形体消瘦，舌红，苔少，脉细数。可酌情选用以下药物：

强力枇杷露

【适宜病症】 适用于支气管炎咳嗽经久不愈，痰黄而少或干咳无痰，胸闷气短，口咽干燥，舌红苔薄黄为主要表现者。

【注意事项】

1. 本药禁用于咳嗽伴发热怕冷或痰量较多者。

2. 儿童、孕妇、哺乳期妇女禁用。

3. 糖尿病患者禁用。

4. 本药含有罂粟壳，不可久服。

【用法用量】 口服。一次 15 毫升，一日 3 次。

养阴清肺丸(糖浆、口服液、膏)

【适宜病症】 适用于急慢性支气管炎见咳嗽痰少，口咽干燥，干咳少痰或咯痰带血，舌红苔少等症状明显的患者。

【注意事项】

1. 本药甘寒滋阴，咳嗽伴发热怕冷，或伴痰多色白、胸闷腹胀者慎用。

2. 本药甘寒凉润，脾胃虚寒见腹泻或大便不成形，不欲饮食，口淡无味，食后腹胀等症状明显者慎用。

3. 孕妇慎用。

【用法用量】 口服。大蜜丸：一次 1 丸，一日 2 次。糖浆剂：一次 20 毫升，一日 2 次。口服液：一次 10 毫升，一日 2~3 次。膏剂：10~20 毫升，一日 2~3 次。

百合固金口服液（丸）

【适宜病症】 适用于慢性支气管炎见干咳少痰，咯痰带血，咳声嘶哑，午后自觉烘热，口咽干燥，舌红苔少等症状明显者。

【注意事项】

1. 咳嗽伴发热怕冷，或伴见痰多色白、胸闷腹胀者慎用。

2. 脾胃虚弱见食少腹胀、大便稀溏者不宜服用。

3. 糖尿病患者忌用。

【用法用量】 口服液：口服，一次 20 毫升，一日 3 次。蜜丸：口服，一次 9 克，一日 3 次。疗程 2 周。

温馨提示

1. 急性支气管炎为风寒袭肺见怕冷咽痒、咳嗽痰白者，用通宣理肺丸和杏苏止咳颗粒，寒饮为外寒引动而致背寒、咯吐大量白稀泡沫痰用小青龙颗粒，外感风热致咽痛咳嗽用急支糖浆、复方鲜竹沥液和治咳川贝枇杷液。痰浊阻肺致咳嗽痰多、色白质黏用蛇胆陈皮散、二陈丸。寒痰阻肺致咳嗽频作、痰白质稀用祛痰止咳颗粒、消咳喘片。痰热蕴肺致咳嗽胸闷、痰黄质黏用止咳橘红口服液、橘红丸。阴虚燥咳致咳嗽痰少、口咽干燥选用养阴清肺丸、百合固金口服液。久咳不愈可酌情使用强力枇杷露以镇咳。

2. 此类药品大多含有麻黄，高血压、心脏病患者及运动员慎用。强力枇杷露、克咳胶囊中含有罂粟壳，不可过量、久服。

3. 本病病情变化较快，如治疗不当可演变为肺炎，因此凡症状较重或服用上述药物2~3天症状无明显改善者，应尽快去附近的医院就诊。

4. 如果有支气管扩张、肺心病、肺结核等病史的患者出现咳嗽时应去医院就诊。

5. 不宜在服药期间同时服用滋补性中药。

6. 服药本类药物期间宜食清淡易消化食物，忌食油腻鱼虾海鲜类食物。

第四节　支气管哮喘

1. 什么是支气管哮喘？

支气管哮喘，中医一般简称为“哮喘”，或称“哮证”。它是由多种细胞（如肥大细胞、嗜酸性粒细胞、T淋巴细胞、中性粒细胞、气道上皮细胞等）和细胞成分参与的气道慢性炎症。这种慢性炎症导致气道反应性增加，通常出现广泛多变的可逆性气流受阻，并引起反复发作的喘息、气急、胸闷或咳嗽等症状，常在夜间和（或）清晨发作、加剧，多数患者可自行缓解或经治疗缓解。根据发作的情况和病程，可将哮喘分为急性发作期、慢性迁延期和缓解期。

2. 中医如何治疗支气管哮喘？

中医认为本病的核心病机为痰瘀内伏于肺，复加外感、饮食、情志、劳倦、烟雾刺激、污气侵袭等因素，以致痰阻气道，肺气上逆。临床中应遵循“急则治其标，缓则治其本”的原则，根据已发、未发，分虚实施治。发时以邪实为主，当攻邪治标，分别寒热，予以温化宣肺或清化肃肺。平时以正虚为主，当扶正治本，审察阴阳，分别脏器，采用补肺、健脾、益肾等法。久病虚实夹杂者，又当兼顾。

3. 常用的中成药有哪些？如何使用？

3.1　发作期

中医认为支气管哮喘的发作期以“邪实”为主要矛盾。根据临床症状、体征等的不同，通常分为“寒哮证”和“热哮证”进行治疗。

3.1.1　寒哮

主要表现为：喘促气逆，喉中痰鸣，咳嗽，痰稀薄，面色晦暗，形寒怕冷，舌苔白滑，脉弦紧。患者可根据自己的情况选用以下药物：

降气定喘丸

【适宜病症】 适用于慢性支气管炎急性发作、支气管哮喘发作期见喘息，咳嗽痰多，痰色白，胸闷，不欲饮食，舌淡苔白厚腻等表现明显者。

【注意事项】

1. 本药不适用于慢性支气管炎、支气管哮喘见怕风，汗出，气短，疲倦乏力，怕冷者。

2. 慎与滋补类药物同用。

3. 孕妇禁用。

4. 本药含有麻黄，高血压、心脏病、青光眼患者慎用。

【用法用量】 口服。一次 7 克，一日 2 次。

3.1.2 热哮

主要表现为：喘息气粗，痰鸣如吼，咯黄黏痰，面赤，口苦口渴，舌苔黄腻，脉滑数。患者可根据自己的情况选用以下药物：

蠲 哮 片

【适宜病症】

1. 适用于支气管哮喘发作期见呼吸急促，痰量多，色黄且黏，高调哮鸣音，舌红苔黄厚腻等症状明显者。

2. 本药宜在饭后半小时服用，便于药力发挥作用。

3. 支气管哮喘发作期应联合西药治疗。

【注意事项】

1. 哮喘患者见怕风，汗出，气短，疲倦乏力，怕冷者禁服。

2. 服药后如出现大便偏稀、轻度腹痛，属正常现象，可继续用药或减少用量。

3. 慎与滋补类药物同用。

4. 不宜与温肺散寒类药物合用。

5. 年老久病体弱患者慎用。

6. 孕妇禁用。

7. 本药偶有腹泻、腹痛等不良反应。

【用法用量】 口服。一次 8 片，一日 3 次，饭后服用。7 日为一疗程。

射麻口服液

【适宜病症】

适用于过敏性支气管哮喘急性发作，以咳嗽，痰多稠黏，胸闷憋气，呼吸急促，喉中痰鸣，发热或不发热，舌苔黄或黄白，或舌质红等症状明显者。

【注意事项】

1. 不宜与滋补类中药同服。

2. 本药不适用于慢性支气管炎、支气管哮喘见怕风，汗出，气短，疲倦乏力，怕冷者。

3. 孕妇忌用。

4. 心脏病、高血压患者禁用。

【用法用量】 口服。一次 10 毫升，一日 3 次，或遵医嘱。

3.2 缓解期

中医认为支气管哮喘的缓解期以“正虚”为主要矛盾。临床上以“脾肾两虚”最为常见，其主要表现为：经常气短，活动后喘息加重，四肢末梢凉，颜面浮肿，下肢肿胀，舌苔白厚腻，脉沉细滑或沉濡。患者可根据自己的具体情况酌情选用以下药物：

固肾定喘丸

【适宜病症】

1. 主要用于慢性支气管炎、肺气肿、支气管哮喘缓解期见气短，活动后喘息加重，四肢末梢凉，颜面浮肿，下肢肿胀等症状明显者。

2. 服药时间以空腹或饭前为佳。

3. 若同时见感冒发热等急性感染征象者，应暂停服用。

【注意事项】

1. 本药禁服于咳嗽，呼吸稍急促，痰量多，色黄且黏稠时。

2. 不宜与清热泻火类药物同用。

3. 孕妇禁服。

【用法用量】 口服。一次 1.5~2.0 克（约 15~20 粒药丸），一日 2~3 次。一般 15 天为一疗程。

温馨提示

1. 蠲哮片、降气定喘丸为治疗热哮中药，射麻口服液为寒哮治疗方药，此三种药均为发作期治疗药物，病情较轻的患者可根据自己的情况酌情选用。

2. 如果病情较重或服用上药期间，患者出现发热，体温超过38℃，或出现喘促气急，痰量明显增多者应及时去医院就诊，以免延误病情。

3. 固肾定喘丸为缓解期用药，其主要作用为温肾纳气，健脾利水。有学者认为哮喘患者临床中即使无肾虚症状，亦存在隐匿性肾虚，治疗中尤以补肾法最为主要，故此方为缓解期常用药物。

4. 服药期间饮食应以清淡易消化食物为主，忌食油腻鱼虾海鲜类食物。

第五节　慢性阻塞性肺疾病

1. 什么是慢性阻塞性肺疾病?

慢性阻塞性肺疾病简称慢阻肺（COPD），是一种破坏性的肺部疾病，是以不完全可逆的气流受限为特征的慢性支气管炎和（或）肺气肿，气流受限通常呈进行性发展并与肺对有害颗粒或气体的异常炎症反应有关。慢阻肺最常见的症状是“呼吸困难”或“透不过气来”，痰过多和慢性咳嗽。病情严重时，上楼梯这种日常活动都可能感到很困难。

2. 中医如何治疗慢性阻塞性肺疾病?

中医根据本病临床表现的特点，按咳嗽、气喘、痰饮等病证来辨治。认为其病机主要是久病体虚(肺、脾、肾),外邪(风、寒、暑、湿、燥、火)反复侵袭,痰浊瘀血内阻,因而致使肺病经久不愈,发为顽疾。临床上根据病情,以疏风解表、化痰蠲饮、清热宣肺、平喘止咳、温阳化水、益气定喘及醒神开窍为治法,合理治疗。

3. 常用的中成药有哪些?如何使用?

患者可根据自身情况酌情选用以下药物:

苓桂咳喘宁胶囊

【适宜病症】

1. 适用于慢性阻塞性肺气肿见咳嗽,痰多清稀,喘息胸闷,气短等症状明显者。

2. 与西药诺氟沙星、氧氟沙星同时服用可形成难溶解吸收的络合物,使药效降低,建议错开服用时间。

【注意事项】

1. 咳嗽伴咽喉肿痛者或心烦手足心热者禁用本药。

2. 胃脘不适者宜饭后服用。

3. 儿童、孕妇、体质虚弱者慎用。

4. 过敏体质者慎用。

【用法用量】 口服。一次5粒,一日3次。10天为一疗程。

百令胶囊

【适宜病症】 适用于慢性阻塞性肺疾病免疫功能低下属于肺肾两虚的病证,临床主要表现为:咳嗽,喘息,咯血,腰背酸痛,舌红少苔。

【注意事项】

1. 凡心烦,失眠,心慌,口干口臭,便秘,舌红苔黄者不适于应用。

2. 不宜与感冒药物同用。

3. 感冒发热病人不宜服用。

4. 有高血压、心脏病、肝病、糖尿病、肾病等慢性病严重者应在医师指导下服用。

5. 儿童、孕妇、哺乳期妇女应在医师指导下服用。

【用法用量】 口服。一次1~3克,一日3次。

固本咳喘片

【适宜病症】 适用于慢性支气管炎、肺气肿、支气管哮喘见咳嗽,痰多,喘息气促,活动后加重等症状明显者。

【注意事项】

1. 本药仅用于慢性支气管炎缓解期,发作期不宜服用。

2. 感冒发热病人不宜服用。

3. 有高血压、心脏病、肝病、糖尿病、肾病等慢性病严重者应在医师指导下服用。

4. 儿童、孕妇、哺乳期妇女应在医师指导下服用。

5. 过敏体质者慎用。

【用法用量】 口服。一次3片,一日3次。

苏子降气丸

【适宜病症】 适用于慢性阻塞性肺疾病见呼吸急促而浅、胸胁满闷、痰多色白、黏稠易咳,舌淡红苔白等症状明显者。

【注意事项】

1. 本方偏于温燥,若支气管炎患者表现为干咳少痰、咽干咽痛、口干舌燥、舌红无苔者,或痰黄且黏稠、舌红苔黄腻者忌服。

2. 有支气管扩张、肺脓疡、肺结核、肺心病等咯吐黄白黏痰、咯血的患者慎用。

3. 孕妇慎用。

【用法用量】 口服。一次 6 克，一日 1~2 次。

蛤蚧定喘胶囊（丸）

【适宜病症】

1. 适用于慢性阻塞性肺疾病见咳喘，气短，动则加重，两颧色红，咽干，自汗，睡时汗出，舌红苔少等症状明显者。

2. 应用强心苷类药物需注意，本药含麻黄碱成分可增加机体对地高辛、洋地黄等强心苷类药物的吸收与敏感性，使其毒性增强。

【注意事项】

1. 咳嗽新发者忌用本药。

2. 本药含有麻黄，高血压、心脏病、青光眼患者慎用。

3. 高血压、心脏病等慢性病患者应在医师指导下服用。

4. 儿童、孕妇及脾胃虚寒者慎用。

【用法用量】 胶囊剂：口服，一次 3 粒，一日 2 次。丸剂：口服，水蜜丸一次 5~6 克，小蜜丸一次 9 克，大蜜丸一次 1 丸，一日 2 次。

温馨提示

1. 慢性阻塞性肺疾病为慢性迁延性疾病，由于肺功能低下，常在劳累、受凉等机体免疫力低下时伴发感染而使病情加重或诱发急性发作，因此平时要多吸新鲜空气、注意休息和避免受凉感冒。

2. 苓桂咳喘宁胶囊、苏子降气丸为慢性阻塞性肺疾病发作期用药，百令胶囊、固本咳喘片、蛤蚧定喘胶囊（丸）为慢性阻塞性肺疾病缓解期常用药物。

3. 服用上述药物期间，忌食辛辣、油腻食物。

4. 服用 1 周病证无改善，应停止服用，去医院就诊。

5. 服药期间，若患者出现高热，体温超过 38℃，或出现喘促气急，或咳嗽加重应到医院就诊。

第六节　高血压病

1. 什么是高血压病？高血压病如何诊断及分类？

高血压病指以体循环收缩压和（或）舒张压持续升高为主要临床表现伴或不伴有多种心血管危险因素的综合征，通常简称为高血压。临床上原发性高血压占 95% 以上，继发性高血压占不到 5%。本病早期多无症状，偶尔体检时发现血压增高，或在精神紧张、劳累后感头晕、头痛、眼花、耳鸣、失眠、乏力、注意力不集中等症状。如果由于情绪激动，或停用降压药等可致血压急骤升高，多表现为：剧烈的头痛、视力障碍、恶心、呕吐、抽搐、昏迷、一过性偏瘫、失语等。该病早期血压仅暂时升高，随病程进展血压持续升高，影响重要脏器如心、脑、肾的结构与功能，最终导致这些器官的功能衰竭。

为了方便高血压病的临床诊断、治疗和预后评估，世界卫生组织和各国先后制定了诊断和分类标准。我国对高血压的诊断标准及根据血压水平的分类标准为：

诊断标准：

18 岁以上成年人，在未服抗高血压药物情况下收缩压 ≥ 140mmHg 和（或）舒张压 ≥ 90mmHg。患者既往有高血压病史，目前正服用抗高血压药，即使血压已经低于 140/90mmHg，仍应诊断为高血压。

分类标准：

高血压Ⅰ级：血压为140~159/90~99mmHg，未发生心、脑、肾和眼底器质性改变者。

高血压Ⅱ级：血压为160~179/100~109mmHg，伴有心、肾和眼底器质性改变者（心电图、超声心动图、X线示有左心室肥厚或扩大、眼底动脉扭曲等），尿液化验里含有蛋白、红细胞等。

高血压Ⅲ级：血压为180/110mmHg或更高，并伴有心力衰竭、肾功能衰竭、脑溢血等。

2. 中医如何治疗高血压病？

现在中医将高血压分别归入头痛、眩晕等范畴。中医认为，高血压的病因为风、火、痰、瘀、虚等。根据病证表现和发病特点不同，主要有肝火亢盛、肝阳上亢、阴虚阳亢、肝肾阴虚、肝郁气滞等证，其主要治法为清肝降火、平肝潜阳、滋补肝肾、疏肝理气等。

3. 常用的中成药有哪些？如何使用？

常用的中成药有以下几类，患者可根据自己的具体情况酌情选用：

山菊降压片

【适宜病症】

1. 适用于高血压Ⅰ级及低危患者见头痛，眩晕，耳鸣，烦躁，易激惹状态等症状明显者，也可辅助治疗高血压患者血压控制不佳时见上述症状者。

2. 对于头晕头痛等症状明显的高血压患者可以使用本药以改

善症状。

【注意事项】

1. 有慢性胃炎及消化性溃疡时，需关注服药后的胃肠道反应。

2. 使用前需排除继发性血压升高。

【用法用量】 口服。一次5片，一日2次。

杜仲降压片

【适宜病症】

1. 适用于高血压Ⅰ级及低危患者见头痛，眩晕，耳鸣，烦躁，易激惹状态等症状明显者，也可辅助治疗高血压患者血压控制不佳时见上述症状者。

2. 对于头晕、头痛、腰痛等症状明显的高血压患者可以使用本药以改善症状。

【注意事项】

1. 有慢性胃炎及消化性溃疡时，需关注服药后的胃肠道反应。

2. 使用前需排除继发性血压升高。

【用法用量】 口服。一次5片，一日3次。

清肝降压胶囊

【适宜病症】

1. 适用于高血压Ⅰ级及低危患者见头痛，眩晕，耳鸣，烦躁，易激惹状态，腰膝酸软等症状明显者，也可辅助治疗高血压患者血压控制不佳时见上述症状者。

2. 对于头晕、头痛、腰背酸痛等症状明显的高血压患者可使用本药改善症状。

【注意事项】

1. 服药期间饮食宜选清淡易消化之品，忌食辛辣油腻。

2. 不宜用于气短，乏力，舌淡苔薄等症状明显的眩晕患者。

3. 有慢性胃炎及消化性溃疡时，需关注服药后的胃肠道反应。

4. 使用前需排除继发性血压升高。

【用法用量】 口服。一次 3 粒，一日 3 次，或遵医嘱。

山绿茶降压片

【适宜病症】

1. 适用于高血压Ⅰ级及低危患者见眩晕，耳鸣，头胀痛，烦躁，易激惹状态，失眠等症状明显者，也可辅助治疗高血压患者血压控制不佳时见上述症状者。

2. 对于头晕、头痛等症状明显的高血压患者可使用本药改善症状。

【注意事项】

1. 用药期间忌食酒酪、辛辣、肥甘等刺激性食物。

2. 使用前需排除继发性血压升高。

【用法用量】 口服。一次 2~4 片，一日 3 次。

心脉通片

【适宜病症】

1. 适用于高血压Ⅰ级及低危患者见头痛，头胀，眩晕，心烦，胸痛，失眠多梦，心悸，胸闷气促和口干舌燥，易激惹状态等症状明显者，也可辅助治疗高血压患者血压控制不佳时见上述症状者。

2. 对于头晕、胸痛、心悸等症状明显的高血压患者可使用本药改善症状。

【注意事项】

1. 有慢性胃炎及消化性溃疡时，需关注服药后的胃肠道反应。

2. 使用前需排除继发性血压升高。

【用法用量】 口服。一次2~4片，一日2~3次。

牛黄降压胶囊

【适宜病症】

1. 适用于高血压Ⅰ级及低危患者见头晕目眩，烦躁不安，痰多，色黄而黏，舌红苔黄腻等症状明显者，也可辅助治疗高血压患者血压控制不佳时见上述症状者。

2. 对于头晕、头痛、烦躁不安等症状明显的高血压患者可使用本药改善症状。

【注意事项】

1. 用药期间忌食酒酪、辛辣、肥甘等刺激性食物。

2. 使用前需排除继发性血压升高。

【用法用量】 口服。一次2~4粒，一日1次。

复方杜仲片

【适宜病症】

1. 适用于高血压Ⅰ级及低危患者见头痛，眩晕，耳鸣，烦躁，腰膝酸软，怕冷，尿频，舌淡苔薄白等症状明显者，也可辅助治疗高血压患者血压控制不佳时见上述症状者。

2. 对于有头晕、头痛、腰痛、怕冷等症状明显的高血压患者可以使用本药以改善症状。

【注意事项】 使用前需排除继发性血压升高。

【用法用量】 口服。一次5片，一日3次。

醒脑降压丸

【适宜病症】 适用于高血压Ⅰ级及低危患者见头晕，言语不清，痰多，色黄且黏稠，舌红苔黄腻等症状明显者，也可辅助治疗高血压患者血压控制不佳时见上述症状者。

【注意事项】

1. 有慢性胃炎及消化性溃疡时，需关注服药后的胃肠道反应。

2. 使用前需排除继发性血压升高。

3. 长期服用可能导致流产或胃溃疡。

【用法用量】 口服。一次10~15粒，一日1~2次。

降压平片

【适宜病症】 适用于高血压Ⅰ级及低危患者见眩晕，烦躁，易激惹状态，舌边舌尖红，苔黄等症状明显者，也可辅助治疗高血压患者血压控制不佳时见上述症状者。

【注意事项】

1. 有慢性胃炎及消化性溃疡者忌用。

2. 使用前需排除继发性血压升高。

3. 偶可引起恶心、头胀、乏力、鼻塞、嗜睡等，减少用量或停药后即可消失。

【用法用量】 口服。一次4片，一日3次。

复方罗布麻片

【适宜病症】

1. 适用于高血压Ⅰ级及低危患者见头晕，头胀，烦躁，易激惹状态等症状明显者。

2. 可与其他类别的降压药合用。

【注意事项】

1. 本药不作为妇女及哺乳期妇女高血压患者的首选药物。

2. 使用前需排除继发性高血压。

3. 对伴有糖尿病、痛风的高血压患者应慎用。

4. 本药大剂量服用时有中枢镇静作用，驾驶车辆及高空作业者慎用。

5. 口服罗布麻制剂常有肠鸣、腹泻，偶有胃痛、口干苦等不良反应，个别病人出现气喘、肝痛。心脏毒性主要是心动过缓和期前收缩。过量使用可引起镇静、嗜睡、乏力等，也可引起血尿酸增加。

【用法用量】 口服。常用量：一日 3 次，一次 2 片。维持量：血压降下后日服 2 片。

珍菊降压片

【适宜病症】

1. 本药适用于高血压Ⅰ级及低危患者见头晕，头胀，烦躁，易激惹状态等症状明显者。

2. 可在医生指导下，配合服用其它降压药治疗高血压。

【注意事项】

1. 与磺胺类药物，呋塞米，布美他尼，碳酸酐酶抑制剂交叉反应。

2. 可致糖耐量降低，有促进动脉粥样硬化的可能。

3. 下列患者应该慎用珍菊降压片：无尿或严重肾功能减退者(因本类药效果差，应用大剂量时可致药物蓄积，毒性增加)，糖尿病、高尿酸血症、或有痛风病史者，严重肝功能损害者(水、电解质紊乱可诱发肝昏迷)，高钙血症、低钠血症患者，红斑狼疮患者(可加重病情或诱发活动），胰腺炎患者，交感神经切除者（降压作用加强），有黄疸的婴儿。

4. 应从最小有效剂量开始用药，以减少副作用的发生，减少反射性肾素和醛固酮分泌。

5. 该药中的氢氯噻嗪成分能通过胎盘屏障，对胎儿可能会有影响，因此孕妇应慎重使用。

6. 有冠状动脉供血不足、脑血管病以及近期有心肌梗死者，应慎用。

【用法用量】 口服。一次 1 片，一日 3 次。

温馨提示

1. 在我国高血压是最常见的心血管疾病，也是最大的流行病之一，常引起心、脑、肾等重要脏器的并发症，严重危害着人类的健康，因此提高对高血压病的认识，对早期预防、及时治疗有极其重要的意义。

2. 中成药治疗高血压，要根据高血压的情况使用：

①轻、中型高血压，作为首选药物，可长期服用。如果达不到控制高血压的目的，可再加用降压机制不同的降压药。②重型高血压，与西药降压药联用，既减少西药用药剂量，又有一定的增效作用。③血压波动较大，控制不够理想的患者，可与钙离子拮抗剂合用，起到降压稳压作用。④针对不同证候的高血压辨证论治，尤其中医证属阴虚阳亢患者症状改善更为明显，并有效提高患者的生活质量。⑤季节性用药。绝大多数高血压到了夏季，由于天气炎热，血管扩张，虽血压有所下降，但仍略微偏高，在此期间可在口服西药降压的基础上加服中成药辅助降压。

3. 服用上述降压药期间要注意监测血压，血压控制不佳时需就诊，调整治疗方案。

4. 虚寒体质的高血压患者如平时怕冷、食生冷易出现腹部不适、腹泻等情况者不宜使用上述中成药降压。

5. 与降压的西药同服时注意间隔半小时。

6. 注意休息，平时多吃黑木耳、芹菜、葫芦、绿豆等具有降血压、减轻症状的食品。

第七节　稳定型心绞痛

1. 什么是稳定型心绞痛?

心绞痛是指心肌暂时性缺血缺氧引起的，以发作性胸痛为主要表现的病症。稳定型心绞痛是相对于不稳定型心绞痛而言的。它是在冠状动脉狭窄的基础上，由于心肌负荷的加重引起心肌急剧的、暂时的缺血与缺氧的临床综合征。其特点为阵发性的前胸压榨性疼痛感，主要位于胸骨后部，可放射至心前区和左上肢尺侧，常发生于劳力负荷增加时，持续数分钟，休息或服用硝酸酯类制剂后可以消失。

2. 中医如何治疗稳定型心绞痛?

心绞痛属中医“胸痹”范畴。其核心病机为心脉痹阻，其特点为本虚标实，虚实夹杂，发作期以标实为主，缓解期以本虚为主，故治疗上应先治其标，后治其本，重视活血通脉和补益气血。临床上可分为心血瘀阻证、气滞心胸证、痰浊痹阻证、寒凝心脉证和气阴两虚证，分别以活血化瘀、行气活血、豁痰宣痹、温通散寒和益气养阴为治法。

3. 常用的中成药有哪些？如何使用？

常用的中成药有以下几类，患者可根据自己的具体情况酌情选用：

补心气口服液

【适宜病症】

1. 适用于稳定型劳力性心绞痛见心悸、气短较明显，伴有胸闷、胸痛，舌淡或舌暗，苔白等症状明显者。

2. 疼痛明显者可伍用丹参胶囊或复方丹参片等制剂。

3. 气短、乏力明显者可伍用参芍片或益心舒胶囊。

4. 心绞痛不缓解可舌下含服速效救心丸或硝酸甘油。

【注意事项】 服药期间忌食辛辣、油腻。

【用法用量】 口服。一次 1 支，一日 3 次。

参桂胶囊

【适宜病症】

1. 适用于稳定型劳力性心绞痛见胸痛，固定不移，入夜更甚，遇冷加重，怕冷喜暖，舌暗有瘀斑等症状明显者。

2. 疼痛明显者可伍用丹参胶囊或复方丹参片等制剂。

3. 乏力、气短明显者可伍用参芍片。

【注意事项】

1. 本药不宜单用于症见痰多、烦热、易怒的心绞痛患者。

2. 症见心烦，手足心热，失眠多梦的心绞痛患者慎用。

【用法用量】 口服。一次 4 粒，一日 3 次。

参芍胶囊(片)

【适宜病症】

1. 适用于稳定型劳力性心绞痛见胸闷、胸痛，气短，乏力等症状明显者。

2. 疼痛明显者可伍用丹参胶囊或复方丹参片等制剂。

3. 症状不缓解可伍用益心舒胶囊。

4. 心绞痛不缓解可舌下含服速效救心丸或硝酸甘油。

【注意事项】 不宜使用于症见痰多、烦热、易怒的稳定型劳力性心绞痛患者。

【规格】 胶囊剂:0.25 克 / 粒。片剂:0.3 克 / 片。

【用法用量】 胶囊剂:口服，一次 4 粒，一日 2 次。片剂:口服，一次 4 片，一日 2 次。

复方丹参滴丸(片、胶囊、颗粒)

【适宜病症】

1. 适用于稳定型心绞痛见胸痛，痛处固定，入夜尤甚，舌暗有瘀斑症状明显者。

2. 疼痛明显者可伍用心可舒片等制剂。

3. 急救时滴丸效果更好，平素可用片剂、胶囊、颗粒。

【注意事项】

1. 本药含冰片，较寒凉，受凉后胸痛等症状加重的寒凝血瘀型心绞痛或平素喜热食、大便易稀溏的脾胃虚寒者不宜服用。

2. 孕妇慎用。

【用法用量】 滴丸剂:口服或舌下含服，一次 10 丸，一日 3 次。片剂:口服，一次 3 片，一日 3 次。胶囊剂:口服，一次 3 粒，一日 3 次。

颗粒剂:口服,一次1克,一日3次。28天为一个疗程。或遵医嘱。

益心舒胶囊

【适宜病症】

1. 适用于稳定型心绞痛见胸痛,痛处固定,气短,心律失常,舌暗有瘀斑症状明显者。

2. 疼痛明显者可伍用丹参胶囊等制剂。

3. 心绞痛不缓解可舌下含服速效救心丸或硝酸甘油。

【注意事项】

1. 胸闷痛,痰多色黄而黏,舌红苔黄腻的稳定型心绞痛者不宜使用。

2. 本药中含有活血化瘀药,有碍胎气,孕妇及月经期妇女禁用。

3. 服用本药时忌食辛辣、油腻之物。

【用法用量】 口服。一次3粒,一日3次。

地奥心血康胶囊(片)

【适宜病症】

1. 适用于稳定型劳力性心绞痛见胸痛,痛处固定,入夜尤甚,舌暗有瘀斑症状明显者。

2. 疼痛明显者可伍用丹参胶囊等制剂。

3. 乏力、气短明显可伍用益心舒胶囊或补心气口服液。

4. 心绞痛不缓解可舌下含服速效救心丸或硝酸甘油。

【注意事项】

1. 本药活血化瘀,孕妇慎用,月经期妇女及出血倾向者禁用。

2. 极少数病例空腹服用有胃肠道不适。

【用法用量】 胶囊剂:口服,一次1~2粒,一日3次。片剂:口服,一次1~2片,一日3次。

冠脉宁片

【适宜病症】

1. 适用于稳定型劳力性心绞痛见胸闷,胸痛,心悸,舌质紫暗有瘀斑等症状明显者。

2. 疼痛明显者可伍用丹参胶囊或复方丹参片等制剂。

3. 症状不缓解可伍用益心舒胶囊。

4. 心绞痛不缓解可舌下含服速效救心丸或硝酸甘油。

【注意事项】

1. 不宜单用于气短、乏力症状明显的稳定型劳力性心绞痛患者。

2. 脾胃虚弱、年老体衰见腹泻或大便不成形,不欲饮食,口淡无味,食后腹胀等症状明显者不宜长期服用。

3. 有出血倾向或出血性疾病者慎用。

4. 本药含有活血化瘀药,孕妇禁用。

5. 饮食宜清淡、低盐、低脂,食勿过饱。忌食生冷、辛辣、油腻之品,忌烟酒、浓茶。

【用法用量】口服。一次5片,一日3次。

麝香保心丸

【适宜病症】

1. 适用于稳定型劳力性心绞痛见胸痛,痛处固定,胸闷,心律失常,舌暗有瘀斑症状明显者。

2. 疼痛明显者可伍用丹参胶囊等制剂。

3. 气短明显者可伍用补心气口服液或益心舒胶囊。

4. 心绞痛不缓解可舌下含服速效救心丸或硝酸甘油。

5. 适合平素喜热食、大便易稀溏的脾胃虚寒者或遇寒受凉后易出现心绞痛发作的患者使用。

【注意事项】 孕妇及过敏体质者慎用。

【用法用量】 口服。一次1~2丸，一日3次;或症状发作时服用。

速效救心丸

【适宜病症】

1. 适用于稳定型劳力性心绞痛见胸痛，痛处固定，胸闷，舌暗有瘀斑症状明显者。

2. 疼痛明显者可伍用丹参胶囊等制剂。

3. 心绞痛不缓解可舌下含服速效救心丸或硝酸甘油。

【注意事项】

1. 平素喜热食、大便易稀溏的脾胃虚寒者或遇寒受凉后易出现心绞痛发作的患者不宜服用;舌红苔少，心烦，手足心热，失眠多梦等症状明显者不宜服用。

2. 有过敏史者慎用。

3. 本药含有活血化瘀药，孕妇禁用。

4. 伴有中重度心力衰竭的心肌缺血者慎用。

【用法用量】 含服。一次4~6粒，一日3次;急性发作时，一次10~15粒。

通心络胶囊

【适宜病症】

1. 适用于稳定型劳力性心绞痛见胸部憋闷、疼痛，固定不移，心悸失眠，气短乏力，心律失常，舌质紫暗或有瘀斑症状明显者。

2. 疼痛明显者可伍用丹参胶囊等制剂。

3. 症状不缓解可伍用益心舒胶囊。

4. 心绞痛不缓解可舌下含服速效救心丸或硝酸甘油。

【注意事项】

1. 孕妇、月经期及有出血倾向者禁用。

2. 方中活血破瘀、通窍行气之品均能伤及脾胃，一般宜饭后服用。

【用法用量】 口服。对轻度、中度心绞痛患者可一次 2 粒，一日 3 次；对较重度、重度患者以一次 4 粒，一日 3 次为优，心绞痛等症状明显减轻或消失、心电图改善后，可改为一次 2 粒，一日 3 次。4 周为一疗程。

心元胶囊

【适宜病症】

1. 适用于稳定型劳力性心绞痛见腰膝酸软，气短，乏力，伴胸痛，痛处固定，心律失常，舌暗有瘀斑苔少等症状明显者。

2. 疼痛明显者可伍用丹参胶囊等制剂。

3. 乏力、气短明显者可伍用补心气口服液或益心舒胶囊。

4. 心绞痛不缓解可舌下含服速效救心丸或硝酸甘油。

【用法用量】 口服。一次 3~4 粒，一日 3 次。

血府逐瘀口服液（胶囊、丸）

【适宜病症】 适用于稳定型劳力性心绞痛见胸痛，痛处固定，急躁易怒，心律失常，舌暗有瘀斑症状明显者。

【注意事项】

1. 体质虚弱见气短，乏力，易感冒，舌淡苔薄者不宜应用。

2. 宜饭后服用。

3. 孕妇忌用。

【用法用量】 胶囊剂：口服，一次6粒，一日2次。口服液：口服，一次10毫升，一日3次。丸剂：口服，一次1~2丸，一日2次。或遵医嘱。

脉平片

【适宜病症】

1. 适用于稳定型劳力性心绞痛见胸痛，痛处固定，气短，心律失常，舌暗有瘀斑症状明显者。

2. 疼痛明显者可伍用丹参胶囊等制剂。

3. 症状不缓解者可伍用复方丹参片或心可舒片。

4. 心绞痛不缓解可舌下含服速效救心丸或硝酸甘油。

【注意事项】

1. 偶见食欲减退、便稀、腹胀等不良反应。

2. 孕妇忌服。

【用法用量】 口服。一次4片，一日3次。

温馨提示

1. 有心绞痛症状的患者应尽快去医院就诊，以明确诊断。

2. 最好在中医师的指导下，有针对性地选用上述中成药治疗。一般来说，功能主治相同的中成药可以配伍应用，增强疗效。对于不稳定型心绞痛者，上述中成药不要单独使用。

3. 心绞痛发作频繁或服用上述药物一周后症状无明显改善，或症状加重者，要及时去医院就诊，以便得到及时、规范的专科治疗。

4. 心绞痛最常见的诱发因素是体力负荷或情绪激动。因此患者要注意以下几点:①戒烟。据医学调查表明,吸烟者心肌梗死和猝死的几率比不吸烟者高 2 倍,因此,烟当戒除是勿容置疑的。②注意饮食。不要天天都吃肉,应少吃富含脂肪、胆固醇的食物,尽量控制糖的摄入,多食水果蔬菜。③坚持适当的体育锻炼。锻炼对心脏疾病的益处远远大于害处,但必须指出,要根据自身的具体病情,进行力所能及的、适量的运动。④忌忧思恼怒,应保持良好的心情和心态。⑤注意休息。平时注意劳逸结合,保证充足的睡眠。

第八节　心脏神经官能症

1. 什么是心脏神经官能症?

心脏神经能症是神经官能症的一种特殊类型,是在焦虑、紧张、情绪激动、精神创伤等因素的作用下,使中枢的兴奋和抑制过程发生障碍,导致自主神经调节的心血管系统发生紊乱,引起的一系列交感神经张力过高的症候群,以青壮年女性多见。临床以心慌、气短、失眠、记忆力减退或心前区不适等为主要表现,多与活动、劳累和心情密切相关,一般无心脏的器质性病变。

2. 中医如何治疗心脏神经官能症?

中医根据临床表现将其归于“心悸”、“胸痹”、“郁证”、“脏躁”等范畴,其核心病机为肝失疏泻,应采用疏肝解郁的治疗原则。主要为肝郁脾虚,并见气血两虚、痰火扰心、心脉痹阻,在疏肝健脾的基础上,分别以益气养血、清热化痰、活血化瘀为治法。

3. 常用的中成药有哪些？如何使用？

常用的中成药有以下几类，患者可根据自己的具体情况酌情选用：

益心宁神片

【适宜病症】

1. 适用于心脏官能症见心悸，气短，多梦失眠，记忆力减退，神经衰弱，舌淡苔薄白等症状明显者。

2. 若合并胸闷痞满，口干苦，舌红苔黄腻等症状，可与温胆汤配合服用。

【注意事项】

1. 外感发热怕冷者禁服。

2. 高血压、心脏病、肝病、糖尿病、肾病等慢性病患者应在医师指导下服用。

3. 如平时怕冷，食生冷易出现腹部不适、腹泻等情况者不宜使用。

4. 服本药时不宜同时服用藜芦、五灵脂、皂荚或其制剂；不宜喝茶和吃萝卜，以免影响药力。

【用法用量】 口服。一次 5 片，一日 3 次。

柏子养心片

【适宜病症】

1. 适用于心脏官能症见失眠多梦，心悸易惊，健忘，舌淡苔薄白等症状明显者。

2. 失眠严重者可伍用安神补心颗粒或刺五加胶囊。

【注意事项】

1. 本药含朱砂，不可过服、久服，不可与溴化物、碘化物等药物同服。

2. 宜饭后服用。

【用法用量】 口服。一次 3~4 片，一日 2 次。

安神补心颗粒

【适宜病症】 适用于心脏官能症见心悸失眠，头晕耳鸣，舌红苔少等症状明显者。

【注意事项】

1. 素体怕冷，食生冷易出现腹部不适、腹泻等情况者不宜服用。

2. 外感发热怕冷患者忌服。

3. 孕妇慎用。

4. 本药宜餐后服。

【用法用量】 口服。一次 1.5 克，一日 3 次。

血府逐瘀口服液(胶囊)

【适宜病症】

1. 适用于心脏神经官能症见头痛或胸痛反复发作，疼痛部位较固定，夜间加重，心悸，失眠，舌暗有瘀斑等症状明显者。

2. 失眠严重者可伍用安神补心颗粒。

【注意事项】

1. 体质虚弱见气短，乏力，易感冒，舌淡苔薄者不宜应用。

2. 宜饭后服用。

3. 孕妇忌用。

【用法用量】 口服液：口服，一次10毫升，一日3次。胶囊剂：口服，一次6粒，一日2次。

刺五加胶囊

【适宜病症】 适用于心脏官能症见疲倦乏力，食欲不振，腰膝酸软，失眠多梦，舌淡苔薄白等症状明显者。

【注意事项】

1. 外感发热怕冷者忌用。

2. 本药宜饭前服用。

【用法用量】 口服。一次2~3粒，一日3次。

参芪五味子片

【适宜病症】

1. 适用于心脏官能症见失眠，多梦，健忘，乏力，心悸，气短，自汗，舌淡胖有齿痕，苔薄白等症状明显者。

2. 失眠严重者可伍用刺五加胶囊。

【注意事项】

1. 本药不宜用于舌红苔黄腻或苔少，口干口苦等症状明显的患者。

2. 本药宜饭前服用。

3. 感冒发热病人不宜服用。

4. 有高血压、心脏病、肝病、糖尿病、肾病等慢性病严重者应在医师指导下服用。

【用法用量】 口服。一次3~5片，一日3次。

温馨提示

1. 心脏神经官能症的预后是良好的，它既不会增加患者罹患其它疾病的机会，更不会影响患者的寿命，因此患者不要消极低沉，要以乐观的态度去对待，树立战胜疾病的信心。

2. 患者应该有针对性地选用上述中成药，如胸痛明显者宜活血化瘀，通络止痛，可选用血府逐瘀口服液（胶囊）；胸闷明显者宜疏肝理气，可选用益心宁神片和温胆汤配合服用；心悸明显者宜养心定悸，可选用安神补心颗粒、柏子养心片；失眠明显者宜养心安神，可选用参芪五味子片、刺五加胶囊。

3. 服本类药一周后症状未见改善，或症状加重者，应停药并去医院就诊。

4. 如正在服用其他药品，使用本类药品前请咨询医师或药师。

5. 患者应适当进行体育锻炼，因为静养反而对疾病的康复不利。具体的运动方式和持续时间可视患者的年龄、体力和病情轻重而定，一般以轻柔的太极拳、气功、散步等为宜。患者在运动时应以不觉累为原则，切忌盲目地加大运动量，更不可急于求成。

6. 患者的亲友和同事要对患者多一份理解和鼓励，以帮助其早日摆脱困境。

第九节 血脂异常

1. 什么是血脂异常？

血脂异常，主要指血液总胆固醇（TC）、低密度脂蛋白胆固醇（LDL-C）、甘油三酯（TG）过高，高密度脂蛋白胆固醇（HDL-C）过低。实际上是脂蛋白的代谢异常，也是导致动脉粥样硬化的重要因素之一。近二十年来，临床与流行病学研究提供的大量证据表明 LDL-C 愈高，冠心病的发病率、病死率也愈高。高脂血症在我国已不少见，据调查成人中血总胆固醇（TC）或甘油三酯（TG）升高者占 10%~20%，甚至儿童中也有近 10%者血脂升高，而且高脂血症的发生率有逐渐上升的趋势，因此，医患双方应对血脂异常给予足够的重视。

2. 中医如何治疗血脂异常？

中医认为血脂异常多属“痰湿”、“浊阻”范畴，其核心病机为阳气虚衰，痰湿偏盛。可分为胃热炽盛、痰湿内盛、脾虚不运，分别以清胃泻热、燥湿化痰、健脾益气为治法。

3. 常用的中成药有哪些？如何使用？

常用的中成药有以下几类，患者可根据自己的具体情况酌情选用：

血脂康胶囊

【适宜病症】

1. 适用于高脂血症及动脉粥样硬化引起的心脑血管疾病见腹胀，食少纳呆，胸闷等症状者。

2. 血脂康胶囊能降胆固醇、甘油三酯、低密度脂蛋白等，还可以升高对人体有益的高密度脂蛋白胆固醇，如无特殊理由不应停药，坚持长期服用。

3. 作为冠心病的二级预防，可用于血脂边缘水平升高或不高的冠心病患者；同时也用于高危患者的调脂治疗，治疗糖尿病、高血压、代谢综合征及老年人的血脂异常。

【注意事项】

1. 用药期间应定期检查血脂、血清氨基转移酶和肌酸磷酸激酶,如发生血清氨基转移酶增高达正常高限的3倍,或血清肌酸磷酸激酶显著增高时,应停用本药。

2. 首次服用血脂康胶囊后4~8周复查肝功能及肌酶,以后根据检测结果延长监测时间,若肝功能及肌酶正常可每半年复查1次。有肝病史者服用本药尤其要注意肝功能的监测。

3. 孕妇及哺乳期妇女慎用。

【用法用量】 口服。一次2粒,一日2次,早晚饭后服用;轻、中度患者一日2粒,一日一次,晚饭后服用;或遵医嘱。

绞股蓝总苷胶囊

【适宜病症】

1. 适用于高脂血症血见心悸气短,胸闷,肢体麻木,眩晕头痛,健忘耳鸣,自汗乏力,脘腹胀满等症状者。

2. 此药可用于各种原因引起的免疫力低下症、粒细胞减少症、长期使用糖皮质激素和进行化疗的肿瘤患者。对合并血脂异常的肿瘤患者效果更佳。

【注意事项】

1. 伴有其他严重的慢性病,或在治疗期间又患有其他疾病,应去医院就诊,在医师指导下服药。

2. 对本药过敏者禁用,过敏体质者慎用。

3. 如正在使用其他药品,使用本药前请咨询医师或药师。

【用法用量】 口服。一次1粒,一日3次。

降脂宁颗粒

【适宜病症】

1. 适用于高脂血症见腹胀、食少纳呆、胸闷等症状明显者。

2. 广泛适用于心脑血管供血不足，也可以用于闭塞性疾病，还可软化血管，增强冠状动脉血液循环。显著改善患者因高血脂引起头晕、胸闷、胸痛、心悸、四肢麻木及心律不齐等症状，有治疗和预防双重功效。

3. 长期服用还可以延缓衰老，老年患者获益更多。

4. 气血亏虚症状明显者应加用补气养血类药物。

5. 与降脂类西药合用可增强降脂效果。

【用法用量】 口服。一次10克，一日3次。

地奥脂必妥片

【适宜病症】

1. 适用于高脂症及动脉粥样硬化见胃胀，腹胀，胸闷，胸痛，肢体麻木，舌质紫暗或有瘀斑瘀点等症状者。

2. 合并因饮食过多或暴饮暴食引起的便秘者加用白术、山楂等健脾化瘀药物；舌红苔黄厚腻者可加用黄连等。

【注意事项】 本药不宜用于腰膝酸软，头晕耳鸣，口干，舌红苔少等症状明显的高脂血症。

【用法用量】 口服。一次3片，一日2次。

心安宁片

【适宜病症】

1. 适用于高脂血症、心绞痛以及高血压见头胀痛、头晕、耳鸣、心悸等症状者，高血压合并有睡眠异常者效果更佳。

2. 头胀痛症状重者加用菊花水。

3. 舌红苔黄，大便干结者需加用清热药物。

【注意事项】 孕妇忌服。

【用法用量】 口服。一次4~5片，一日3次。

通脉降脂片

【适宜病症】

1. 适用于高脂血症见舌暗有瘀斑等症状明显者。

2. 若舌红苔黄加用清热药物。

【注意事项】 本药不宜用于高脂血症见气短乏力，舌淡苔薄白者。

【用法用量】 口服。一次4片，一日3次。

降脂通络软胶囊

【适宜病症】

1. 适用于高脂血症见胸胁胀痛，心前区刺痛，胸闷，舌尖边有瘀点或瘀斑症状者。

2. 心前区刺痛明显者可合用山楂、丹参、绞股蓝等化瘀药物。

【注意事项】 本药不宜用于高脂血症见气短乏力，舌淡苔薄白者。

【用法用量】 口服。一次2粒，一日3次，饭后服用；或遵医嘱。

温馨提示

1. 中成药治疗血脂异常关键要区分实证和虚证。本病多属本虚标实之候。本虚多为脾肾气虚，或兼心肺气虚；标实为痰湿内停，或兼水湿、血瘀、气滞等。

2. 上述血脂康胶囊、地奥脂必妥片、绞股蓝总苷胶囊、降脂通络软胶囊为中药单体提取制剂，血脂康胶囊、地奥脂必妥片主要成分为红曲，功善活血化瘀、健脾消食，故适用于痰瘀互结、血气不利之血脂异常。绞股蓝总苷胶囊适合心脾气虚型，降脂通络软胶囊用于血瘀气滞型。降脂宁颗粒、心安宁片、通脉降脂片为复方制剂，降脂宁颗粒、心安宁片分别对应于气滞血瘀型、肝肾亏虚型，而通脉降脂片适合于痰瘀久蕴型。

3. 降脂治疗要配合饮食、生活习惯及体育锻炼综合治疗，如戒烟忌酒，限制咖啡，适量饮茶，多吃鱼类、水果蔬菜等。鱼类尤其是来自深海的冷水鱼类，含有大量的 ω-3 脂肪酸，美国科学家的研究证明，服用 ω-3 脂肪酸（EPA 和 DHA 补充剂）的人，胆固醇和甘油三酯的含量、血液黏稠度均有降低，而且 ω-3 脂肪酸还有降低血压的作用；食用大量的水果、蔬菜、水溶性纤维有利于降低胆固醇，美国研究人员发现，每天吃半颗蒜头（整颗更好），可帮助某些人降低 10% 的胆固醇，而且还能降低血压。此外，控制肥胖是预防血脂过高的重要措施之一。除饮食控制外，提倡坚持体育锻炼，如慢跑、五禽戏、太极拳、打乒乓球、老年迪斯科等，以控制体重的增长。

4. 当通过合理调整饮食结构、改变不良生活习惯、加强体育锻炼仍不能使血脂降至理想水平时，就必须开始药物治疗。

第十节　慢性胃炎

1. 什么是慢性胃炎?

慢性胃炎是胃黏膜在各种致病因素作用下发生的慢性炎症性病变或萎缩性病变。一般分为慢性浅表性和慢性萎缩性胃炎。其病因迄今尚未完全明确，已明确的病因包括胃黏膜损伤因子、幽门螺杆菌感染、免疫因素、十二指肠液反流、胃窦内容物潴留、细菌病毒及其毒素、年龄因素和遗传因素。临床上多表现为:食欲减退、上腹部不适、隐痛、嗳气、反酸或恶心呕吐等症状。

2. 中医如何治疗慢性胃炎?

根据慢性胃炎的表现，中医多按“胃痞”、“痞满”或“胃痛”辨治。认为其基本病位在胃，与肝、脾关系密切。多因饮食劳倦，或情志不舒，而致中焦气机不利，胃失和降。常见病证有脾胃不和、胃气上逆、肝脾(胃)不和、胃气阴不足、脾胃湿热等，其治疗总以调理脾胃升降，行气除痞消满为基本法则，根据虚、实分治，扶正重在健脾益胃，补中益气，或养阴益胃，祛邪视具体证候，分别施以消食导滞，除湿化痰，理气解郁，清热祛湿之法。

3. 常用的中成药有哪些? 如何使用?

中医常将慢性胃炎分如下七型论治，患者可根据自己的具体情况酌情选用。

3.1　肝胃不和型

主要表现为:两胁撑胀疼痛，生气或情绪激动时胀痛明显或加重，嗳气频频，时有泛酸，食欲减退，舌质红苔薄白微黄，脉象弦细。患者可以根据自己的病情选用以下药物：

气滞胃痛颗粒（片）

【适宜病症】

1. 适用于慢性胃炎，表现为胃脘胀痛，痛无定处，连及两胁，生气或情绪激动时胀痛明显或加重，胸闷不舒，嗳气或排气后胀痛减轻，舌红苔薄白等症状者。

2. 若痛势急迫，反酸频频，胃中似有饥饿感，口干口苦，可与胃热清胶囊、四方胃片、健胃愈疡片等配合服用。

3. 若胃痛较甚、或痛如针刺，痛处固定，舌质紫暗或有瘀斑，可与金佛止痛丸配合服用。

4. 若胃脘冷痛，得温痛减，可与理中丸、虚寒胃痛颗粒合用。

【注意事项】

1. 本药含白芍，忌与含藜芦的药物同用。含有藜芦的中成药包括骨科三七血伤宁胶囊（散），神州跌打丸等。

2. 本药含甘草，不宜与海藻、大戟、甘遂、芫花及其制剂同用。含有甘遂、大戟、海藻、芫花之一的中成药包括舟车丸，子龙丸，白药胶囊（散），宫炎康颗粒，和络舒肝胶囊（片），济生橘核丸，结核灵片，橘核丸，祛痰止咳颗粒，乳核散结片，乳疾灵颗粒，乳结康丸，乳康片，乳癖消片，内消瘰疬丸，软坚药水，五海瘿瘤丸，消核片，消络痛胶囊，消瘿气瘰丸，消瘿丸，消瘿五海丸，心通口服液，玉枢散，障翳散，舟车丸，周氏回生丸，紫金锭，紫金散（紫金锭散）等。

3. 本药含活血行气之品，孕妇慎用。

【用法用量】 颗粒剂：开水冲服，一次 5 克，一日 3 次。片剂：口服，一次 6 片，一日 3 次。

木香顺气丸(颗粒)

【适宜病症】

1. 适用于慢性胃炎,表现为胸膈满闷不舒,脘腹胀痛,恶心呕吐,纳差食少,嗳气,口淡不渴,舌淡苔白腻等症状者。

2. 若兼见痛势急迫,反酸频频,胃中似有饥饿感,口干口苦,可与四方胃片、健胃愈疡片配合使用。

3. 若兼见脘闷灼热,口干口苦,纳呆恶心,小便色黄,可与胃热清胶囊配合使用。

【注意事项】

1. 肝胃郁火胃痛痞满者应当慎用,主要表现为胃脘胀痛灼热,连及两胁,生气或情绪激动时胀痛明显或加重,口苦口干,口渴喜饮,大便干,小便色黄,舌红。

2. 口干舌燥,手心足心发热的阴液亏损者慎用。

3. 本药含降气破积之品,孕妇忌用。

4. 有文献报道偶见面色潮红、口干、视物模糊、心悸、烦躁不安等不良反应,停药后消失。

【用法用量】 丸剂:口服,一次6~9克,一日2~3次。颗粒剂:开水冲服,一次15克,一日2次。3天为一疗程。或遵医嘱。

胃苏颗粒

【适宜病症】

1. 适用于慢性胃炎,表现为胃脘胀痛,连及两胁,痛处不固定,喜嗳气,嗳气或排气后胀痛减轻,生气或情绪激动时胀痛明显或加重,胸闷不舒,食少,食后不舒,排便不畅,舌淡红苔薄白等症状者。

2. 若痛势急迫,反酸频频,胃中似有饥饿感,口干口苦等,可与胃热清胶囊、四方胃片等药配合服用。

3. 若胃痛较甚，痛如针刺，痛处固定，舌质紫暗或有瘀斑，可与金佛止痛丸配合服用。

【注意事项】

1. 胃脘隐痛，手足心热，舌红苔少的胃阴虚者慎用。

2. 孕妇慎用。

3. 服药期间要保持情志舒畅，切勿生气、恼怒。

4. 少吃生冷及油腻难消化的食品。

【用法用量】 口服。一次 15g，一日 3 次。15 天为一个疗程，可服 1~3 个疗程。

四方胃片（胶囊）

【适宜病症】

1. 适用于慢性胃炎，表现为胃脘胀痛，连及两胁，生气或情绪激动时疼痛明显或加重，胸闷不舒，反酸嗳气，恶心呕吐，舌淡苔薄白等症状者。

2. 若痛势急迫，反酸频频，胃中似有饥饿感，口干口苦，舌红苔黄，可与胃热清胶囊、丹栀逍遥颗粒配合服用。

3. 若胃痛较甚，嗳气明显，或疼痛如针刺，痛处固定，舌质紫暗或有瘀斑，可与金佛止痛丸、元胡止痛片配合服用。

【注意事项】

1. 不适用于脾胃阴虚，主要表现为口干，舌红少津、大便干等症状者。

2. 本方有一定降气活血作用，孕妇慎用。

3. 不宜与滋补类药物同用。

【用法用量】 片剂：口服，一次 3 片，一日 2~3 次。胶囊剂：口服，一次3粒，一日2~3次。

胃力康颗粒

【适宜病症】

1. 适用于慢性胃炎，表现为胃脘胀痛灼热或刺痛，痛处不定或固定，反酸嗳气，心烦易怒，口干口苦，口渴喜饮，大便干，小便色黄，舌红或紫暗有瘀斑等症状者。

2. 若反酸频频，心烦易怒，口干口苦症状明显时，可与左金丸、四方胃片等药配合使用。

【注意事项】

1. 本药中含甘草，不宜与海藻、大戟、甘遂、芫花及其制剂同用。

2. 本药内含丹参，忌与含藜芦的药物同用。含有藜芦中成药包括骨科三七血伤宁胶囊(散)，神州跌打丸等。

3. 脾虚便溏者慎服，主要表现为食少纳呆，食后不舒，大便稀或不成形。

【用法用量】 口服。一次10克，一日3次。6周为一疗程。

3.2 脾胃虚弱型

主要表现为：胃痛隐隐，胃脘不舒，反酸呕吐，倦怠乏力，四肢无力懒动，食少腹胀或不思饮食，倦怠乏力，口淡无味，舌淡等。患者可根据自己的病情选用以下药物：

香砂养胃丸(颗粒、口服液)

【适宜病症】

1. 适用于慢性胃炎，表现为胃痛隐隐，胃脘不舒，反酸呕吐，胃中似有饥饿感，不思饮食，倦怠乏力，口淡无味，舌淡等症状者。

2. 若出现胃中冷痛，喜温喜按，手足不温等脾胃虚寒症状，可与理中丸、温胃舒颗粒等药配合使用。

3. 若胃脘疼痛较甚，四肢及胃脘寒凉，可与附子理中丸合用。

【注意事项】

1. 本药中含甘草，不宜与海藻、大戟、甘遂、芫花及其制剂同用。

2. 本药中含有半夏，不宜与乌头、附子及其制剂同用。含有乌头的中成药多为补阳类、祛寒止痛类，主要涉及肾病科及风湿免疫科用药，如海马补肾丸、大活络丹、强力天麻杜仲胶囊、跌打风湿药酒等，另外，老年病科常用的回天大造丸、外科常用的云南红药胶囊及儿科常用的小儿泄泻停颗粒等也包含中药乌头。

3. 手足心热、舌红苔少的胃阴不足或胃脘灼热者，恶心、舌红苔黄腻的湿热中阻者慎用。

4. 孕妇、糖尿病患者慎用。

【用法用量】 丸剂：口服，大蜜丸：一次 9 克，一日 2 次；浓缩丸：一次 8 丸，一日 3 次；水丸：一次 9 克，一日 2 次。颗粒剂：开水冲服，一次 1 袋，一日 2 次。口服液：口服，一次 1 支，一日 2 次。

胃乃安胶囊

【适宜病症】

1. 适用于慢性胃炎，表现为胃脘隐痛或刺痛，痛处固定，倦怠乏力，四肢无力懒动，食少腹胀，大便稀或泄泻，舌淡或紫暗有瘀斑等症状者。

2. 若胃痛隐隐，喜温喜按，遇冷加重，畏寒肢冷，舌质淡嫩，边有齿痕，可与理中丸、温胃舒颗粒配合使用。

3. 若疼痛明显，痛如针刺，痛处固定，夜间较重，可与复方田七胃痛胶囊配合使用。

【注意事项】

1. 本药含有白芍、人参，服药期间不宜同时服用藜芦、五灵脂、皂荚或其制剂。含有藜芦的中成药包括骨科三七血伤宁胶囊(散)，神州跌打丸等。含五灵脂类中成药多为活血止痛类，如失笑散等。

2. 不适用于肝气郁滞证患者，主要表现为急躁易怒、两胁作胀、嗳气。

3. 不适用于脾胃阴虚证患者，主要表现为口干、舌红少津、大便干。

4. 孕妇慎用。

【用法用量】 口服。一次 4 粒，一日 3 次。

摩 罗 丹

【适宜病症】

1. 适用于慢性胃炎，表现为胃脘胀满疼痛，食后不舒，胸闷不舒，食少纳差，恶心呕吐，嗳气反酸烧心，舌淡等症状者。

2. 若胃脘冷痛，喜温喜按，便溏，纳差等明显，可与理中丸合用。

3. 若口干欲饮、舌红少津，可与养胃舒颗粒(胶囊)合用。

【注意事项】

1. 本药内含白芍，忌与含藜芦的药物同用。含有藜芦的中成药包括骨科三七血伤宁胶囊(散)，神州跌打丸等。

2. 湿热中阻型胃痛、痞满者慎用，主要表现为胃脘胀痛灼热、食后不舒、口干口苦、口渴不喜饮、纳呆食少、口中异味或黏腻、小便色黄、大便臭秽或黏滞不爽、舌红苔黄腻。

3. 孕妇慎用。

【用法用量】 口服。大蜜丸一次 1~2 丸，小蜜丸一次 55~110 粒，一日 3 次。饭前用米汤或温开水送下。

胃复春片

【适宜病症】

1. 适用于慢性胃炎、胃癌癌前病变及胃癌手术后的辅助治疗，表现为胃脘隐痛或痛如针刺，痛处固定，夜间较重，食后不舒，食少纳差，倦怠乏力，少气懒言，舌淡或有瘀斑等症状者。

2. 若胃中冷痛，喜温喜按，手足不温症状明显，可与理中丸、温胃舒颗粒等药配合使用。

3. 若胃脘隐痛、口干欲饮、舌红少苔，可与摩罗丹、养胃舒颗粒合用。

【注意事项】

1. 本药含人参，不宜与内含藜芦、五灵脂的药物同用。含有藜芦的中成药包括骨科三七血伤宁胶囊(散)，神州跌打丸等。含五灵脂的中成药多为活血止痛类，如失笑散等。

2. 本药药性偏于温燥，胃阴不足或湿热中阻所致痞满、胃痛者不宜单独应用。

3. 孕妇忌服。

【用法用量】 口服。一次 4 片，一日 3 次。

3.3　脾胃虚寒型

主要表现为：胃脘坠胀不舒，食欲不振，呕吐酸水，隐隐作痛，遇寒加重，得暖则轻，饿时疼甚，进食稍减，大便稀溏，神疲乏力，舌质淡、胖大、边有齿印，苔薄白，脉象沉细弱或浮大无力等。患者可根据自己的病情灵活选用以下药物：

温胃舒颗粒(胶囊)

【适宜病症】

1. 适用于慢性胃炎、浅表性胃炎，尤其是慢性萎缩性胃炎见胃脘冷痛隐隐，喜温喜按，遇寒疼痛明显或加重，嗳气，食后不舒，食少纳差，倦怠怕冷，乏力喜卧，四肢不温，口淡不渴，舌淡等症状者。

2. 若胃痛日久，胃脘疼痛如针刺，痛处固定，夜间较重，可与复方田七胃痛胶囊、金佛止痛丸配合使用。

3. 若兼有腰膝冷痛，怕冷，夜尿频，小便清冷，可与桂附地黄丸合用。

【注意事项】

1. 湿热中阻型胃痛者忌用，主要表现为胃脘胀痛灼热，食后不舒，口干口苦，口渴不喜饮，大便臭秽或黏滞不爽，肛门灼热，舌红苔黄腻。

2. 本药含大辛大热、活血通经之品，孕妇慎用。

3. 胃大出血时忌用。

4. 忌食生冷油腻及不易消化食物。

【用法用量】 胶囊剂：口服，一次 3 粒，一日 2 次。颗粒剂：开水冲服，一次 10~20 克，一日 2 次。

理中丸

【适宜病症】

1. 适用于慢性胃炎，表现为胃脘冷痛隐隐，喜温喜按，胸膈满闷，口淡不渴，呕吐物清冷，食后不舒，食少倦怠，大便稀或泄泻，泻下多为不消化的食物，舌淡等症状者。

2. 若伴有身冷，四肢不温，腰膝酸软无力，可改为附子理中丸。

3. 后期无呕吐清水，无手足不温者，可改用香砂养胃丸继服以巩固疗效。

【注意事项】

1. 本药中含甘草，不宜与海藻、大戟、甘遂、芫花及其制剂同用。

2. 本药药性偏于温燥，故阴虚内热，主要表现为手足心热，心烦易怒，失眠盗汗，口渴喜饮，大便干，及感冒发热者忌用。

【用法用量】 口服。大蜜丸一次 1 丸，一日 2 次，小儿酌减；浓缩丸一次 8 丸，一日 3 次。

3.4 胃阴不足型

主要表现为：胃脘灼热疼痛，嘈杂不适，虽饥而纳差，口干口渴，大便艰涩，舌质红有裂纹，舌苔光剥或少苔，脉象弦细数等。患者可根据自己的病情选用以下药物：

养胃舒颗粒(胶囊)

【适宜病症】

1. 本药适用于慢性胃炎、浅表性胃炎，尤其是慢性萎缩性胃炎，表现为胃脘灼热胀痛，手足心热，心烦口苦，口渴喜饮，纳差，反酸，胃中似有饥饿感，消瘦乏力，大便干结，小便色黄，舌红少津等症状者。

2. 若气虚明显，症见纳差，便稀或不成形，倦怠乏力，少气懒言，可与补中益气丸配合使用。

3. 若胃脘疼痛如针刺，舌质紫黯或兼瘀斑瘀点者，可与金佛止痛丸、摩罗丹合用。

【注意事项】

1. 本药内含玄参、沙参，忌与含藜芦的药物同用。含有藜芦的中成药包括骨科三七血伤宁胶囊(散),神州跌打丸等。

2. 脾胃湿热型胃痛者不宜单独使用本药,主要表现为胃脘胀满疼痛灼热,痛势急迫,口干口苦,口渴不喜饮,纳差,恶心,小便色黄,大便黏滞不爽。

3. 孕妇慎用。

【用法用量】 颗粒剂:开水冲服,一次10~20g,一日2次。胶囊剂:口服,一次3粒,一日2次。

3.5 脾胃湿热型

多由外感湿邪或饮食不节、过食肥甘,酿成湿热,内蕴脾胃所致。主要表现为:胃脘疼痛,食后不舒,脘腹痞满,体倦身重,大便溏泄,身热口苦,渴不多饮,尿少而黄,舌苔黄腻,脉濡数等。患者可根据自己病情选用以下药物:

三九胃泰颗粒(胶囊)

【适宜病症】

1. 适用于慢性胃炎,表现为胃脘隐痛或胀痛,食后不舒,反酸食少,恶心呕吐,胃中似有饥饿感,口苦口干,口渴不喜饮,舌淡红苔薄黄或腻等症状者。

2. 若胃脘胀痛明显,牵及两胁,喜叹气,舌淡红苔薄白,可与气滞胃痛颗粒、胃苏颗粒合用。

3. 若胃脘胀痛,反酸频频,两胁胀满,口干口苦,舌红苔黄,可与左金丸、四方胃片合用。

【注意事项】 虚寒性及寒凝血瘀型胃痛者忌用,前者主要表现为胃脘冷痛,喜温喜按,遇寒疼痛加重,后者主要表现为胃脘冷痛甚或痛如针刺,遇寒痛甚或夜间痛甚。

【用法用量】 颗粒剂:开水冲服,一次1袋,一日2次。胶囊剂:口服,一次2~4粒,一日2次。

3.6　气滞血瘀型

主要表现为:胃脘胀闷,牵引两胁疼痛,急躁易怒,或胃脘刺痛或锐痛,痛处拒按,时感胃部灼热嘈杂,纳差,舌质暗紫有瘀斑苔薄黄,脉象涩滞等。患者可根据自己的情况选用以下药物:

金佛止痛丸

【适宜病症】

1. 适用于慢性胃炎,表现为胃脘胀痛,连及两胁,痛处不定或痛处固定,夜间较重,生气或情绪激动时胀痛明显或加重,胸闷不舒,嗳气或排气后胀痛减轻,苔薄白等症状者。

2. 若痛势急迫,反酸频频,胃中似有饥饿感,口干口苦,可与胃热清胶囊、四方胃片、健胃愈疡片等药合用。

3. 若口干欲饮、舌红少津,可与摩罗丹、养胃苏合用。

【注意事项】

1. 本药中含甘草,不宜与海藻、大戟、甘遂、芫花及其制剂同用。

2. 本药内含白芍,忌与含藜芦的药物同用。含有藜芦的中成药包括骨科三七血伤宁胶囊(散),神州跌打丸等。

3. 孕妇禁用。

4. 糖尿病患者及月经过多者禁服。

【用法用量】 口服。一次5~10克,一日2~3次。

荆花胃康胶丸

【适宜病症】 适用于慢性胃炎及各型胃痛,表现为胃脘胀满疼痛，嗳气或排气后胀痛减轻，能食，食后不舒，反酸嗳气，胃中似有饥饿感，口苦，口渴喜热饮，舌淡红苔薄黄等症状者。

【注意事项】

1. 过敏体质及对本药过敏者不宜服用

2. 孕妇忌服。

【用法用量】 饭前服。一次 2 粒，一日 3 次。4 周为一疗程。

3.7 饮食停滞型

多由饮食不节致使脾胃受损，食积胃脘所致。主要表现为：胀满痞痛，恶心呕吐，嗳腐吞酸，大便秘结有腐败异臭，舌质红，苔黄厚腻，脉象弦滑等。患者可根据自己情况选用下面的药物：

保和丸

【适宜病症】

1. 适用于慢性胃炎、消化不良，表现为有明显伤食史，脘腹胀满或胀痛，口中酸腐气味，恶心欲呕，食少纳呆，大便泄泻，泻下不消化的食物，泻下臭秽，舌苔厚腻者。

2. 若腹痛急剧而拒按，伴见苔黄燥、便秘者，为积滞形成，可与枳实导滞丸、木香槟榔丸配合使用。

【注意事项】

1. 不宜在服药期间同时服用滋补类中药。

2. 本药含有半夏，不宜与内含乌头（川乌、附子、草乌）的药物同用。如补阳类附子理中丸、桂附地黄丸、海马补肾丸等；祛寒止痛类大活络丹、健步壮骨丸、强力天麻杜仲胶囊、木瓜丸等。

3. 不适用于脾胃阴虚，主要表现为口干、舌红少津、大便干者。

4. 孕妇慎用。

【用法用量】 水丸：口服，一次 6~9 克，一日 2 次，小儿酌减。大蜜丸：口服，一次 1~2 丸，一日 2 次，小儿酌减。

温馨提示

1. 慢性胃炎的西医治疗主要是抗酸、保护胃黏膜、增强胃动力、伴有幽门螺杆菌感染的抗幽门螺杆菌治疗等。但是多数情况下不能改善患者的临床症状，或虽有改善但停药后患者的症状如前，而中医药在辨证施治的前提之下多可取得较好疗效。

2. 如果慢性胃炎急性发作、病情较重或服药期间症状没有明显减轻，要尽快去医院就诊。

3. 慢性胃炎患者平时要注意保养，尤其是服药期间要保持心情舒畅，饮食以清淡为主，忌烟酒、生冷、辛辣刺激、酸性及不好消化的食物。

第十一节　胆汁反流性胃炎

1. 什么是胆汁反流性胃炎?

胆汁返流性胃炎是指由于胆汁反流入胃引起的上腹痛、呕吐胆汁、腹胀、体重减轻等一系列表现的综合征，常见于胃切除、胃肠吻合术后，总发病率约 5%，其中 Billroth Ⅱ式胃切除术后的发病率为 Billroth I 术式的 2~3 倍。

2. 中医如何治疗胆汁反流性胃炎?

本病多属中医“胃脘痛”及“呕吐”等范畴。主要病机为肝脾（胃）不和，气机不畅，虚实寒热夹杂。当以调和肝胃，攻补兼施，温清并用为治则。首先要益气健脾，斡旋胃气，使脾气上升，胃气下降，疏肝利胆，才能上下通调，升降平衡。

3. 常用的中成药有哪些？如何使用？

常用的中成药有以下几类，患者可根据自己的具体情况选用：

良 附 丸

【适宜病症】 本品具有温胃散寒理气的作用，适用于胆汁反流性胃炎见胃痛，胸腹胀满，喜温喜按，舌淡苔薄白等症状者。

【注意事项】

1. 胃部灼痛，口苦便秘，舌红苔黄者不适用。

2. 有高血压、心脏病、肝病、糖尿病、肾病等慢性病严重者应在医师指导下服用。

3. 儿童、孕妇、哺乳期妇女、年老体弱者应在医师指导下服用。

【用法用量】 口服。一次3~6克，一日2次。

三九胃泰胶囊(颗粒)

【适宜病症】 适用于浅表性胃炎、糜烂性胃炎、萎缩性胃炎等慢性胃炎见上腹隐痛，饱胀，反酸，恶心呕吐，食少，胃中不适，舌红苔黄等症状明显者。

【注意事项】

1. 胃痛表现为胸腹胀满，喜温喜按，舌淡苔薄白者忌用。

2. 不可与含藜芦类中药及其制品同时服用。

3. 孕妇慎用。

【用法用量】 胶囊剂：口服，一次2~4粒，一日2次。颗粒剂：开水冲服，一次1袋，一日2次。

香砂平胃丸(颗粒)

【适宜病症】 适用于反流性胃炎见胃痛，胃胀，胸闷，恶心呕吐，饮食量少，舌淡苔腻等症状明显者。

【注意事项】

1. 素体脾胃虚弱见食后腹胀，大便稀或腹泻，腹痛，喜温喜按，舌淡胖有齿痕，苔薄白者不适合应用本药。

2. 食欲不振，口干舌燥，手足心热等症状突出者慎用。

3. 颗粒剂含蔗糖，糖尿病患者不宜服用。

4. 小儿及年老体虚者应在医师指导下服用。

5. 孕妇不宜服用。

【用法用量】 丸剂：口服，每次 6 克，日 1~2 次。颗粒剂：开水冲服，一次 10 克，一日 2 次。

香砂养胃丸(颗粒)

【适宜病症】 适用于慢性胃炎见胃脘隐隐作痛、胀闷不舒，呕吐酸水，烧心，不思饮食，四肢倦怠，舌胖大齿痕苔薄腻。

【注意事项】

1. 服用香砂养胃丸最好用温开水，并且服用期间不要吃生冷食物，因为生冷的东西能加重寒湿，不利于发挥药效。

2. 如果出现胃部灼热，隐隐作痛，口干舌燥等热症表现的不宜服用本药。

【用法用量】 丸剂：口服，每次 9 克，每日 2 次。颗粒剂：开水冲服，每次 5 克，每日 2 次。

小建中合剂(胶囊、颗粒)

【适宜病症】 适用于脾胃虚寒,表现为脘腹疼痛,喜温喜按,嘈杂吞酸,食少等症状者;以及胃和(或)十二指肠溃疡等见上述表现者。

【注意事项】

1. 不适用于脾胃阴虚,表现为口干,舌红少津,大便干等症状者。

2. 不适用于肝肾阴虚,表现为口干,急躁易怒,头晕血压高者。

3. 外感风热表证未解及脾胃湿热或明显胃肠道出血者不宜服用。

【用法用量】 合剂:口服,一次20~30毫升,一日3次,用时摇匀。胶囊剂:口服,一次2~3粒,一日3次。颗粒剂:口服,一次15克,一日3次。

舒肝平胃丸

【适宜病症】 适用于以胸胁胀痛,胃脘嘈杂,呕吐酸水,胃脘疼痛,食滞不消等为主要表现的患者。

【注意事项】

1. 对本药过敏者禁用,过敏体质者慎用。

2. 孕妇忌服。

【用法用量】 口服。一次4.5克,一日2次。

健胃片

【适宜病症】 用于肝胃不和,饮食停滞所引起的以胃脘胀痛,胃脘嘈杂,嗳气食臭,大便不调等为主要表现的患者。

【注意事项】

1. 孕妇及哺乳期妇女慎用。

2. 肝功能不全者慎服。

【用法用量】 口服。一次6片，一日3次。

养胃舒胶囊(颗粒)

【适宜病症】 用于慢性萎缩性胃炎、慢性胃炎，表现为胃脘灼热胀痛，手足心热，口干口苦，纳差等症状者。

【注意事项】

1. 孕妇慎用。

2. 过敏体质者慎用。

【用法用量】 胶囊剂：口服，一次3粒，一日2次。颗粒剂：开水冲服，每次10~20克，日2次。

温馨提示

1. 胆汁反流性胃炎单纯西医治疗效果不甚令人满意，中医药治疗不论从改善炎症，缓解症状，都有着令人满意的疗效，故应发挥中西医结合治疗的优势。

2. 服药期间，患者宜食清淡、富营养、易消化食品；忌烟酒，辛辣、冰冷、肥甘厚味、过酸咸腥等刺激性食物；忌情绪激动或生闷气；劳逸结合。

3. 症状较重或服用上述中成药3天左右症状没有明显减轻者，应去医院就诊。

第十二节 消化性溃疡

1. 什么是消化性溃疡？

一般将胃溃疡和十二指肠溃疡总称为消化性溃疡，有时简称为溃疡。引发消化性溃疡的主要原因是：原本消化食物的胃酸（盐酸）和胃蛋白酶（酶的一种）消化了自身的胃壁和十二指肠壁。临床上以慢性、周期性、节律性上腹痛为消化性溃疡的典型症状，常伴有嗳气、反酸、胸骨后烧灼感、流涎、恶心、呕吐、便秘等。胃溃疡疼痛的发生较不规则，常在餐后1小时内发生，经1~2小时后逐渐缓解。十二指肠溃疡的疼痛好在两餐之间发生，持续不减直至下餐进食或服制酸药物后缓解；一部分十二指肠溃疡病人，由于夜间的胃酸较高，尤其在睡前曾进餐者，可发生半夜疼痛。

2. 中医如何治疗消化性溃疡？

本病多属于中医"胃痛"范畴，其基本病机是胃气阻滞，胃失和降，不通则痛。治疗以理气和胃止痛为大法，实证者包括寒邪客胃、饮食伤胃、肝气犯胃、湿热中阻和瘀血停胃等证，分别施以温胃散寒、消食导滞、疏肝解郁、清化湿热和化瘀通络之法；虚证者包括脾胃虚寒和胃阴亏耗证，分别施以温中健脾和养阴益胃之法。

3. 常用的中成药有哪些？如何使用？

常用的中成药有以下几类，患者可根据自己的具体情况选用：

四方胃片(胶囊)

【适宜病症】

1. 适用于消化性溃疡,主要表现为胃脘胀痛,痛及两胁,气急或情绪紧张时胀痛明显或加重,胸闷不舒,嗳气,反酸呕吐,舌淡等症状者。

2. 若痛势急迫,反酸较重,口干口苦,舌红苔黄,可与胃热清胶囊、丹栀逍遥散颗粒配合服用。

3. 若胃痛较甚,嗳气明显,或痛如针刺,痛处固定,舌质紫暗或有瘀斑,可与金佛止痛丸、元胡止痛片配合服用。

【注意事项】

1. 不适用于脾胃阴虚,主要表现为口干、舌红少津、大便干者。

2. 本方有降气活血作用,孕妇慎用。

3. 不宜与滋补类药物同用。

【用法用量】 片剂:口服,一次3片,一日2~3次。胶囊剂:口服,一次3粒,一日2~3次。

健胃愈疡片(颗粒)

【适宜病症】

1. 适用于消化性溃疡,表现为两胁不适,脘腹胀痛,反酸嗳气,烦躁,腹胀,大便稀不成形,舌淡等症状者。

2. 消化性溃疡疼痛明显,痛如针刺,痛处固定,夜晚较重者,可与复方田七胃痛胶囊配合使用。

3. 消化性溃疡治疗后期出现胃痛隐隐,喜温喜按,纳差,便稀者,可与香砂养胃丸、温胃舒颗粒配合服用。

【注意事项】

1. 本药内含党参、白芍，忌与含藜芦的药物同用。

2. 本药中含甘草，不宜与海藻、大戟、甘遂、芫花及其制剂同用。

3. 本药内含白及，忌与含乌头（川乌、附子、草乌）的药物同用。

【用法用量】 片剂：口服，一次4~5片，一日4次。颗粒剂：开水冲服，一次3克，一日3次。

复方田七胃痛胶囊

【适宜病症】

1. 适用于消化性溃疡，表现为胃脘冷痛不适，痛处固定，喜温喜按，反酸等症状者。

2. 若胃脘冷痛，怕冷，倦怠乏力，可与温胃舒胶囊、香砂养胃丸等配合服用。

3. 若胃痛连及两胁，生气时明显，可与气滞胃痛颗粒、逍遥散合用。

【注意事项】

1. 本药内含白芍，忌与含藜芦的药物同用。

2. 本药内含白及，忌与含乌头（川乌、附子、草乌）的药物同用。

3. 前列腺肥大、青光眼患者禁用。

4. 孕妇、哺乳期妇女及月经过多者禁用。

5. 本药与金刚烷胺、阿托品类药等同用时，可使本药的不良反应加剧。

6. 胃热痛者不适用，其表现为口渴、口臭、易饥、大便秘结、甚则口腔糜烂、牙周肿痛。

7. 高血压、心脏病、返流性食管炎、胃肠道阻塞性疾患、甲状腺机能亢进、溃疡性结肠炎患者慎用。

【用法用量】 口服。一次 3~4 粒，一日 3 次。

气滞胃痛颗粒(片)

【适宜病症】

1. 适用于消化性溃疡，表现为烦躁易怒，胸胁胀满不舒，胃脘疼痛，生气时疼痛加重，饮食欠佳，苔薄白等症状者。

2. 若痛势急迫，反酸，口干口苦，可与胃热清胶囊、四方胃片等药配合服用。

3. 若胃痛较甚、或痛如针刺，痛处固定，舌质紫暗或有瘀斑，可与金佛止痛丸配合服用。

【注意事项】

1. 本药内含白芍，忌与含藜芦的药物同用。

2. 本药中含甘草，不宜与海藻、大戟、甘遂、芫花及其制剂同用。含有甘遂、大戟、海藻、芫花之一的中成药见气滞胃痛颗粒注意事项第 2 点。

3. 本药含活血行气之品，孕妇慎用。

【用法用量】 颗粒剂：开水冲服，一次 5 克，一日 3 次。片剂：口服，一次 6 片，一日 3 次。

胃逆康胶囊

【适宜病症】

1. 适用于消化性溃疡，表现为胸胁胀痛，嗳气反酸，胃脘疼痛，恶心欲吐，胃中似有饥饿感，食欲欠佳，食少，口干口苦，舌红苔黄等症状者。

2. 若胃脘胀痛，两胁胀满，反酸频繁，心烦易怒，口干口苦等症状明显时，可与左金丸、四方胃片等药配合使用。

【注意事项】

1. 本方含川楝子，不宜久服，肝功能不良者慎用。

2. 本药中含甘草，不宜与海藻、大戟、甘遂、芫花及其制剂同用。含有甘遂、大戟、海藻、芫花之一的中成药见气滞胃痛颗粒注意事项第2点。

3. 本药内含白芍，忌与含藜芦的药物同用。

4. 不宜在服药期间同时服用滋补类中药。

5. 脾虚便溏者慎用，主要表现为倦怠懒言，面色少华，食少，食后腹胀，大便稀；胃寒痛者不适用，主要表现为胃脘冷痛，喜温，遇寒疼痛加重。

6. 本药含有破血之品，孕妇禁用。

【用法用量】 饭前口服。一次4粒，一日3次。1个月为一疗程。

胃热清胶囊

【适宜病症】

1. 适用于消化性溃疡，表现为胃脘胀痛，有灼热感，痛势急，食后疼痛加重，口中异味，口干口苦，口渴喜饮凉水，心烦易怒，大便干，小便色黄，舌红苔黄等症状者。

2. 若胃脘胀痛，两胁胀满，反酸频繁，心烦易怒，口干口苦等症状明显时，可与左金丸、四方胃片等药配合使用。

【注意事项】

1. 本药中含甘草，不宜与海藻、大戟、甘遂、芫花及其制剂同用。含有甘遂、大戟、海藻、芫花之一的中成药见气滞胃痛颗粒注意项第2点。

2. 本药不宜与补益类中药同用。

3. 脾胃虚寒者慎用，主要表现为胃脘喜温喜按，胃脘隐痛，遇寒疼痛加重或易致腹泻，长期大便稀或不成形，或有未消化的食物。

【用法用量】 口服。一次 4 粒，一日 4 次。6 周为一疗程。

金佛止痛丸

【适宜病症】

1. 适用于消化性溃疡，表现为胃脘胀痛，痛处不定或固定，痛连两胁，情绪低沉或易激动，情绪激动时疼痛明显，嗳气，胸闷不舒，舌苔薄白等症状者。

2. 若痛势急迫，反酸，胃脘不适感患者无法形容，口干口苦，可与胃热清胶囊、四方胃片等药配合服用。

【注意事项】

1. 本药中含甘草，不宜与海藻、大戟、甘遂、芫花及其制剂同用。含有甘遂、大戟、海藻、芫花之一的中成药见气滞胃痛颗粒注意事项第 2 点。

2. 本药内含白芍，忌与含藜芦的药物同用。含有藜芦中成药见气滞胃痛颗粒注意事项第 1 点。

3. 不宜在服药期间同时服用滋补类中药。

4. 孕妇、糖尿病患者及月经过多者禁服。

5. 胃阴虚者不适用，表现为口渴咽干喜饮，心烦口苦，胃脘隐隐灼痛，胃中似有饥饿感。

【用法用量】 口服。一次 5~10 克，一日 2~3 次。

荆花胃康胶丸

【适宜病症】 适用于消化性溃疡，表现为胃脘胀满不舒，疼痛，嗳气，反酸，胃中似有饥饿感患者难以形容，口苦，恶心等症状者。

【注意事项】

1. 过敏体质及对本药过敏者不宜服用。

2. 孕妇忌服。

【用法用量】 饭前服。一次2粒，一日3次。4周为一疗程。

温胃舒颗粒（胶囊）

【适宜病症】

1. 适用于消化性溃疡，症状表现为胃脘隐隐冷痛，喜温喜按，遇寒疼痛加重，空腹痛甚，得食减轻，腹胀嗳气，纳差食少，全身怕冷，倦怠乏力，手足不温，大便稀或不成形，舌淡苔白的患者。

2. 若胃痛日久，胃脘刺痛，痛处固定，夜间明显，可与复方田七胃痛胶囊、金佛止痛丸配合使用。

3. 若兼有腰膝冷痛，小便清，夜尿频，可与桂附地黄丸合用。

【注意事项】

1. 湿热中阻型胃痛者忌用，主要表现为胃脘灼热疼痛，痛势急迫，口干口苦，口渴不喜饮，食欲欠佳，恶心欲吐，小便色黄，大便不畅，舌红苔黄腻。

2. 本药含大辛大热、活血通经之品，孕妇慎用。

3. 胃大出血时忌用。

【用法用量】 胶囊剂：口服，一次3粒，一日2次。颗粒剂：开水冲服，一次10~20克，一日2次。

荜铃胃痛冲剂

【适宜病症】

1. 适用于消化性溃疡，症状表现为胃脘胀痛，痛处固定，拒按，痛及两胁，痛时持久，食后或夜间疼痛加重，食欲不振，呕吐频繁，嗳气反酸，呕血或有黑便，舌淡红，或紫暗有瘀斑瘀点的患者。

2. 若出现胃脘胀痛，痛连两胁，嗳气明显，可与气滞胃痛颗粒、胃苏颗粒配合使用。

3. 若胃脘冷痛，得温痛减，可与虚寒胃痛颗粒、理中丸、温胃舒颗粒合用。

【注意事项】

1. 湿热中阻型胃痛者忌用，主要表现为胃脘灼热疼痛，痛势急迫，口干口苦，口渴不喜饮，食欲欠佳，恶心欲吐，小便色黄，大便不畅，舌红苔黄腻。

2. 本药含理气活血通经之品，孕妇慎用。

【用法用量】 开水冲服。一次 1 包，一日 3 次。

养胃舒颗粒(胶囊)

【适宜病症】

1. 适用于消化性溃疡，表现为胃脘灼热胀痛，手足心热，心烦口苦，口渴喜饮，纳差，反酸，胃中似有饥饿感，消瘦乏力，大便干结，小便色黄，舌红少津等症状者。

2. 若气虚明显，症见纳差、便稀或不成形、倦怠乏力、少气懒言，可与补中益气丸配合使用。

3. 若胃脘疼痛如针刺，舌质紫黯或兼瘀斑瘀点者，可与金佛止痛丸、摩罗丹合用。

【注意事项】

1. 本药内含玄参、沙参，忌与含藜芦的药物同用。含有藜芦中成药见气滞胃痛颗粒注意事项第 1 点。

2. 脾胃湿热型胃痛者不宜单独使用本药，主要表现为胃脘胀满，灼热疼痛，痛势急迫，口干口苦，口渴不喜饮，纳差，恶心，小便色黄，大便黏滞不爽。

3. 孕妇慎用。

【用法用量】 颗粒剂：开水冲服，一次 10~20g，一日 2 次。胶囊剂：口服，一次 3 粒，一日 2 次。

温馨提示

1. 中成药治疗消化性溃疡关键是要辨证准确，一般来说，四方胃片（胶囊）、气滞胃痛颗粒、胃苏冲剂用于治疗肝郁气滞证，香砂养胃丸、温胃舒胶囊（颗粒）用于治疗脾胃虚弱证，胃逆康胶囊、胃热清胶囊用于治疗肝胃郁热证，养胃舒颗粒用于治疗胃阴不足证，复方田七胃痛胶囊、金佛止痛丸、荆花胃康胶丸、荜铃胃痛冲剂用于治疗气滞血瘀证。

2. 服药期间如果症状加重，应该及时去医院就诊，以防有穿孔的危险。

3. 患者应饮食清淡、易消化食物；忌烟酒、辛辣刺激及酸性食物；忌暴食暴饮；忌暴怒、紧张、焦虑；保持心情愉快。

第十三节　功能性消化不良

1. 什么是功能性消化不良？

功能性消化不良是指具有上腹胀、上腹痛、早饱、嗳气、食欲不振、恶心等上腹不适症状，经检查排除引起这些症状的器质性疾病的一组临床综合征。多伴有全身性精神症状，如失眠、焦虑、抑郁、注意力涣散、健忘、神经过敏、头痛等。

2. 中医如何治疗功能性消化不良?

本病属中医学“胃脘痛”、“痞满”等范畴。病位在胃,涉及肝脾两脏,情志不畅和饮食积滞存在于整个发病过程中,核心病机是脾虚气滞,应采用健脾和胃,调理气机治疗原则。可分为脾虚气滞、肝胃不和、脾胃湿热、脾胃虚寒、寒热错杂等证,分别以健脾理气、疏肝和胃、清热化湿、温中散寒、和胃开痞为治法。

3. 常用的中成药有哪些?如何使用?

常用的中成药有以下几类,患者可根据自己的具体情况选用:

香砂枳术丸

【适宜病症】

1. 适用于功能性消化不良,主要表现为脘腹胀满不舒,喜嗳气,嗳气后胀满减轻,食欲欠佳,食少,食后不舒,大便稀或不成形,舌淡等症状者。

2. 若胃脘冷痛,喜温喜按,可与理中丸同服。

3. 若患者平素情志不畅,生气或郁闷时易于发病,可与逍遥散同服。

【注意事项】

1. 若便秘口苦、舌红苔黄脉滑者,不宜服用本药。

2. 本药方中有破气之枳实,孕妇慎用。

3. 舌红无苔,口干咽燥,手足心热,心烦失眠患者忌服。

【用法用量】 口服。一次10克,一日2次。

胃苏颗粒(冲剂)

【适宜病症】

1. 适用于功能性消化不良,表现为胃脘胀痛,连及两胁,痛处不固定,喜嗳气,嗳气或排气后胀痛减轻,生气或情绪激动时胀痛明显或加重,胸闷不舒,食少,食后不舒,排便不畅,舌淡红苔薄白等症状者。

2. 若反酸烧心明显者,可合用左金丸。

3. 若胃痛甚,或胃脘刺痛、舌质瘀斑者,可合用元胡止痛片或失笑散。

【注意事项】

1. 孕妇慎用。

2. 服药期间偶有口干、嘈杂,不影响服药。

3. 肝胃郁热或胃阴亏虚患者慎用本药,前者主要表现为胃脘灼热胀痛,生气或情绪激动时疼痛明显或加重,嗳气或排气后减轻,口苦口干;后者主要表现为胃脘灼热隐痛,似有饥饿感,口渴喜饮,手足心热,心烦,或口腔溃疡易发,舌红少津。

【用法用量】 口服。一次 15 克,一日 3 次。15 天 1 个疗程,可服 1~3 个疗程。

金佛止痛丸

【适宜病症】

1. 适用于功能性消化不良,表现为胃脘胀痛或痛如针刺,痛无定处,连及两胁,拒按,生气或情绪激动时胀痛加重,喜嗳气,嗳气或排气后胀痛减轻,舌苔薄白等症状者。

2. 若反酸烧心明显者,可合用左金丸。

3. 若情绪不佳诱发，可合用逍遥散。

4. 若胃脘冷痛，得温痛减，可合用理中丸或虚寒胃痛颗粒。

【注意事项】

1. 孕妇及月经过多者禁用。

2. 胃阴虚者表现为唇燥口干、喜饮、大便干结，不宜食用本药。

3. 本药含有郁金，与丁香相畏，故不宜与含有丁香中成药合用。含有丁香中成药包括丁蔻理中丸、洁白胶囊、平肝舒络丸、朴沉化郁丸、十香丸、木香分气丸、平安丸、老蔻丸、调胃丹，另外呼吸科恒制咳喘胶囊、儿科慢惊丸等也包含丁香。

4. 本药包含白芍，与藜芦向反，故不宜与含有藜芦中成药合用。含有藜芦的中成药见气滞胃痛颗粒注意事项第 1 点。

5. 本药包含甘草，与甘遂、大戟、海藻、芫花相反，故不宜合用。含有甘遂、大戟、海藻、芫花之一的中成药见气滞胃痛颗粒注意事项第 2 点。

6. 不宜在服药期间同时服用滋补类中药。

【用法用量】 口服。一次 5~10 克，一天 2~3 次。

中满分消丸

【适宜病症】

1. 适用于功能性消化不良，表现为脘腹胀痛灼热，口干口苦，口渴不喜饮，食少腹胀，纳差气短，小便短色黄，大便秘结或稀而不爽，臭秽，舌边尖红，苔黄腻等症状者。

2. 对于食欲不佳，纳差乏力，口苦口渴不喜饮，大便黏滞不爽等症状较重者，选用本药疗效突出。

【注意事项】

1. 本药以去湿热为主，不宜久用。

2. 不宜在服药期间同时服用滋补类中药。

3. 本药内含破气活血之品，孕妇、儿童慎用。

4. 本药含半夏，中药半夏反乌头，含有乌头碱的中药主要有乌头、附子、草乌、雪上一枝蒿、落地金钱等。中成药中含有上述药材的也含有乌头碱：如二十五味珊瑚丸、十二味翼首散、人参再造丸、三七伤药片、小儿至宝丸、小金丸、小活络丸、天麻丸、木瓜丸、五味麝香丸、中华跌打丸、风湿骨痛胶囊、玉真散、正骨水（外）、四逆汤、再造丸、安阳精制膏（外）、阳和解凝膏（外）、医痛丸、抱龙丸、狗皮膏、骨刺消痛片、祛风止痛片、祛风舒筋丸、附子理中丸、前列舒丸、济生肾气丸、桂附地黄丸、桂附理中丸、益肾灵颗粒、参附注射液等。

【用法用量】 口服。一次6克，一日2次。

附子理中丸

【适宜病症】

1. 适用于功能性消化不良，表现为胃脘冷痛隐隐，喜温喜按，遇寒后疼痛明显或加重或泄泻，呕吐物清冷，身冷喜暖，四肢不温，大便稀或泻下未消化的食物，口淡不渴，面色白，舌淡等症状者。

2. 若黎明前肠鸣欲泄者，可合用四神丸。

3. 若腹部疼痛较重者，可合用虚寒胃痛颗粒、气滞胃痛颗粒。

4. 若呕吐物为清水、肠鸣频繁、小便不畅者，可合用五苓散。

【注意事项】

1. 感冒发热病人不宜服用。

2. 有高血压、心脏病、肝病、糖尿病、肾病等慢性病严重者应在医师指导下服用。

3. 孕妇、哺乳期妇女、儿童慎用。

4. 本药含附子，中药附子反半夏，故不宜与含有半夏的中成药合用。目前含有半夏的中成药有200余种，主要为化痰、燥湿健脾、降逆止呕作用的中成药，如用于治疗脾胃病的香砂养胃丸、沉香理气丸、藿香正气丸、开郁顺气丸等；治疗咳喘的安嗽丸、橘红痰咳颗粒、百咳静糖浆、桂龙咳喘宁胶囊、蛇胆川贝枇杷膏、参苏宣肺丸等；治疗偏瘫、痞块、惊风等痰积有关疾病的半贝丸、半夏天麻丸、回春丹、牛黄郁金丸、人参鳖甲煎丸、小儿急惊散等；具有降逆止呕作用的天麻眩晕宁合剂、小半夏合剂、柴胡舒肝丸等。

5. 不宜在服药期间同时服用性味苦寒的中药。

【用法用量】 口服。水蜜丸一次6克，大蜜丸一次1丸，一日2~3次。

香砂养胃颗粒（丸）

【适宜病症】

1. 用于胃阳不足、湿阻气滞所致的消化不良，见脘闷不舒、胃痛隐隐、呕吐酸水、不思饮食、四肢倦怠等症状者。

2. 若情志不畅，可合用逍遥丸。

3. 若胃痛较重，可合用气滞胃痛颗粒。

4. 若暑天脘闷欲吐、舌苔厚腻，可合用藿香正气散。

【注意事项】

1. 不宜在服药期间同时服用甘寒滋润中药。

2. 本药药性偏于温燥，胃阴不足或湿热中阻所致痞满、胃痛者慎用。

3. 有高血压、心脏病、肝病、糖尿病、肾病等慢性病严重者慎用。

4. 儿童、孕妇、哺乳期妇女、年老体弱者慎用。

5. 本药含半夏，中药半夏反乌头，含有乌头碱的中药主要有乌头、附子、草乌、雪上一枝蒿、落地金钱等。不宜与含有上述成分的中成药同用。

【用法用量】 颗粒剂：开水冲服，一次5克，一日2次。丸剂：口服，一次9克，一日2次。

六味木香胶囊(散)

【适宜病症】

1. 适用于功能性消化不良，表现为胃脘痞闷胀满疼痛，或腹胀腹痛，痛无定处，生气或情绪激动时胀痛明显或加重，喜嗳气，恶心欲吐，嗳气或排气后胀痛减轻，情绪郁闷，舌边尖红等症状者。

2. 若大便不通或便秘，可合用六味安消胶囊。

3. 若大便稀或不成形，舌苔厚，可合用枫蓼肠胃康颗粒。

4. 若反酸烧心，胃脘似有饥饿感，可合用健胃愈疡片。

【注意事项】

1. 本药药性偏于温燥，胃阴不足或湿热中阻所致痞满、胃痛者慎用。

2. 孕妇禁用，儿童、体虚者慎用。

3. 本药不适用于胃阴不足、食滞胃肠诸证。

4. 本药含闹羊花(有毒)，不宜长期或过量服用。一旦出现中毒表现，可按《本草求原》记载以绿豆解毒。

【用法用量】 胶囊剂：口服，一次4~6粒，一日1~2次。散剂：口服，一次2~3克，一日1~2次。

荆花胃康胶丸

【适宜病症】

1. 适用于功能性消化不良，表现为胃脘胀满疼痛，嗳气或排气后胀痛减轻，能食，食后不舒，反酸嗳气，胃中似有饥饿感，口苦，口渴喜热饮，舌淡红苔薄黄等症状者。

2. 若症见口干口苦，胁胀胁痛而兼气急易怒，口渴喜饮凉者，可合并应用丹栀逍遥散。

3. 抗幽门螺旋杆菌治疗时，联合应用荆花胃康胶丸可增强杀菌作用。

【注意事项】

1. 肝病、神经衰弱、心脏病、肾病、肺部疾病，糖尿病等慢性病患者应在医师指导下服用。

2. 孕妇忌服。

3. 小儿、年老体弱、大便燥结者应在医师指导下服用。

【用法用量】 口服。饭前服。一次 2 粒，一日 3 次。

温馨提示

1. 脾虚气滞见上腹胀痛伴平素纳差，面色㿠白的患者用香砂枳术丸；脾胃虚寒见以上腹部冷胀痛为主，喜暖喜按的患者用附子理中丸；湿热食积见上腹胀或痛，伴舌苔黄厚腻、大便腐臭的患者用中满分消丸；胃阳不足、湿阻气滞见胃痛隐隐、呕吐酸水的患者用香砂养胃丸；寒热错杂见上腹胀痛、吞酸嘈杂的患者用六味木香颗粒；上腹胀痛与情绪有关，郁怒加重的患者用胃苏颗粒。

2. 本病常与情绪有极大的关系，因此患者平时要注意调节情绪，忌忧思、恼怒，保持心情舒畅、精神愉快。

3. 服药期间，宜选清淡易消化之品，忌食辛辣油腻及刺激性食品，戒烟酒。

第十四节　功能性便秘

1. 什么是功能性便秘?

便秘是指每周排便少于三次,排便困难或费力,排便不畅,便次太少、粪便干结且量少,如能排除引起便秘的器质性疾病,则称为功能性便秘。临床分为三型:慢传输型、出口梗阻型、混合型。功能性便秘的发生可能与心理因素、先天性异常、炎症刺激、滥用泻药及长期有意识抑制排便,或与支配肛门内外括约肌的神经功能异常有关。

2. 中医如何治疗功能性便秘?

本病属中医"便秘"范畴,其核心病机为大肠传导功能失常。应采用通下的治疗原则。可分为肠道实热、肠道气滞、肺脾气虚、脾肾阳虚、津亏血少,分别以清热润肠、顺气导滞、益气润肠、温润通便和滋阴养血润燥通便为治法。

3. 常用的中成药有哪些? 如何使用?

常用的中成药有以下几类,患者可根据自己的具体情况选用:

麻仁润肠丸

【适宜病症】

1. 适用于功能性便秘,表现为大便干结,腹胀腹痛,口干口臭,口渴喜凉,面红热或身热,心烦,小便短色黄,舌红苔黄燥等症状者。

2. 若口干口苦、舌红苔黄，可与一清胶囊同服。

3. 若口干舌燥、舌红苔少，可与六味地黄丸同服。

4. 若食后腹胀明显、舌苔厚腻者，可与保和丸同服。

【注意事项】

1. 虚寒性便秘，主要表现为大便干或不干，排出困难，小便清，尿频，四肢不温，腹冷痛，喜温喜按，腰膝发冷无力者不宜服用本药。

2. 儿童、哺乳期妇女慎用。

3. 本药包含白芍，与藜芦向反，故而不宜与含有藜芦中成药合用。含有藜芦的中成药包括骨科三七血伤宁胶囊(散)，神州跌打丸等。

【用法用量】 口服。一次 1~2 丸，一日 2 次。

木香槟榔丸

【适宜病症】 适用于功能性便秘，表现为胃脘胀满疼痛，不喜按，大便干或不通，口渴喜饮，食少，食后腹胀，舌红苔黄腻等症状者。

【注意事项】

1. 体虚非实热证的虚胀及津亏大便燥结，主要表现为腹胀，喜按，排便用力方能排出，便后乏力，倦怠懒言或大便干结，口渴喜饮，口唇干燥，心烦，舌红少津者不宜使用。

2. 服用后每日大便次数较多者，适当减量。

3. 年老体弱及脾胃虚弱，表现为气短懒言，乏力倦怠，食少，食后不舒者慎用。

【用法用量】 口服。一次 3~6 克，一日 2~3 次。

麻仁胶囊(软胶囊、丸)

【适宜病症】

1. 适用于功能性便秘及习惯性便秘,症状表现为大便干结,腹胀腹痛,口干口臭,口渴喜凉,面红热或身热,心烦,小便短色黄,舌红苔黄燥等症状者。

2. 本药通便作用较为和缓,对体虚、年老患者尤其适用。

3. 若大便干结如羊屎,腹部可触及坚硬粪块,食少,食后腹胀加重,口渴喜饮凉,饮水多也不能解渴,口唇干裂,可合并应用枳实导滞丸。

4. 若合并倦怠乏力,懒言喜卧,纳差食少,食后腹胀,可合并应用肠泰合剂。

5. 若口干咽燥,手足心热,失眠盗汗者,可合并应用六味地黄丸。

【注意事项】 本药包含白芍,与藜芦相反,故不宜与含有藜芦的中成药合用。含有藜芦中成药包括骨科三七血伤宁胶囊(散),神州跌打丸等。

【用法用量】 胶囊剂:口服,一次2~4粒,早晚各一次,或睡前服用。软胶囊:口服,一次3~4粒,早晚各一次。小儿服用减半,并搅拌溶解在开水中加适量蜂蜜后服用。丸剂:口服,水蜜丸一次6克,小蜜丸一次9克,大蜜丸一次1丸,一日1~2次。

苁蓉通便口服液

【适宜病症】

1. 适用于功能性便秘或习惯性便秘属于虚证的患者,症状表现为大便干结或大便不干但排出费力、便后乏力、精神倦怠、气短懒言、面色少华、头晕目眩、心慌气短、健忘、口唇色淡、腰酸腿无力、舌淡。

2. 若大便费力、纳差乏力、气短自汗，可与肠泰合剂同服。

3. 若烦热盗汗、舌红苔少，可与六味地黄丸同服。

【注意事项】

1. 便秘表现为大便干结，腹胀腹痛，口干口臭，口渴喜凉饮，心烦身热，小便短色黄者，不宜服用本药。

2. 本药久贮后可能会出现少量振摇即散的沉淀，可摇匀后服用，不影响疗效。

【用法用量】 口服。一次 10~20 毫升，一日 1 次，睡前或清晨服用。

胃肠复元膏

【适宜病症】 适用于功能性便秘、肠术后腹胀或老年性便秘，表现为倦怠乏力，气短喜卧，懒言，脘腹胀满，食少，食后腹胀，大便排出无力，便后乏力，舌淡等症状者。

【注意事项】

1. 本药有益气养血作用，对气血不足或年老体虚患者尤其适用。

2. 用药后大便次数过多者，应适量减少用药。

3. 积滞或气滞等实性便秘者不宜单独应用本药。

【用法用量】 口服。一次 10~20 克，一日 2 次或遵医嘱。

温馨提示

1. 麻仁润肠丸用于胃肠积热所致大便秘结，胸腹胀满，口苦，尿黄。木香槟榔丸用于肠道气滞型便秘，症见大便秘结，腹部胀满，疼痛时作。苁蓉通便口服液用于中老年人、病后、产后等虚性便秘及习惯性便秘。麻仁胶囊用于肠热津亏型便秘，症见大便干结难下，腹部胀满，小便短赤，身热，心烦，口咽干燥，舌红苔黄，脉数。胃肠复元膏用于气血不足型便秘或手术前后促进排便。

2. 便秘常与生活习惯不良有关，因此便秘患者有不良习惯的要积极纠正，应多饮水、多吃富含粗纤维的食物、多做户外活动、养成定时排便的习惯等。

3. 一部分便秘患者与精神情绪关系较大，这些患者平时要注重自我调节，戒忧思、悲伤、恼怒，多与外界交流，最大限度保持心情愉快。

4. 以上诸药慎用于孕妇。

第十五节　肠易激综合征

1. 什么是肠易激综合证？

肠易激综合征是一种以腹痛或腹部不适伴排便习惯改变为特征的功能性肠病，该病缺乏可解释症状的形态学改变和生化异常。目前肠易激综合征的病因和发病机制尚不清楚，一般认为与胃肠动力、内脏感觉、精神心理、免疫紊乱、肠道感染等因素有关。临床多表现为腹痛、腹泻（一般少于 5 次）、便秘或腹泻便秘交替、经常腹胀、排便或排气后腹痛缓解、晨起或餐后便意窘迫、粪便带有黏液、便后不爽感等。

2. 中医如何治疗肠易激综合证？

本病多属于中医“腹痛”、“便秘”和“泄泻”范畴，其基本病机是肝脾不调，运化失常，大肠传导失司。治疗以调理肝脾气机为主，兼以健脾温肾。

3. 常用的中成药有哪些？如何使用？

3.1　以腹泻为主要表现的肠易激综合征

3.1.1　脾胃湿热型

主要表现为：脘腹痞闷疼痛、呕恶、厌食、肢体困重、大便黏腻不畅、肛门灼热，小便黄、舌红苔黄腻脉濡数。可根据病情选用以下药物治疗：

香连丸

【适宜病症】

1. 适用于肠易激综合征，表现为腹胀腹痛，痛而欲泻，泻后或排气后疼痛减轻，口干口苦，口渴不喜饮，小便色黄，大便臭秽黏滞不爽，肛门灼热，舌红苔黄腻等症状者。

2. 若湿热明显，症见泻下急迫，粪色黄褐，气味臭秽，肛门灼热，可与葛根芩连丸或肠胃康配合使用。

3. 若兼见恶寒发热、恶心欲吐、肢体酸痛，可与藿香正气散、保济口服液配合使用。

【注意事项】

1. 本药不宜与滋补类药物同用。

2. 孕妇慎用。

【用法用量】口服。一次 6~12 丸，一日 2~3 次。

肠胃康颗粒（片）

【适宜病症】

1. 适用于肠易激综合征，表现为腹胀腹痛，腹泻不消化的食物，食欲欠佳，食少纳差，倦怠乏力，身困重，口淡无味，舌淡等症状者。

2. 若兼见怕冷、发热、头痛、肢体酸痛，可与霍香正气散、保济口服液配合使用。

3. 若兼见腹痛肠鸣、泻下粪便臭秽不堪、泻后痛减、口气臭秽，可与保和丸、枳实导滞丸配合使用。

【注意事项】

1. 本药不宜与滋补类药物同用。

2. 脾胃虚寒泄泻者不宜单独应用本药，主要表现为胃脘冷痛隐隐，喜温喜按，遇寒疼痛加重或泄泻，倦怠乏力，四肢不温，食少腹胀，舌淡。

3. 孕妇忌用。

【用法用量】口服。一次 1 袋或 4~6 片，一日 3 次。

3.1.2　脾虚湿阻型

主要表现为：以脘腹满闷疼痛，痛处不定，受寒则疼痛加重或泄泻，肢体困重，纳食呆滞，倦怠嗜卧，腹泻，大便黏腻不畅，四肢不温，舌淡，苔白厚腻或水滑，脉濡缓。可根据病情选用以下药物治疗：

补脾益肠丸

【适宜病症】

1. 适用于肠易激综合征，表现为腹胀疼痛，痛处不定，喜温喜按，受寒则疼痛加重或泄泻，肠鸣而泻，泻下黏液或脓血便，食少，倦怠嗜卧，身怕冷，四肢不温，舌淡等症状者。

2. 若泄泻日久，泻下物为不消化的食物，腹痛喜温喜按，形寒肢冷，腰膝酸软，可与四神丸、附子理中丸配合使用。

3. 若进食或饮食过多后发病，可合用保和丸。

4. 若见纳差恶心、舌苔厚腻，可合用藿香正气散。

【注意事项】

1. 本药中含甘草，不宜与海藻、大戟、甘遂、芫花及其制剂同用。含有甘遂、大戟、海藻、芫花之一的中成药见气滞胃痛颗粒注意事项第 2 点。

2. 本药内含白芍，忌与含藜芦的药物同用。含有藜芦的中成药见气滞胃痛颗粒注意事项第 1 点。

3. 大肠湿热泄泻者忌用，主要表现为腹痛灼热急迫，口干口苦，口渴不喜饮，大便黏滞不爽，泻下臭秽，肛门灼热，小便色黄，舌红苔黄腻。

4. 孕妇禁用。

5. 感冒发热者慎用。

【用法用量】 口服。一次 6 克，一日 3 次。30 天为一疗程，一般连服 2~3 个疗程。

补中益气丸

【适宜病症】

1. 适用于肠易激综合征，表现为倦怠乏力，头晕目眩，气短懒言，食少腹胀，长期便稀或腹泻，重者肛门脱垂，舌淡等症状者。

2. 若泄泻较重，久泄不止，甚则脱肛，可合用补脾益肠丸等。

3. 若兼黎明前脐腹作痛，肠鸣即泻，泻下未消化的食物，身怕冷，四肢不温者，可与四神丸、附子理中丸配合使用。

【注意事项】

1. 本药中含甘草，不宜与海藻、大戟、甘遂、芫花及其制剂同用。

2. 阴虚内热者忌用，表现为心烦，手足心热，口渴喜饮，失眠盗汗，大便干，小便色黄，舌红少津。

【用法用量】 口服。小蜜丸一次 9 克，大蜜丸一次 1 丸，水丸一次 6 克，一日 2~3 次。

固本益肠片

【适宜病症】

1. 适用于肠易激综合征，表现为脘腹冷痛，喜温喜按，腹泻，泻下清稀，食少，倦怠乏力，身怕冷，四肢不温，腰酸无力，舌淡等症状者。

2. 若泄泻较重，久泄不止，可与固肠止涩丸配合使用。

3. 若兼见黎明前脐腹作痛，肠鸣即泻，泻下未消化的食物，身怕冷，四肢不温者，可与四神丸、附子理中丸配合使用。

【注意事项】

1. 腹胀痛伴发热、泄泻者忌服本药。

2. 服用本药后出现口渴欲饮，咽喉、牙龈痛，舌红者，应及时停用。

3. 本药内含白芍，忌与含藜芦的药物同用。含有藜芦的中成药见气滞胃痛颗粒注意事项第 1 点。

4. 有溃疡性结肠炎等慢性病史者，应在医师指导下使用。

【用法用量】 口服。一次 8 片，一日 3 次。30 天为一疗程，连服 2~3 个疗程。

3.1.3　肝郁脾虚型

主要表现为：大便溏薄、少腹胀痛与情绪有关、情绪焦虑或精神抑郁、食少纳呆、神疲懒言、体倦乏力、胁肋胀满疼痛、或胃脘满闷、口苦咽干、咽部异物感、嗳气泛酸、舌尖边稍红，舌苔微黄或舌质淡、舌体稍胖或有齿痕、脉弦等。可结合病情选用以下药物治疗：

固肠止泻丸

【适宜病症】

1. 适用于肠易激综合征，表现为两胁胀满不舒，腹痛欲泻，泻后痛减，情绪紧张时腹痛泄泻易发作，舌淡红苔薄白等症状者。

2. 若腹痛腹泻与情志不畅明显相关，可合用逍遥散。

3. 若纳差乏力，自汗出，倦怠，可合用参苓白术散。

4. 若胃脘怕凉，或受凉后腹泻加重，可合用理中丸。

【注意事项】

1. 本药含罂粟壳，不可过用、久用。

2. 本药为肝脾不和所致泄泻而设，若属湿热或伤食泄泻者慎用。湿热者主要表现为脘腹灼热疼痛，口苦口干，口渴不喜饮，口中异味，腹痛欲泻，泻下不爽，大便黏滞，肛门灼热，舌红苔黄腻；伤食者主要表现为有明显伤食史，胃脘胀满，恶心，呕吐，食欲不振，食少，泻下臭秽，多为不消化的食物。

3. 儿童慎用，孕妇忌用。

【用法用量】 口服。浓缩丸一次4克，水丸一次5克，一日3次。

3.1.4　脾肾阳虚型

主要表现为：下利清谷、泄泻滑脱或五更泄泻、畏寒肢冷、小腹冷痛、面色白、腰膝酸软、小便不利、舌淡胖、苔白滑、脉沉细等。可结合病情选用以下药物治疗：

四 神 丸

【适宜病症】

1. 适用于肠易激综合征，表现为黎明之前脐腹作痛，肠鸣腹胀作泻，泻下未消化的食物，腹部喜温，食少，身怕冷，腰膝酸软无力，面色黄，舌淡苔白等症状者。

2. 若同时伴见大便时稀时泻，稍进油腻食物，则大便次数增加，倦怠乏力，可与参苓白术丸、补中益气丸配合使用。

3. 若泄泻日久，夹有未消化的食物，伴脐腹冷痛，可与附子理中丸配合使用。

4. 若受凉后胃脘疼痛、纳差乏力，可合用虚寒胃痛颗粒。

【注意事项】

1. 本药不宜与滋阴类药物同用。

2. 本药不宜与清热祛湿类药物同用。

3. 湿热痢疾、湿热泄泻者忌用，主要表现为腹部疼痛，腹痛急迫欲泻，泻后痛势减轻，泻下黏液或脓血，腥臭，肛门灼热，小便频色黄，舌苔黄腻。

【用法用量】 口服。一次 9 克，一日 1~2 次。

3.2 以便秘为主要表现的肠易激综合征

3.2.1 肝郁气滞型

主要表现为：大便秘结、脘腹胀满疼痛、排气后腹胀减轻、精神抑郁、心情不畅、易伤感、不欲饮食、嗳气较多、舌苔薄、脉弦等。可根据情况选用以下药物：

四磨汤口服液

【适宜病症】

1. 适用于便秘，伴有脘腹胀满或疼痛，肠鸣，排气后腹胀减轻，嗳气，纳差食少，舌苔薄腻等症状者。

2. 若腹胀满疼痛明显，伴嗳气、恶心欲呕，可与木香顺气丸配合使用。

3. 若食积明显，症见腹痛肠鸣，泻下粪便臭秽不堪，泻后痛减，口中气味酸腐，可与保和丸、枳实导滞丸配合使用。

4. 若脘腹冷痛，得温疼痛减轻者，可与虚寒胃痛颗粒、理中丸配合使用。

【注意事项】

1. 一般手术病人在手术后12小时第一次服药，再隔6小时第二次服药，以后按常法服用或遵医嘱。

2. 药液如见有微量沉淀，属正常情况，可摇匀后服用以保证疗效。

3. 冬天服用时，可将药瓶放置温水中加温5~8分钟后服用。

【用法用量】 口服。成人一次20毫升，一日3次，疗程一周；新生儿一次3~5毫升，一日3次，疗程2天；幼儿一次10毫升，一日3次，疗程3~5天。

3.2.2　肠道燥热型

主要表现为：大便干结、排便不爽、腹胀腹痛、排气排便后腹痛腹胀减轻、口中酸腐气味或口干口臭、食欲不好、舌红苔黄厚腻或苔薄黄少津、脉数等。可根据病情需要选用以下药物：

麻仁胶囊(丸)

【适宜病症】

1. 本药润肠通便。适用于便秘,表现为大便干结,腹胀腹痛,口干口臭,面红心烦,或身热,小便短少色黄,舌红苔黄少津等症状者。

2. 若脘腹胀满疼痛明显,伴嗳气、恶心欲呕,可与木香顺气丸、四磨汤口服液配合使用。

【注意事项】

1. 本药内含白芍,忌与含藜芦的药物同用。含有藜芦的中成药见气滞胃痛颗粒注意事项第 1 点。

2. 本药含大黄,不宜久用,以免出现结肠黑变病。

3. 虚寒性便秘者不宜服用,主要表现为大便干或不干,排出困难,四肢不温,腹中冷痛,小便频色清。

4. 本药含攻下破积药,孕妇慎用。

【用法用量】 软胶囊:口服,一次 3~4 粒,早、晚各一次。丸剂:口服,水蜜丸一次 6 克,小蜜丸一次 9 克,大蜜丸一次 1 丸,一日 1~2 次。

六味安消胶囊(散)

【适宜病症】

1. 适用于胃脘胀满疼痛,拒按,口中酸腐气味,恶心、呕吐不消化的食物,食后不舒,食欲欠佳,排气排便后腹痛腹胀减轻,大便秘结或不爽,舌苔厚腻等症状者。

2. 若脘腹胀满明显,伴嗳气,恶心欲呕,可与木香顺气丸、四磨汤口服液配合使用。

3. 若脘腹冷痛、或腹部寒凉感，可合用虚寒胃痛颗粒或理中丸。

4. 若腹胀腹痛明显，可合用气滞胃痛颗粒。

5. 若心情郁闷或易于生气，可合用逍遥散。

6. 若服用本药后大便次数多，可减少用量。

【注意事项】

1. 本药属消导之剂，脾胃虚寒、泄泻者忌用，主要表现为胃脘冷痛隐隐，喜温喜按，遇寒疼痛加重或泄泻，四肢不温，倦怠食少，大便稀或不成形。

2. 方中含有活血之品，妇女月经期、妊娠期应慎用。

【用法用量】 胶囊剂：口服，一次 3~6 粒，一日 2~3 次。散剂：口服，一次 1.5~3 克，一日 2~3 次。

3.2.3 肾阳虚弱型

主要表现为：大便秘结但不石硬、排便无力、腰膝酸软、面色没有光泽、精神疲惫或头晕、舌质淡胖、苔薄白、脉沉细等。患者可根据自己的病情选用以下药物治疗：

苁蓉通便口服液

【适宜病症】

1. 适用于便秘，伴有面色无华，头晕目眩，口唇色淡，大便无力，腰酸，舌淡等症状者。

2. 若排便困难，用力排便则汗出短气、肢倦懒言，可合用肠泰合剂、补中益气丸等。

3. 若烦热盗汗、舌红苔少，可与益胃胶囊、六味地黄丸同服。

4. 若大便干如羊屎，口干舌燥，可合用麻仁软胶囊。

【注意事项】

1. 便秘属实热积滞者，不宜服用本药。

2. 孕妇慎用。

3. 本药久贮后可能会出现少量振摇即散的沉淀，可摇匀后服用，不影响疗效。

【用法用量】 口服。每次10~20毫升，一日1次，睡前或清晨服用。

温馨提示

1. 肠易激综合征虽然是胃肠感觉—动力异常，但也要进行积极治疗。如果不治疗，听任发展，这种异常会进行性加重，不但便秘、腹痛、腹胀等症状会越来越重，还会严重地影响日常工作和生活。

2. 本病受情绪影响较大，因此患者要通过各种手段自我调节，以保证心情舒畅、精神愉快。

3. 腹泻严重导致脱水或服药三天无效者，应及时至医院就诊。

4. 服药期间宜清淡饮食，忌食生冷辛辣油腻食物。

第十六节　腹泻

1. 什么是腹泻?

腹泻是一种常见症状，是指排便次数明显超过平日习惯的频率，粪质稀薄，水分增加，每日排便量超过200克，或含未消化食物、脓血、黏液。腹泻常伴有排便急迫感、肛门不适、失禁等症状。腹泻分急性和慢性两类。急性腹泻发病急剧，病程在3周之内；慢性腹泻指病程在两个月以上或间歇期在4周内的复发性腹泻。

2. 中医如何治疗腹泻?

本病属中医“泄泻”、“痢疾”范畴。本病病位主要在脾胃及大肠，湿邪内胜、脾胃及大肠传导功能失调是本病的主要病机。临床上按病因可分为外邪侵袭及脏腑失调等类型。治疗多以清热、利湿、健脾、补虚为主要治法。

3. 常用的中成药有哪些? 如何使用?

常用的中成药有以下几类，患者可根据自己的具体情况选用：

藿香正气水(颗粒、片、合剂、口服液、滴丸)

【适宜病症】

1. 适用于受凉或夏季感冒、胃肠型感冒，表现为肢体酸痛，头痛头目昏重，身体困重，胸膈及脘腹不舒，脘腹胀痛，口淡，食欲欠佳，恶心呕吐，腹泻等症状者。

2. 可与喹诺酮、氨基糖苷类抗生素合用，但服药时间应该隔开1小时以上。

【注意事项】

1. 本药治疗因外感风寒、内伤湿滞所导致的腹泻，阴虚火旺者忌用，表现为手足心热，心烦失眠，口干口苦，盗汗，耳鸣腰酸，气急，舌红少津。

2. 不宜在服药期间同时服用滋补类中药。

3. 有高血压、心脏病、肝病、糖尿病、肾病等慢性病严重者应在医师指导下服用。

4. 儿童、孕妇、哺乳期妇女、年老体弱者应在医师指导下服用。

5. 本药含40%~50%乙醇(酒精),服药后不得驾驶机、车、船及从事高空作业、机械作业及操作精密仪器。

【用法用量】 颗粒剂:开水冲服,一次5克,一日2次。片剂:口服,一次4~8片,一日2次。合剂:口服,一次10~15毫升,一日3次。口服液:口服,一次5~10毫升,一日2次,用时摇匀。滴丸:口服,一次2.5~5克,一日2次。胶囊剂:口服,一次4粒,一日2次。软胶囊:口服,一次2~4粒,一日2次。

葛根芩连片(丸、微丸)

【适宜病症】

1. 适用于腹泻,症见身热,心烦,口苦,口中黏腻,口渴不喜饮,恶心,腹痛腹泻,泄下臭秽,小便色黄者。

2. 可与喹诺酮、氨基糖苷类抗生素合用,但服药时间要隔开1小时以上。

【注意事项】

1. 本药治疗因滥用抗生素造成菌群紊乱的腹泻病人疗效欠佳。

2. 本药苦寒,易伤胃气,不可长期服用。

3. 脾胃虚寒、慢性腹泻患者忌用,表现为脘腹喜温喜按,腹部凉痛,受凉后易腹胀不舒,大便不成形等。

4. 高血压、心脏病、肾脏病患者,孕妇或正在接受其他治疗的患者,应在医师指导下服用。

5. 小儿及年老体虚者应在医师指导下服用。

【用法用量】 片剂:口服,一次3~4片,一日3次。丸剂:口服,成人一次3克,小儿一次1克,一日3次。

复方黄连素片

【适宜病症】

1. 适用于腹泻、肠炎、痢疾，表现为腹痛腹泻，或泄下脓血或腥臭，腹痛急迫欲泄，肛门坠胀灼热，小便短色黄，舌红苔黄腻等症状者。

2. 可与喹诺酮、氨基糖苷类抗生素合用，但服药时间要隔开一小时以上。

【不良反应】 个别患者服用本药会有过敏反应。

【注意事项】

1. 脾胃虚寒的慢性腹泻，泄泻腹部凉痛者忌用。

2. 本药为苦寒之品，慢性虚寒性腹泻不宜使用，表现为腹部喜温，受凉后腹泻易发作。

3. 易伤胃气，不可过服、久服。

【用法用量】 口服。一次 4 片，一日 3 次。

胃肠宁片

【适宜病症】 适用于急性胃肠炎，表现为腹部疼痛，泻下急迫，或泻后不爽，气味臭秽，肛门灼热，烦热口渴，小便短色黄，舌红苔黄腻等症状者。

【注意事项】

1. 脾胃虚寒患者禁用，表现为脘腹喜温，大便时稀时泻，食少，食后胃脘不舒，受凉后大便次数增加，面色白，身怕冷，疲倦乏力，舌淡。

2. 不宜在服药期间同时服用滋补类中药。

3. 本药为大肠湿热所设，年老体虚者应慎用。

4. 孕妇禁用；有高血压、心脏病、糖尿病、肝病、肾病等慢性病严重者应在医师指导下服用。

【用法用量】 口服。一次6片，一日3次。

补中益气丸(口服液、合剂)

【适宜病症】

1. 适用于有腹泻，伴倦怠乏力，少气懒言，面色少华，食少腹胀，长期大便稀溏或泄泻，肛门下坠感，舌淡等症状者。

2. 可与滋补类中药配伍使用。

3. 该品宜空腹或饭前服为佳，亦可在进食同时服。

【注意事项】

1. 该品不适用于恶寒发热表证、暴饮暴食脘腹胀满实证。

2. 服本药时不宜同时服用藜芦或其制剂。

3. 不宜与感冒药同时服用。

4. 有高血压、心脏病、肝病、糖尿病、肾病等慢性病严重者应在医师指导下服用。

【用法用量】 口服。蜜丸：每次9克，一日2~3次。合剂：每次10~15毫升，一日2~3次。口服液：一次10毫升，一日2~3次。水丸：一次1袋(6克)，一日2~3次。

六君子丸

【适宜病症】 适用于腹泻，伴饮食减少，食后胃脘不舒，倦怠乏力，咳嗽痰多，大便稀不成形，泻下清稀等为主要表现的患者。

【注意事项】

1. 不宜与苦寒类药物同用。

2. 不宜与含乌头类药物同用。

3. 不适用于脾胃阴虚胃痛，主要表现为口干、舌少津、大便干。

4. 湿热泄泻不适宜应用本药，主要表现为泻下臭秽，肛门灼热，烦热口渴，小便色黄。

【用法用量】 口服。一次 9 克，一日 2 次。

参苓白术散

【适宜病症】

1. 适用于有大便时稀时泻，时间较长，食少，食后胃脘不舒，进食油腻食物，大便次数则增加，面色黄，倦怠乏力，舌淡苔白等症状者。

2. 本药宜饭前服用。

【注意事项】

1. 服本药时不宜同时服用藜芦、五灵脂、皂荚或其制剂。

2. 本方稍偏温燥，阴虚火旺者慎用，主要表现为手足心热，心烦失眠，口渴喜饮，急躁易怒，大便干。

3. 不宜与感冒类药物同用。

4. 不宜喝茶和吃萝卜以免影响药效。

5. 湿热泄泻（表现为口苦口干，大便臭秽不爽，肛门灼热，厌食等）及痰火咳嗽（主要表现为咳嗽咳痰，痰黏色黄，面色红，身热等）的患者忌服。

6. 高血压、心脏病、肾脏病、糖尿病患者及孕妇应在医师指导下服用。

【用法用量】 口服。每次 6~9 克，日服 2~3 次。

理中丸（党参理中丸）

【适宜病症】

1. 本药温中散寒，健胃。适用于腹泻，伴胃脘隐痛喜温喜按，受凉后腹胀腹泻，或呕吐，长期大便稀，消化不良，泻下未消化的食物，倦怠等症状者。

2. 可与其他健脾类中药同用。

【注意事项】

1. 服本药时不宜同时服用藜芦或其制剂。

2. 不宜与感冒药物同用。

3. 服本药时不宜服浓茶，进食萝卜等食品。

4. 感冒发热及阴虚内热者慎用。

【用法用量】 口服。大蜜丸一次 1 丸，一日 2 次；浓缩丸一次 8 丸，一日三次。

温馨提示

1. 腹泻可使水电解质失调和酸碱平衡紊乱。严重脱水、电解质紊乱及酸中毒都会对机体产生严重损害，如不及时抢救，还可能危及生命，因此急性腹泻症状较重的患者或选服上述药物 1~2 天症状没有减轻或又出现新症状的患者，要尽快去医院就诊。

2. 藿香正气水、葛根芩连片、葛根芩连丸、复方黄连素片、胃肠宁片以祛邪为主，常用于治疗急性感染因素导致的腹泻。而补中益气丸、六君子丸、参苓白术散、理中丸（党参理中丸）以扶正为主，常用来治疗慢些腹泻。用药时注意分清邪胜正衰的主次。

3. 腹泻时常会伴随着肚子痛，出现这种情况时患者最好不要自己服用止疼药来缓解疼痛，也不要单纯使用止泻药治疗，以免掩盖病情。

4. 腹泻以后不能禁食，而且要特别注意的是合理的补充水分，这样才能够有效的减轻腹泻症状。根据机体在腹泻时有大量水分丢失之特点，宜增加流质饮食的摄入，如藕粉、软面和稀粥等，这些流质饮食易于消化吸收，并含有人体所需的大量电解质；适量饮用糖盐水，可在 1000 毫升的白开水中加入 1 小勺盐、4 小勺糖，这样更能补充人体因腹泻流失的钾、钠等营养成分。

第十七节　胆囊炎

1. 什么是胆囊炎?

胆囊炎是细菌性感染或化学性刺激(胆汁成分改变)引起的胆囊炎性病变,为胆囊的常见病。胆囊炎分为急性胆囊炎和慢性胆囊炎。急性胆囊炎患者多在进油腻晚餐后半夜发病,主要表现为右上腹持续性疼痛、阵发性加剧,可向右肩背放射,常伴发热、恶心呕吐,但寒战少见,黄疸轻。慢性胆囊炎症状、体征不典型。多数表现为胆源性消化不良,厌油腻食物、上腹部闷胀、嗳气、胃部灼热等,与溃疡病或慢性阑尾炎近似;有时因结石梗阻胆管,可呈急性发作,但当结石移动、梗阻解除,即迅速好转。

2. 中医如何治疗胆囊炎?

本病多属中医"胁痛"范畴,其核心病机为外邪侵袭,或肝气郁结,致瘀血内停,或肝阴不足。辨证当辨外感内伤。外感胁痛,应以利湿清热解毒为治疗原则;内伤胁痛,应以理气疏肝,祛瘀通络为治疗原则。常见证候可分为肝胆湿热证和肝郁气滞证,分别以清热利湿、疏肝理气为法。

3. 常用的中成药有哪些? 如何使用?

常用的中成药有以下几类,患者可根据自己的具体情况选用:

龙胆泻肝丸(颗粒、口服液)

【适宜病症】

1. 适用于胆囊炎,表现为两胁胀痛或灼热疼痛,口苦口中黏腻，胸闷，食欲不振，食少，恶心呕吐，小便黄，大便不爽，舌红苔黄腻等症状者。

2. 剧痛甚至呕吐蛔虫者，可先以乌梅丸安蛔，继以柴胡舒肝丸除蛔。

3. 胁痛，伴见大便秘结、腹部胀满者，可合用六味安消胶囊。

【注意事项】

1. 本药清肝胆实火，脾胃虚寒者慎用。

2. 本药含有活血、淡渗利湿之品，有碍胎气，孕妇慎用。

3. 原发性高血压患者服药后出现高血压危象者，应立即停药并采取相应急救措施。

4. 肾功能不全者慎用。

5. 服药后大便次数增多且不成形者，应酌情减量。

【用法用量】 丸剂：口服，水丸一次 3~6 克，大蜜丸一次 1~2 丸，一日 2 次。颗粒剂：温开水送服，一次 4~8 克，一次 2 次。口服液：口服，一次 10 毫升，一日 3 次。

消炎利胆片（胶囊）

【适宜病症】 适用于急慢性胆囊炎及胆管炎，表现为两胁灼热胀痛，口苦口干，口渴不喜饮，脾气急躁易怒，食欲不振，食少腹胀，恶心欲吐，小便短色黄，大便黏滞不爽，舌红苔黄腻等症状者。

【注意事项】

1. 在有适应症时，需从小剂量开始服用，无症状时勿服药，不可作预防药用。

2. 本药含有苦木，有一定毒性，不宜过量、久服。

3. 本药药性苦寒，脾胃虚寒者慎用。

4. 孕妇慎用。

【用法用量】 胶囊剂：口服，一次4粒，一日3次。片剂：口服，一次6片，一日3次。

柴胡舒肝丸

【适宜病症】

1. 适用于胆囊炎，表现为两胁及胸膈痞闷不舒，食后腹胀，反酸烧心，恶心呕吐，脾气急躁易怒，生气时堵闷感加重或胀痛，食油腻食物不易消化，舌边尖红等症状者。

2. 若患者以情志因素导致胁肋疼痛，可首选本药。

3. 若胁肋疼痛，兼见刺痛，舌质紫黯，可联用元胡止痛片或血府逐瘀口服液。

4. 若胁肋胀痛，兼见胃脘痞闷，嗳气满闷不减，食欲减退者，可联用香砂养胃颗粒，疏肝健脾和胃止痛。

【注意事项】

1. 本药不适用于肝胆湿热、食滞胃肠、脾胃虚弱诸证，表现为口苦口干，口渴喜饮，口中黏腻，大便不爽或有伤食史，食后腹胀，食少，口中酸腐气味或倦怠乏力，食少，食欲下降。

2. 本药含有半夏，有一定毒性，不宜过量、久服。

3. 本药因含有半夏，中药药性中半夏与乌头是反药，故本药不可与含有乌头的中成药合用，如海马补肾丸、大活络丹、强力天麻杜仲胶囊、跌打风湿药酒、回天大造丸、云南红药胶囊、泄泻停颗粒等。

4. 本药含有行气、破血之品，有碍胎气，孕妇忌用。

【用法用量】 口服。一次1丸，一日2次。

胆乐胶囊

【适宜病症】

1. 适用于胆囊炎，症状表现为两胁胀痛，胆囊点不适，生气时胀痛加重，食少，喜叹气，小便黄，大便不畅，舌边尖红。

2. 胆乐胶囊用于胆囊炎急性发作期的消炎和镇痛具有较好作用。

3. 若肝郁气滞明显者，可配伍逍遥散、柴胡疏肝散。

【注意事项】

1. 因本药中含有连钱草，阴疽、血虚及孕妇禁服。

2. 肝阴不足所致胁痛者不宜应用。

【用法用量】 口服。一次4粒，一日3次。

健脾利胆片

【适宜病症】

1. 适用于胆囊炎，症状表现为两胁胀痛，胆囊点不适，生气时胀痛加重，食欲欠佳，食少，喜叹气，小便黄，大便不畅，舌边尖红。

2. 该药不仅能明显改善全身症状，而且能显著提高胆囊收缩率，恢复B超下胆囊正常形态。

3. 若胆囊炎患者出现胃脘及两胁胀满、食欲减退等脾虚气滞证表现，应首选本药，症状较重者可联用柴胡舒肝丸、香砂养胃颗粒和人参健脾丸等。

【注意事项】

本药因含有郁金，郁金与丁香相畏，属配伍禁忌，故本药不可与含有丁香的中成药合用，如十香丸、避瘟散、丁香理中丸、白银丹、清导胃气丸、妙济丸、十味广枣丸、八味檀香散、苏合香丸、紫雪散等。

【用法用量】 口服。一次 6 片，一日 4 次。

温馨提示

1. 龙胆泻肝丸、消炎利胆片、柴胡舒肝丸、胆乐胶囊和健脾利胆片分别用于治疗肝胆湿热证和肝郁气滞证，其中兼见气滞血瘀证候可联用元胡止痛片和血府逐瘀口服液；兼见肝郁脾虚气滞证常合用香砂养胃颗粒和人参健脾丸等。

2. 龙胆泻肝汤，肾功能不全者慎用；消炎利胆片不宜久服，长期或大剂量服药可导致胆囊萎缩，或出现皮肤过敏现象。

3. 胆囊炎急性发作症状较重或服用以上相关药物 2~3 天症状无明显减轻或发生黄疸，或发热或剧烈上腹痛者，应尽快去医院就诊，以免延误治疗。

4. 服药期间饮食宜清淡易消化之品，忌食烟、酒及辛辣、油腻之品，以免助热生湿。

第十八节　胆石症

1. 什么是胆石症？

胆石症是由于胆管或胆囊产生胆石而引起剧烈的腹痛、黄疸、发热等症状之疾病。本病是我国的一种常见病，近年来有逐年升高趋势。按结石所含的成分，分为三类：胆固醇结石、胆色素结石、混合型结石，其中以胆固醇结石最为多见。按发生的部位来分，可分为胆囊结石、肝外胆管结石和肝内胆管结石，其中胆囊结石占全部结石的 50% 左右。

2. 中医如何治疗胆石症？

胆石症中医多属"黄疸"、"胁痛"、"腹痛"范畴，其核心病机为感受外邪，饮食不节，情志不畅，或脾胃失调，积聚日久不消所致，治疗以疏肝理气、清热利湿、利胆止痛、通里攻下为主要治疗原则。黄疸可分为阳黄、急黄和阴黄三种。分别以清热利湿退黄、清热解毒，凉血开窍、健脾和胃，温化寒湿为各自治法。

3. 常用的中成药有哪些？如何使用？

常用的中成药有以下几类，患者可根据自己的具体情况酌情选用：

利胆排石颗粒(片)

【适宜病症】

1. 适用于胆石症，症状表现为胁肋胀痛灼热，身热口渴，渴不喜饮，口干口苦，恶心呕吐，小便色黄，大便黏滞不爽或秘结，进食油腻食物胀痛加重，舌边尖红苔黄腻。

2. 若黄疸、烦热，伴见小便色黄，大便秘结，腹部胀满者，可首选本药。术后可服。

3. 胆结石术后服用本药，可降低胆结石复发，提高远期疗效。

4. 用本药，可促进胆汁排泄，改善肝功能。

【注意事项】

1. 方中含有郁金，与丁香相畏，属配伍禁忌，故不可与含有丁香的中成药合用，如牛黄清火丸、苏合香丸、紫雪散等。

2. 本药苦寒，易伤正气，体弱年迈者慎服；即使体质壮实者，也不可过服、久服。

3. 本药苦寒通便，既往素体脾胃虚弱、寒湿体质或便溏患者忌用。

【用法用量】 颗粒剂：口服。一次2袋，一日2次。片剂：口服。排石：一次6~10片，一日2次；控制炎症，一次4~6片，一日2次。

胆　宁　片

【适宜病症】

1. 适用于胆石症，症状表现为右上腹隐隐胀痛，食后或生气后胀痛明显，食欲不振，食少，食后腹胀，喜叹气，口不渴，大便干或不通，舌苔薄腻。

2. 本药与利胆排石颗粒比较，若胆结石伴见胁肋胀痛甚者，兼见腹胀、便秘首选本药。

【注意事项】

1. 本药主要适用于泥沙样或较小的结石，若结石较大，或出现梗阻以致药物排石无效时，应采取碎石或手术等相应治疗措施，密切监测病情变化，必要时外科紧急处理。

2. 方中含有郁金，郁金与丁香相畏，故含有丁香的中成药不可与本药合用，如十香丸、避瘟散、丁香理中丸、白银丹、清导胃气丸、妙济丸、十味广枣丸、八味檀香散、苏合香丸、紫雪散等。

【用法用量】口服。一次5片，一日3次，饭后服。

胆石通胶囊

【适宜病症】

1. 适用于胆石症，症状表现为两胁胀痛，右上腹胀痛不舒，胸膈脘腹堵闷不适，恶心呕吐，口苦口干，口渴喜饮，小便色黄，大便黏滞不爽，舌红苔黄腻。

2. 若患者久病，出现身黄，黄色晦暗或无光泽，身寒倦怠，口淡不渴，配伍人参养荣丸或四君子丸、六君子丸，以益气补血、利胆排石。

3. 本药不仅能降低成石率，还能减轻肝细胞脂肪变性和水样变性。

【注意事项】

1. 气滞血瘀、肝阴不足所致胁痛不宜使用。症状表现为两胁胀痛或刺痛或拘急，痛处不定或痛处固定，气急易怒，心烦盗汗，失眠健忘，女子月经量少，经前乳房胀痛，口渴喜饮等。

2. 本药含通下破气药物，有伤胎气，孕妇忌用。

3. 严重消化道溃疡、心脏病及重症肌无力者忌服。

【用法用量】 口服。一次 4~6 粒，一日 3 次。

胆舒胶囊

【适宜病症】

1. 适用于胆石症，慢性结石性胆囊炎、慢性胆囊炎及胆结石，症状表现为两胁胀痛，右上腹胀痛不适，生气或进食油腻食物后胀痛明显加重，喜叹气、叹气后胀痛减轻，食欲不佳，食少腹胀。

2. 本药具有利胆、镇痛和抗炎作用，适用于治疗胆固醇类混合结石，尤其对肝内胆管结石的形成具有一定抑制作用。

3. 肝郁症状明显者，可与胆宁片合用，增强疏肝解郁利胆排石功效。

【注意事项】 不宜用于气滞血瘀、肝阴不足所致胁痛。症状表现为两胁胀痛或刺痛或拘急，痛处不定或痛处固定，气急易怒，心烦盗汗，失眠健忘，女子月经量少，经前乳房胀痛，口渴喜饮。

【用法用量】 口服。饭后服 1~2 粒 / 次，3 次 / 日。

益　胆　片

【适宜病症】 适用于胆石症，阻塞性黄疸，胆囊炎，症状表现为两胁胀痛，黄疸，口苦口干，口中黏腻，口渴不喜饮，进食油腻食物胀痛明显，小便色黄或有血，尿热，大便黏滞不爽，舌红苔黄腻。

【注意事项】 方中含有郁金，与丁香相畏，属配伍禁忌，故不可与含有丁香的中成药合用，如十香丸、避瘟散、丁香理中丸、白银丹、清导胃气丸、痧药、妙济丸、十味广枣丸、八味檀香散、苏合香丸、紫雪散等。

【用法用量】 口服。一次3片，一日2次。

温馨提示

1. 利胆排石颗粒、胆宁片、胆石通胶囊、胆舒胶囊及益胆片用于治疗胆石症，各有侧重。若湿热夹毒，热毒炽盛，伴见神昏谵语、热结肠腑，即急黄者，可应用利胆排石颗粒联用安宫牛黄丸、至宝丹，以清热解毒，凉血开窍。胆宁片更侧重于疏肝理气，清泄肝热；而胆石通胶囊配伍人参养荣丸或四君子丸、六君子丸健脾和胃，温化寒湿，治疗阴黄，不仅能降低成石率，还能减轻肝细胞脂肪变性和水样变性。胆舒胶囊功能疏肝解郁，能解除平滑肌痉挛，尤其对肝内胆管结石的形成具有一定抑制作用。益胆片用于治疗胆结石之湿热蕴结证，侧重疏肝而清利胆腑郁热，达到利湿通淋的作用。

2. 服用上药期间要密切观察，如出现黄疸加剧、发热，或右胁下疼痛加重或出现剧烈恶心、呕吐等症状要第一时间去外科按急症处理。

3. 此类患者饮食要以清淡富含营养、易消化为宜，切忌吃肥肉、油煎鸡蛋等油腻和辛辣食物，并戒酒，以免诱发胆绞痛。另外，患者要忌恼怒忧郁等情志刺激，保持心情舒畅；切勿过于劳碌。

4. 若出现梗阻性黄疸合并急腹症的情况，不宜使用上述药物治疗，应立即外科手术治疗。

5. 以上药物均含有不同的泻下破气之品，孕妇一般禁用。

第十九节　非酒精性脂肪性肝病

1. 什么是非酒精性脂肪性肝病？

非酒精性脂肪性肝病是一种无过量饮酒史的肝实质细胞变性和肝细胞内脂肪蓄积（主要为三酰甘油）为特征的临床病理综合征，是肝脏脂肪代谢功能发生障碍，脂类物质动态平衡失调，致使肝细胞内脂肪蓄积过多的一种病理状态。大多数病人无明显症状，有些持续或间歇性感觉到乏力或萎靡不振，少数有右上腹隐痛，这些均为非特异性，对诊断帮助不大，故常通过常规体检发现本病的存在。

2. 中医如何治疗非酒精性脂肪性肝病？

本病的发病机理与中医理论中的痰、湿、瘀、积等密切相关，其病因多为饮食失节，或过度肥胖，或情志失调，或久病体虚等。其病机主要为肝失疏泄、脾失健运、湿热内蕴、痰浊内结、瘀血阻滞，最终形成痰瘀互结，痹阻于肝脏脉络。因此，本病以痰瘀互结为基本病机特点，且多虚实夹杂，而气血亏虚、肝失调养及肾精亏耗、水不涵木是决定脂肪肝预后转归的关键。本病病位在肝，涉及脾、肾两脏。可分为肝郁脾虚、痰湿阻滞证，痰阻血瘀、湿郁化热证，湿郁血瘀、肝阴不足证，分别治以疏肝活血、健脾化湿，活血化瘀、清热化痰，祛湿化瘀、活血滋阴。

3. 常用的中成药有哪些？如何使用？

常用的中成药有以下几类，患者可根据自己的具体情况酌情选用：

强肝胶囊

【适宜病症】

1. 适用于慢性肝炎、早期肝硬化、中毒性肝病、脂肪肝，症状表现为两胁胀痛或灼热，生气或情绪激动时胀痛明显，倦怠乏力，食欲不振，食少腹胀，头晕目眩，气短懒言，喜叹气，大便干或不爽，舌淡苔黄腻。

2. 如肝功能、病毒异常，应与其他保肝、抗病毒药物联合应用。

【注意事项】

1. 有胃、十二指肠溃疡或高酸性慢性胃炎者应减量服用。

2. 孕妇禁用，妇女经期暂停服用。

【用法用量】 口服。一次 5 粒，一日 2 次。每服六日停一日，八周为一疗程，停一周，再进行第二疗程。

壳脂胶囊

【适宜病症】

1. 适用于非酒精性脂肪肝，症状表现为两胁胀闷不适或闷痛，耳鸣，胸膈满闷，气短，肢体麻木沉重，腰膝酸软无力，口苦，口中黏腻，口渴不喜饮，大便黏滞不爽，舌红黯，苔黄腻。

2. 如肝功能异常明显，可与其他保肝降酶药物如百赛诺等联合应用。

【注意事项】

1. 妊娠及哺乳期妇女禁用。

2. 对本药过敏者禁用。

【用法用量】 口服。一次 5 粒，一日 3 次。疗程 3 至 6 个月。

熊胆胶囊

【适宜病症】

1. 适用于急慢性肝炎（尤其是乙肝）、脂肪肝、肝纤维化、肝硬化，症状主要表现为两胁胀痛，气急易怒，四肢抽搐，角弓反张，咽喉肿痛，目赤眼涩，口渴喜饮。

2. 本药对脂肪肝患者有较好的降谷氨酰转肽酶及胆红素及调节血脂的作用。

3. 如谷丙转氨酶升高明显，可与其他保肝降酶药物如百赛诺等联合应用。

【注意事项】

1. 不宜在服药期间同时服用滋补性中药。

2. 孕妇慎服。

【用法用量】 口服。一次 2~3 粒，一日 3 次。

当飞利肝宁胶囊

【适宜病症】

1. 适用于急性黄疸型肝炎，传染性肝炎，慢性肝炎，症状表现为黄疸，身热，口干口苦，口中黏腻，厌食油腻食物，脘腹胀满灼痛，大便黏滞不爽，肛门灼热，小便色黄，舌红苔厚腻。

2. 如谷丙转氨酶等指标升高明显，可与其他保肝降酶药物如百赛诺等联合应用。

【注意事项】 服药期间忌食辛辣、油腻。

【用法用量】 口服。一次4粒，一日3次。

温馨提示

1. 非酒精性脂肪肝现在最多见的主要是肥胖性脂肪肝和糖尿病性脂肪肝。对于肥胖性脂肪肝的治疗应以调整饮食为主，基本原则为“一适两低”，即适量蛋白、低糖和低脂肪，注意饮食清淡，多吃新鲜蔬菜瓜果；另外，要加强锻炼积极减肥，只要体重下降，肝内脂肪浸润就会明显好转。对于糖尿病性脂肪肝病人一方面要积极治疗糖尿病，另一方面要注意选择低糖低脂肪低热量及高蛋白饮食。

2. 对于饮食调整和体育锻炼治疗效果不理想的患者可配合药物治疗。

3. 本病通过积极治疗是可以控制甚至痊愈的，因此患者完全没有必要过于紧张。

第二十节　尿路感染

1. 什么是尿路感染？

尿路感染（简称尿感）是指各种病原微生物在尿路中生长、繁殖而引起的尿路感染性疾病，临床上多以尿频、尿急、尿痛等为主要表现。

2. 中医如何治疗尿路感染？

本病在中医属“淋证”范畴，其基本病理变化为湿热蕴结下焦，肾与膀胱气化不利。实则清利，虚则补益为基本治则。

3. 常用的中成药有哪些？如何使用？

常用的中成药有以下几类，患者可根据自己的具体情况酌情选用：

八正合剂

【适宜病症】 适用于尿路感染症见小便黄赤短数、灼热刺痛，口燥咽干，大便秘结，舌红苔黄者。

【注意事项】

1. 本药含有甘草，不可与甘遂、海藻、大戟、芫花或舟车丸、内消瘰疬丸等含有上述药物的中成药同用。

2. 颜面色白、神疲乏力、腰膝酸软、小腹胀满或坠胀、心情不畅或劳累加重之小便不畅者不宜使用。

3. 孕妇忌用。

4. 胃肠不适、便稀、腹泻者忌用。

5. 久病体虚者、儿童及老年人慎用。

【用法用量】 口服。一次 15~20 毫升，一日 3 次。用时摇匀。

导 赤 丸

【适宜病症】 适用于尿路感染见口舌生疮，咽喉疼痛，心胸烦热，小便黄赤短数、灼热刺痛，大便秘结，舌红苔黄者。

【注意事项】

1. 本药含有天花粉，不宜与含有乌头类的药物同用。

2. 本药含有赤芍，不可与藜芦或三七伤宁胶囊、神州跌打丸等含有藜芦的中成药同用。

3. 胃肠不适、便稀、腹泻者忌用。

4. 孕妇慎用。

5: 久病体弱、儿童及老年人慎服。

【用法与用量】 口服。一次 1 丸，一日 2 次。

三金片(颗粒、胶囊)

【适宜病症】 适用于急慢性肾盂肾炎、膀胱炎、尿路感染见小便黄赤，尿急频数、灼热刺痛，舌红苔黄者。

【注意事项】 颜面色白、神疲乏力、腰膝酸软、小腹胀满或坠胀、心情不畅或劳累加重之小便不畅者不宜使用。

【用法用量】 片剂:小片一次 5 片，大片一次 3 片，一日 3~4 次，口服;颗粒:一次 14 克，一日 3~4 次，开水冲服;胶囊:一次 2 粒，一日 3~ 4 次，口服。

龙胆泻肝丸(颗粒、口服液)

【适宜病症】 适用于尿路感染见头晕，双目红肿，耳鸣耳聋，耳肿疼痛，胸胁疼痛，口苦，小便黄赤，灼热刺痛，白带量多色黄，舌红苔黄腻者。

【注意事项】

1. 本药含有甘草，不可与甘遂、海藻、大戟、芫花或舟车丸、内消瘰疬丸等含有上述药物的中成药同用。

2. 胃肠不适、便稀者忌用。

3. 孕妇慎用。

【用法用量】 丸剂:口服。水丸一次 3~6 克;大蜜丸一次 1~2 丸，一日 2 次。颗粒剂:温开水送服。一次 4~8 克，一日 2 次。口服液:口服。一次 10 毫升，一日 3 次。

癃 清 片

【适宜病症】 适用于尿路感染见小便黄赤，尿急频数、灼热刺痛，舌红苔黄者。

【注意事项】

1. 本药含有赤芍，不可与藜芦或三七伤宁胶囊、神州跌打丸等含有藜芦的中成药同用。

2. 颜面色白、神疲乏力、食欲不振、怕冷、腰膝酸软或伴阳痿、脏器下垂、小腹胀满或坠胀、心情不畅或劳累加重之小便不畅或不通者不宜使用。

【用法用量】 口服。一次 6 片，一日 2 次；重症：一次 8 片，一日 3 次。

复方石韦片

【适宜病症】 适用于肾盂肾炎、膀胱炎、尿道炎见小便黄赤，尿急频数、灼热刺痛，下肢浮肿，舌红苔黄者。

【注意事项】

1. 本药含有苦参，不可与藜芦或三七伤宁胶囊、神州跌打丸等含有藜芦的中成药同用。

2. 颜面色白、神疲乏力、腰膝酸软、小腹胀满或坠胀、心情不畅或劳累加重之小便不畅者不宜使用。

【用法用量】 口服。一次 5 片，一日 3 次。15 天为一疗程，可连服两个疗程。

复肾宁片

【适宜病症】 适用于急慢性尿路感染、急慢性膀胱炎、急慢性肾盂肾炎见小便黄赤，尿急频数、灼热刺痛，腰痛，舌红苔黄者。

【注意事项】

1. 本药含有甘草，不可与甘遂、海藻、大戟、芫花或舟车丸、内消瘰疬丸等含有上述药物的中成药同用。

2. 本药含有附子，不可与半夏、贝母、瓜蒌、白蔹、白及或香砂养胃丸、小柴胡丸、蛇胆川贝胶囊等含有上述药物的中成药同用。

3. 颜面色白、神疲乏力、腰膝酸软、小腹胀满或坠胀、心情不畅或劳累加重之小便不畅者不宜使用。

4. 孕妇慎用。

【用法用量】 口服。一次 6 片，一日 3 次。

荷　叶　丸

【适宜病症】 适用于尿路感染见小便热痛，尿血或夹有血块，舌红苔黄者。

【注意事项】

1. 本药含有白芍、玄参，不可与藜芦或三七伤宁胶囊、神州跌打丸等含有藜芦的中成药同用。

2. 面色无华、神疲乏力、声低气短、腹部冷痛、便稀、四肢不温者忌用。

【用法用量】 口服。一次 1 丸，一日 2~3 次。

尿感宁颗粒

【适宜病症】 适用于急慢性尿路感染见尿频，尿急，尿道涩痛，尿色偏黄，小便淋漓不尽，舌红苔黄者。

【注意事项】 颜面色白、神疲乏力、腰膝酸软、小腹胀满或坠胀、心情不畅或劳累加重之小便不畅者不宜使用。

【用法用量】 一次15克，一日3~4次，开水冲服。

强肾颗粒(片)

【适宜病症】 适用于慢性肾盂肾炎见水肿，腰痛，遗精，阳痿，早泄，夜尿频数，舌淡苔薄白或白腻者。

【注意事项】 本药含有人参、丹参，不可与藜芦或三七伤宁胶囊、神州跌打丸等含有藜芦的中成药同用。

【用法用量】 颗粒剂：口服。一次3克，一日3次。或遵医嘱。片剂：口服。一次4~6片，一日3次。用淡盐水或温开水送下，小儿酌减，30天为一疗程。

荡涤灵颗粒

【适宜病症】 适用于尿路感染见小便色黄、急频灼痛，口干口苦，舌苔黄腻者。

【注意事项】

1. 本药含有赤芍，不可与藜芦或三七伤宁胶囊、神州跌打丸等含有藜芦的中成药同用。

2. 本药含有甘草，不可与甘遂、海藻、大戟、芫花或舟车丸、内消瘰疬丸等含有上述药物的中成药同用。

3. 颜面色白、神疲乏力、腰膝酸软、小腹胀满或坠胀、心情不畅或劳累加重之小便不畅者不宜使用。

4. 孕妇忌用。

【用法用量】 口服。一次20克，一日3次。

金钱草片

【适宜病症】 适用于下尿路感染见小便色黄、急频灼痛，腰痛，舌红苔黄者。

【注意事项】 颜面色白、神疲乏力、腰膝酸软、小腹胀满或坠胀、心情不畅或劳累加重之小便不畅者不宜使用。

【用法用量】 口服。一次 4~8 片，一日 3 次。

泌尿宁颗粒

【适宜病症】 适用于泌尿系感染见小便色黄、急频灼痛，舌红苔黄者。

【注意事项】

1. 本药含有甘草，不可与甘遂、海藻、大戟、芫花或舟车丸、内消瘰疬丸等含有上述药物的中成药同用。

2. 颜面色白、神疲乏力、腰膝酸软、小腹胀满或坠胀、心情不畅或劳累加重之小便不畅者不宜使用。

【用法用量】 开水冲服。一次 12 克，一日 3 次。小儿酌减。

清淋颗粒

【适宜病症】 适用于下尿路感染见小便色黄不畅、频急刺痛，口干咽燥，大便干结，舌苔黄腻者。

【注意事项】

1. 本药含有甘草，不可与甘遂、海藻、大戟、芫花或舟车丸、内消瘰疬丸等含有上述药物的中成药同用。

2. 颜面色白、神疲乏力、腰膝酸软、小腹胀满或坠胀、心情不畅或劳累加重之小便不畅者不宜使用。

3. 孕妇忌用。

【用法用量】 开水冲服。一次 10 克，一日 2 次。小儿酌减。

热淋清颗粒

【适宜病症】 适用于尿路感染、肾盂肾炎见小便色黄、急频灼痛，舌红苔黄者。

【注意事项】 颜面色白、神疲乏力、腰膝酸软、小腹胀满或坠胀、心情不畅或劳累加重之小便不畅者不宜使用。

【用法用量】 开水冲服。一次1~2袋，一日3次。

五 淋 丸

【适宜病症】 适用于尿路感染见小便色黄、急频涩痛、浑浊不清，舌红苔黄者。

【注意事项】

1. 本药含有甘草，不可与甘遂、海藻、大戟、芫花或舟车丸、内消瘰疬丸等含有上述药物的中成药同用。

2. 本药含有白芍，不可与藜芦或三七伤宁胶囊、神州跌打丸等含有藜芦的中成药同用。

3. 孕妇慎用。

【用法用量】 口服。一次6克，一日2次。

温馨提示

1. 上述药物中，证属热淋，小便短赤，淋沥涩痛明显可选用八正合剂；火热内炽所致的口舌生疮，咽喉疼痛，心胸烦热，小便短赤，大便秘结，可选用导赤丸；肝胆湿热下注而见头晕目赤，耳鸣耳聋，胁痛口苦，尿赤涩痛，选用龙肝泻胆丸；以血热所致小便热涩刺痛，尿色深红，表现为血淋选用荷叶丸；久治不愈的肾盂肾炎见腰痛，遗精，阳痿，早泄，夜尿频数，选用强肾颗粒。

2. 血象升高者，可以配合使用抗菌药物；体温升高者，可以酌情使用退热药物。但与西药配合应用时应该隔开 1 个小时以上服用。

3. 若起病急、病情重或服用中成药 2~3 天症状无明显减轻者应及早去医院就诊，以免延误病情。

4. 服药期间饮食宜清淡，忌油腻之品及烟酒等刺激物品，以免加重病情。

5. 注意多饮水，避免过度劳累。

6. 以上诸药不宜与附子、肉桂等温热药同用。

第二十一节 泌尿系结石

1. 什么是泌尿系结石？

泌尿系结石又称尿石症，包括肾结石、输尿管结石、膀胱结石和尿道结石，前两者与后两者分别有上尿路结石和下尿路结石之称，通常上尿路结石以草酸钙、磷酸钙为主，下尿路结石以尿酸钙结石、磷酸镁铵结石为主。临床表现因结石所在部位不同而异。肾与输尿管结石的典型表现为肾绞痛与血尿，在结石引起绞痛发作以前，病人没有任何感觉，由于某种诱因，如剧烈运动、劳动、长途乘车等，突然出现一侧腰部剧烈的绞痛，并向下腹及会阴部放射，伴有腹胀、恶心、呕吐、程度不同的血尿。膀胱结石主要表现是排尿困难和排尿疼痛。

2. 中医如何治疗泌尿系结石？

本病属中医“石淋”范畴，其核心病机是湿热蕴结下焦，湿热久蕴，熬尿成石，膀胱气化失司。应以清热利湿、排石通淋为治法。

3. 常用的中成药有哪些？如何使用？

常用的中成药有以下几类，患者可根据自己的具体情况酌情选用：

八正合剂

【适宜病症】 适用于泌尿系结石见小便短赤，淋沥涩痛，口燥咽干，舌红苔黄者。

【注意事项】

1. 本药含有甘草，不可与甘遂、海藻、大戟、芫花或舟车丸、内消瘰疬丸等含有上述药物的中成药同用。

2. 颜面色白、神疲乏力、腰膝酸软、小腹胀满或坠胀、心情不畅或劳累加重之小便不畅者不宜使用。

3. 孕妇忌用。

【用法用量】 口服。一次15~20毫升，一日3次。用时摇匀。

复方石淋通片

【适宜病症】 适用于尿路结石见肾区绞痛，小便色黄，尿频，尿涩痛，舌红苔黄者。

【注意事项】

1. 颜面色白、神疲乏力、腰膝酸软、小腹胀满或坠胀、心情不畅或劳累加重之小便不畅者不宜使用。

2. 孕妇忌用。

【用法用量】 口服。一次6片，一日3次。

金钱草片

【适宜病症】 适用于尿路结石见肾区绞痛，小便色黄，尿频，尿急，尿赤涩痛，舌红苔黄者。

【注意事项】

1. 颜面色白、神疲乏力、腰膝酸软、小腹胀满或坠胀、心情不畅或劳累加重之小便不畅者不宜使用。

2. 胃肠不适、便稀者忌用。

【用法用量】 口服。一次4~8片，一日3次。

排石颗粒

【适宜病症】 适用于泌尿系结石见腰腹疼痛、排尿不畅或伴有血尿、小便色黄、舌红苔黄者。

【注意事项】

1. 本药含有甘草，不可与甘遂、海藻、大戟、芫花或舟车丸、内消瘰疬丸等含有上述药物的中成药同用。

2. 久病体弱，兼见颜面色白、神疲乏力、气短懒言、腰膝酸软、手足心热者不宜单用本药。

3. 孕妇忌用。

【用法用量】 开水冲服。一次1袋，一日3次。

五淋化石丸

【适宜病症】 适用于尿路结石见小便不畅，尿中时夹砂石，或排尿时突然中断，小腹拘急，或腰腹绞痛难忍，尿中带血，舌质红，舌苔薄黄者。

【注意事项】 本药含有甘草，不可与甘遂、海藻、大戟、芫花或舟车丸、内消瘰疬丸等含有上述药物的中成药同用。

【用法用量】 口服。一次 5 丸，一日 3 次。

净石灵胶囊

【适宜病症】 用于泌尿系结石见腰膝酸软，神疲乏力，气短懒言，尿频，尿急，尿痛，舌淡苔薄白或白腻者。

【注意事项】

1. 本药含有甘草，不可与甘遂、海藻、大戟、芫花或舟车丸、内消瘰疬丸等含有上述药物的中成药同用。

2. 不宜与黄连、黄柏等寒凉药同用。

3. 小便黄赤、灼热刺痛、口干舌燥、大便秘结者忌用。

4. 孕妇忌用。

【用法用量】 口服。一次 5 粒，一日 3 次。饭后 1 小时饮水 300~500 毫升，并做跳跃运动 10~15 次，体弱者酌减。

复方金钱草颗粒

【适宜病症】 适用于泌尿系结石见小便不畅，或排尿时突然中断，小腹紧胀，或腰腹绞痛难忍，尿中带血，舌质红，舌苔薄黄者。

【注意事项】 颜面色白、神疲乏力、气短懒言、腰膝酸软、四肢不温、小腹胀满或坠胀、心情不畅或劳累加重之小便不畅者不宜使用。

【用法用量】 开水冲服。一次 1~2 袋，一日 3 次。

尿路通片

【适宜病症】 适用于泌尿系结石见小便色黄不畅，尿频，尿急，尿痛，腰痛，舌红苔黄腻者。

【注意事项】

1. 久病体弱，兼见颜面色白、神疲乏力、气短懒言、腰膝酸软、手足心热者不宜单用本药。

2. 孕妇及哺乳期妇女慎用。

【用法用量】 口服。一次4~6片，一日3次。或遵医嘱。

肾石通颗粒

【适宜病症】 适用于泌尿系结石见腰腹疼痛，小便色黄，尿血，尿频，尿急，尿痛，舌红苔黄者。

【注意事项】

1. 久病体弱，兼见颜面色白、神疲乏力、气短懒言、腰膝酸软、手足心热者不宜单用本药。

2. 孕妇及有出血倾向者忌用。

【用法用量】 温开水冲服。一次1袋，一日2次。

消　石　片

【适宜病症】 适用于泌尿系结石见小便色黄，尿频，尿急，尿涩痛，腰痛，舌红苔黄者。

【注意事项】

1. 若久病体弱，兼见神疲乏力、气短懒言、腰膝酸软、手足心热者不宜单用。

2. 孕妇及有活动性出血者慎用。

【用法用量】 口服。一次4~6片，一日3次。

石淋通片

【适宜病症】 适用于尿路结石见小便色黄，尿频，尿急，尿痛，或尿有砂石，舌红苔黄者。

【注意事项】 颜面色白、神疲乏力、气短懒言、腰膝酸软、四肢不温、小腹胀满或坠胀、心情不畅或劳累加重之小便不畅者不宜使用。

【用法用量】 口服。一次5片，一日3次。

结石通片

【适宜病症】 适用于尿路结石见小便色黄不畅，尿中时有砂石，或排尿时突然中断，少腹紧胀，或腰腹绞痛难忍，尿中带血，舌红，苔薄黄者。

【注意事项】

1. 久病体虚、颜面色白、神疲乏力、气短懒言、腰膝酸软、四肢不温、小腹胀满或坠胀、心情不畅或劳累加重之小便不畅者不宜使用。

2. 孕妇忌用。

【用法用量】 口服。一次5片，一日3次。

分清五淋丸

【适宜病症】 适用于小便黄赤或突然中断，尿频尿急，尿中时有砂石，甚或尿中带血，腰腹疼痛，舌色如常者。

【注意事项】

1. 本药含有甘草，不可与甘遂、海藻、大戟、芫花或舟车丸、内消瘰疬丸等含有上述药物的中成药同用。

2. 颜面色白、神疲乏力、气短懒言、腰膝酸软、四肢不温、小腹胀满或坠胀、心情不畅或劳累加重之小便不畅者不宜使用。

3. 孕妇忌用。

【用法用量】 口服。一次 6 克，一日 2~3 次。

温馨提示

1. 使用利水通淋、排石消坚中药的同时，可加用行气活血、化瘀软坚的中药，疗效更佳。石淋日久不愈者，或石淋兼有瘀象者，可配以理气活血化瘀之品；湿热明显，可参照热淋，用八正合剂；绞痛缓解，多无明显自觉症状，可用金钱草煎汤代茶；疼痛难耐时，可以使用解痉止痛或镇痛药，血尿明显可以配合使用止血药。

2. 通常上述药物对直径≤ 0.5cm 的结石排石成功率较高；双肾结石或结石直径≥ 1.5cm 或结石嵌顿时间长的病例忌用上述药物排石。

3. 上述中成药除净石灵胶囊外，均不宜与附子、肉桂等温热药同用；另外，上述药物一般都性味苦寒，不可过量、久服。

4. 服中成药期间应密切注视病情变化，如出现血尿或疼痛加重时应尽早去医院就诊。

5. 结石过大，阻塞尿路，肾盂严重积水者，宜手术治疗。

6. 服药期间饮食宜清淡，忌油腻之品及烟酒等刺激物品。

7. 患者平时特别是服药期间要注意多饮水，避免过度劳累。

第二十二节 糖尿病

1. 什么是糖尿病?

糖尿病是以慢性血葡萄糖(简称血糖)水平增高为特征的代谢疾病。糖尿病发病率较高,我国一般人群发病率为1%~2%,老年人发病率更高。高血糖是由于胰岛素分泌缺陷和(或)胰岛素作用缺陷而引起的,临床上根据其机制不同分为胰岛素依赖型糖尿病(即1型糖尿病)和非胰岛素依赖型糖尿病(即2型糖尿病),以2型糖尿病为多见。1型糖尿病发病急,常突然出现多尿、多饮、多食、消瘦明显,有明显的低胰岛素血症和高胰高糖素血症,临床易发生酮症酸中毒,合并各种急慢性感染。部分病人血糖波动大,经常发生高血糖和低血糖,治疗较困难,即过去所谓的脆性糖尿病。2型糖尿病病人没有症状,多于健康检查、普查或诊治其他疾病时发现。这里主要介绍2型糖尿病的中成药治疗。

2. 中医如何治疗糖尿病?

中医多属"消渴"范畴。其核心病机主要在于阴津亏损、燥热偏胜,而以阴虚为本、燥热为标,故以清热润燥、养阴生津为治疗原则。根据多饮、多食、多尿、可分为上、中、下三消,分别以润肺、清胃、滋肾辨证论治。

3. 常用的中成药有哪些? 如何使用?

常用的中成药有以下几类,患者可根据自己的具体情况酌情选用:

玉 泉 丸

【适宜病症】 适用于2型糖尿病见多饮，多食，多尿，烦热，手足心热，舌红少苔或无苔者。

【注意事项】

1. 本药含有甘草，不可与甘遂、海藻、大戟、芫花或舟车丸、内消瘰疬丸等含有上述药物的中成药同用。

2. 本药含有天花粉，不宜与含有乌头类药材同用。

3. 不宜与附子、肉桂等温热类药物同用。

4. 怕冷、四肢不温、腹泻、水肿少尿者慎用。

5. 孕妇忌用。

【用法用量】 口服。一次6克，一日4次;7岁以上儿童一次3克，3至7岁小儿一次2克。

参精止渴丸（降糖丸）

【适宜病症】 适用于2型糖尿病见多饮，多食，多尿，少气乏力，形体消瘦，烦热，手足心热，舌红少苔或无苔者。

【注意事项】

1. 本药含有甘草，不可与甘遂、海藻、大戟、芫花或舟车丸、内消瘰疬丸等含有上述药物的中成药同用。

2. 本药含有天花粉，不宜与含有乌头类药材同用。

3. 不宜与附子、肉桂等温热类药物同用。

4. 怕冷、四肢不温、腹泻、水肿少尿者慎用。

5. 孕妇忌用。

【用法用量】 口服。一次10克，一日2~3次。

降糖舒胶囊

【适宜病症】 适用于2型糖尿病见多饮，多食，多尿，少气乏力，形体消瘦，烦热，手足心热，舌红少苔或无苔者。

【注意事项】

1. 本药含有人参，不可与藜芦或三七伤宁胶囊、神州跌打丸等含有藜芦的中成药及五灵脂同用。

2. 本药含有天花粉，不宜与含有乌头类药材同用。

3. 不宜与附子、肉桂等温热类药物同用。

4. 怕冷、四肢不温、腹泻、水肿少尿者慎用。

5. 孕妇忌用。

【用法用量】 口服。一次1~6粒，一日3次。

降糖胶囊

【适宜病症】 适用于2型糖尿病见多饮，多食，多尿，形体消瘦，烦热，手足心热，舌红少苔或无苔者。

【注意事项】

1. 本药含有人参，不可与藜芦或三七伤宁胶囊、神州跌打丸等含有藜芦的中成药及五灵脂同用。

2. 不宜与附子、肉桂等温热类药物同用。

3. 怕冷、四肢不温、腹泻、水肿少尿者慎用。

【用法用量】 口服。一次4~6粒，一日3次。

糖尿灵片

【适宜病症】 适用于2型糖尿病见多饮，多食，多尿，形体消瘦，烦热，手足心热，舌红少苔或无苔者。

【注意事项】

1. 本药含有甘草，不可与甘遂、海藻、大戟、芫花或舟车丸、内消瘰疬丸等含有上述药物的中成药同用。

2. 本药含有天花粉，不宜与含有乌头类药材同用。

3. 不宜与附子、肉桂等温热类药物同用。

4. 怕冷、四肢不温、腹泻、水肿少尿者慎用。

5. 孕妇忌用。

【用法用量】 口服。一次 4~6 片，一日 3 次。

参芪降糖胶囊(颗粒、片)

【适宜病症】 适用于 2 型糖尿病见多饮，多食，多尿，咽干口燥，少气乏力，形体消瘦，烦热，手足心热，舌红少苔或无苔者。

【注意事项】

1. 本药含有人参，不可与藜芦或三七伤宁胶囊、神州跌打丸等含有藜芦的中成药及五灵脂同用。

2. 本药含有天花粉，不宜与含有乌头类药材同用。

3. 发热者禁用，待热退后可服用。

4. 怕冷、四肢不温、腹泻、水肿少尿者慎用。

5. 孕妇忌用。

【用法用量】 胶囊剂：一次 3 粒，一日 3 次，口服，1 个月为一疗程。效果不显著或治疗前症状较重者，每次用量可达 8 粒，一日 3 次。颗粒剂：一次 1 克，一日 3 次，口服，1 个月为一疗程。效果不显著或治疗前症状较重者，一次用量可达 3 克，一日 3 次。片剂：一次 3 片，一日 3 次，口服，1 个月为一疗程。效果不显著或治疗前症状较重者，每次用量可达 8 片，一日 3 次。

金芪降糖片

【适宜病症】 适用于2型糖尿病见多饮，多食，多尿，口渴，少气乏力，烦热，手足心热，舌红少苔或无苔者。

【注意事项】

1. 怕冷、四肢不温、腹泻、水肿少尿者慎用。

2. 重度2型糖尿病患者不宜使用。

【用法用量】 饭前半小时口服。一次7~10片，一日3次。疗程2个月或遵医嘱。

糖尿乐胶囊

【适宜病症】 适用于2型糖尿病见多饮，多食，多尿，倦怠乏力，消瘦，烦热，手足心热，舌质红或淡红，苔白者。

【注意事项】

1. 本药含有红参，不可与藜芦或三七伤宁胶囊、神州跌打丸等含有藜芦的中成药及五灵脂同用。

2. 本药含有天花粉，不宜与含有乌头类药材同用。

3. 怕冷、四肢不温、腹泻、水肿少尿者慎用。

4. 孕妇忌用。

【用法用量】 口服。一次3~4粒，一日3次。

消渴安胶囊

【适宜病症】 适用于2型糖尿病见口渴多饮，多食，多尿，倦怠乏力，烦热，手足心热，大便干，舌质红而干或有瘀斑，苔薄黄或少苔者。

【注意事项】

1. 本药含有人参、丹参，不可与藜芦或三七伤宁胶囊、神州跌打丸等含有藜芦的中成药及五灵脂同用。

2. 怕冷、四肢不温、腹泻、水肿少尿者慎用。

3. 服药期间应定期测定血糖，肝、肾功能。

4. 重度 2 型糖尿病患者应医生指导下服用此药品。

【用法用量】 口服。一次 3 粒，一日 3 次。或遵医嘱。

消渴灵片

【适宜病症】 适用于 2 型糖尿病见多饮，多食，多尿，倦怠乏力，消瘦，烦热，手足心热，舌质红或淡红，苔白者。

【注意事项】

1. 本药含有红参，不可与藜芦或三七伤宁胶囊、神州跌打丸等含有藜芦的中成药及五灵脂同用。

2. 本药含有天花粉，不宜与含有乌头类药材同用。

3. 怕冷、四肢不温、腹泻、水肿少尿者慎用。

4. 孕妇忌用。

【用法用量】 口服。一次 8 片，一日 3 次。

消渴平片

【适宜病症】 适用于 2 型糖尿病见多饮，多食，多尿，倦怠乏力，消瘦，烦热，手足心热，舌质红或淡红，苔白者。

【注意事项】

1. 本药含有人参、丹参，不可与藜芦或三七伤宁胶囊、神州跌打丸等含有藜芦的中成药及五灵脂同用。

2. 本药含有天花粉，不宜与含有乌头类药材同用。

3. 怕冷、四肢不温、腹泻、水肿少尿者慎用。

4. 孕妇忌用。

【用法用量】 口服。一次6~8片，一日3次。或遵医嘱。

消 渴 丸

【适宜病症】 适用于2型糖尿病见多饮，多食，多尿，倦怠乏力，消瘦，手足心热，舌质红或淡红，苔白者。

【注意事项】

1. 本药含有天花粉，不宜与含有乌头类药材同用。

2. 怕冷、四肢不温、腹泻、水肿少尿者慎用。

3. 孕妇忌用。

4. 本药含格列本脲(优降糖)，下列情况应禁用:1型糖尿病患者;2型糖尿病患者伴有酮症酸中毒、昏迷、严重烧伤、感染、严重外伤和重大手术者；孕妇、乳母；肝、肾功能不全者；白细胞减少、粒细胞缺乏、血小板减少等患者；对磺胺类药物过敏者。本药禁止与磺酰脲类降糖药同用。

5. 体质虚弱、高热、老年患者、有肾上腺皮质功能减退或垂体前叶功能减退者慎用。

【用法用量】 口服。一次1.25~2.5克(约5~10丸)，一日3次，饭后温水送服。

消糖灵胶囊

【适宜病症】 适用于2型糖尿病见多饮，多食，多尿，倦怠乏力，消瘦，烦热，手足心热，舌质红或淡红，苔白者。

【注意事项】

1. 本药含有人参、丹参、白芍，不可与藜芦或三七伤宁胶囊、神州跌打丸等含有藜芦的中成药及五灵脂同用。

2. 本药含有天花粉，不宜与含有乌头类药材同用。

3. 怕冷、四肢不温、腹泻、水肿少尿者慎用。

4. 孕妇忌用。

5. 本药含格列本脲（优降糖），下列情况应禁用：1 型糖尿病患者；2 型糖尿病患者伴有酮症酸中毒、昏迷、严重烧伤、感染、严重外伤和重大手术者；孕妇、乳母；肝、肾功能不全者；白细胞减少、粒细胞缺乏、血小板减少等患者；对磺胺类药物过敏者。不宜与磺酰脲类降糖药同用。

6. 体质虚弱、高热、老年患者、有肾上腺皮质功能减退或垂体前叶功能减退者慎用。

【用法用量】 口服。一次 3 粒，一日 2 次。或遵医嘱。

养阴降糖片

【适宜病症】 适用于 2 型糖尿病见多饮，多食，多尿，倦怠乏力，消瘦，烦热，手足心热，舌质红或淡红，苔白者。

【注意事项】

1. 本药含有党参、玄参，不可与藜芦或三七伤宁胶囊、神州跌打丸等含有藜芦的中成药同用。

2. 怕冷、四肢不温、腹泻、水肿少尿者慎用。

3. 孕妇忌用。

【用法用量】 口服。一次 8 片，一日 3 次。

芪蛭降糖胶囊

【适宜病症】 适用于 2 型糖尿病见多饮，多食，多尿，倦怠乏力，消瘦，烦热，手足心热，面色晦暗，肢体麻木，舌质红或有瘀斑，苔白者。

【注意事项】

1. 怕冷、四肢不温、腹泻、水肿少尿者慎用。

2. 孕妇忌用。

【用法用量】 口服。一次5粒，一日3次。疗程3个月。

十味玉泉胶囊

【适宜病症】 适用于2型糖尿病见多饮，多食，多尿，倦怠乏力，消瘦，烦热，手足心热，舌质红或淡红，苔白者。

【注意事项】

1. 本药含有人参，不可与藜芦或三七伤宁胶囊、神州跌打丸等含有藜芦的中成药及五灵脂同用。

2. 本药含有天花粉，不宜与含有乌头类药材同用。

3. 怕冷、四肢不温、腹泻、水肿少尿者慎用。

4. 孕妇忌用。

【用法用量】 口服。一次4粒，一日4次。

温馨提示

1. 中成药治疗糖尿病以清热润燥、养阴生津为基本治则，对上中下消有侧重润肺、养胃（脾）、益肾之别。临床上的中成药针对的是阴虚、气阴两虚类较多。如兼见瘀血，可选用芪蛭降糖胶囊。

2. 服药过程中要密切监测血糖水平，如果血糖控制不理想，要去专科医院就诊，按照医生的建议适时加用口服降糖药或胰岛素。

3. 对重症病例，应合用其他降糖药物治疗，以防病情加重。

4. 在治疗过程中，尤其是与西药降糖药联合用药时，要及时监测血糖，避免低血糖反应发生。

5. 用药期间应定期测定血糖，尿糖，尿酮体，尿蛋白，肝、肾功能和血象，并进行眼科检查。

6. 注意早期防治各种并发症，如糖尿病脑病、糖尿病心病、糖尿病肾病等，以防止病情的恶化。

7. 服药同时应控制饮食，坚持运动疗法，加强糖尿病教育，保持健康心态，坚持服用规定剂量药品。

第二十三节　痛风

1. 什么是痛风？

痛风为嘌呤代谢紊乱和（或）尿素排泄障碍所致血尿酸增高的一组异质性疾病。其临床特点是高尿酸症、痛风性急性关节炎反复发作、痛风石沉积、特征性慢性关节炎和关节畸形，常累及肾，引起慢性间质性肾炎和肾尿酸结石形成。

2. 中医如何治疗痛风？

中医属“痹症”范畴，其核心病机为风、寒、湿、热、痰、瘀等邪气滞留肢体筋脉、关节、肌肉、经脉，闭阻经络，不通则痛。治以祛邪通络为原则。

3. 常用的中成药有哪些？如何使用？

常用的中成药有以下几类，患者可根据自己的具体情况酌情选用：

痛风定胶囊

【适宜病症】 用于急慢性痛风见关节红肿热痛，伴有发热，汗出，口渴心烦，小便黄，舌红苔黄腻者。

【注意事项】

1. 关节无红肿灼热者忌用。
2. 孕妇慎用。
3. 服药后不宜立即饮茶。

【用法用量】 口服。一次4粒，一日3次。

二妙丸

【适宜病症】 适用于急慢性痛风见足膝红肿热痛，或伴发热，口苦口黏，口渴不欲饮，小便黄，舌质红，苔黄腻者。

【注意事项】 关节无红肿灼热、腹部怕冷、便稀者忌用。

【用法用量】 口服。一次6~9克，一日2次。

三妙丸

【适宜病症】 适用于急慢性痛风见足膝红肿热痛，下肢沉重，小便黄少，或伴发热，口苦口黏，口渴不欲饮，舌质红，苔黄腻者。

【注意事项】

1. 关节无红肿灼热、腹部怕冷、便稀者忌用。
2. 故孕妇慎用。

【用法用量】 口服。一次6~9克，一日2~3次。

四妙丸

【适宜病症】 适用于急慢性痛风见下肢关节红肿热痛，活动受限，小便灼热色黄，舌质红，舌苔黄者。

【注意事项】

1. 不宜与附子、肉桂温热药同用。
2. 关节无红肿灼热、腹部怕冷、便稀者忌用。
3. 孕妇慎用。

【用法用量】 口服。一次6克，一日2次。

当归拈痛丸

【适宜病症】 适用于急慢性痛风见下肢关节红肿热痛，活动受限，口渴不欲饮，烦闷不安，小便灼热色黄，或有发热，舌质红，舌苔黄者。

【注意事项】

1. 本药含有苦参、党参，不可与藜芦或三七伤宁胶囊、神州跌打丸等含有藜芦的中成药同用。
2. 本药含有甘草，不可与甘遂、海藻、大戟、芫花或舟车丸、内消瘰疬丸等含有上述药物的中成药同用。
3. 不宜与附子、肉桂温热药同用。
4. 关节无红肿灼热、腹部怕冷、便稀者忌用。
5. 孕妇慎用。

【用法用量】 口服。一次9克，一日2次。

湿热痹颗粒(片)

【适宜病症】 适用于急慢性痛风见下肢关节红肿热痛，活动受限，小便灼热色黄，或伴有发热，怕风，口渴不欲饮，烦闷不安，舌质红，舌苔黄者。

【注意事项】

1. 不宜与附子、肉桂等温热药同用。

2. 关节无红肿灼热、腹部怕冷、便稀者忌用。

3. 孕妇慎用。

【用法用量】 颗粒剂：开水冲服。一次1袋，一日3次。片剂：口服。一次6片，一日3次。

风痛灵

【适宜病症】 适用于急慢性痛风见下肢肌肉关节疼痛，痛如刀割、针刺样，压痛明显，局部皮色紫黯，舌质紫黯有痛斑者。

【注意事项】

1. 孕妇忌用。

2. 外用皮肤过敏者，不宜继续用药。

【用法用量】 外用。适量涂擦患处，一日数次。必要时用湿毛巾热敷后，随即涂擦。

沈阳红药

【适宜病症】 适用于急慢性痛风见下肢肌肉关节疼痛，痛如刀割、针刺样，压痛明显，局部皮色紫黯，舌质紫黯有痛斑者。

【注意事项】

1. 不宜与黄连、黄柏等寒凉药同用。

2. 关节红肿热痛者不宜使用。

3. 妇女经期及孕妇忌用。

4. 内服本药引起过敏反应者，应停止使用。

【用法用量】 口服。一次2片，一日2次；儿童减半。

温馨提示

1. 中成药治疗痛风急性期以清热祛湿、活血止痛为关键，可用痛风定胶囊、二妙丸、三妙丸、四妙丸、当归拈痛丸、湿热痹颗粒。

2. 在痛风缓解期和慢性期，因痛风定胶囊有降高尿酸血症作用，故可选用。痛风慢性期症见皮色暗红、皮肤温度不高等，为风寒湿表现，可用风痛灵、沈阳红药。

3. 血尿酸增高者可合并使用别嘌呤醇等药物；疼痛明显者，可以配合使用止痛药。

4. 服药期间，宜食用清淡易消化之品，忌食辛辣油腻之品。宜忌酒。

第二十三节　贫血

1. 什么是贫血？

贫血是多种病因通过不同发病过程，而引起共同病理状况，是指外周血单位体积中血红蛋白浓度、红细胞计数和（或）红细胞压积低于正常值而言，其中以血红蛋白浓度最为重要。如果成年男性血红蛋白＜120 克 /L、女性＜110 克 /L，即为贫血。临床上除表现为头晕、耳鸣、眼花、倦怠、头发干枯脱落等一般贫血症状外，还可伴发食欲不振、腹泻、口疮、舌炎等。

2. 中医如何治疗贫血？

中医学中没有贫血的名称，从患者临床所呈现的证候，如面色苍白、身倦无力、心悸、气短、眩晕、精神不振、脉见细象等，类似于

“血虚”、“阴虚”诸疾。一般可将贫血划入“血虚”或“虚劳亡血”的范畴，一般分为肝血亏损、脾虚血亏（或心脾两虚）、气血两虚，以及肝肾阴虚、脾肾阳虚等证型。与此相应，常以补肝养血、补脾养血、补气益血、滋补肝肾、温补脾肾等治法为原则，选用适当的方药治疗。

3. 常用的中成药有哪些？如何使用？

常用的中成药有以下几类，患者可根据自己的具体情况酌情选用：

益中生血片（胶囊）

【适宜病症】 适用于缺铁性贫血见面色苍白或萎黄，头晕，食欲不振，心悸气短，食后腹胀，神疲倦怠，失眠健忘，舌淡苔薄白者。

【注意事项】

1. 不宜和感冒类药同时服用。
2. 高血压、糖尿病患者应在医师指导下服用。
3. 禁止与茶及含鞣质的药物合用。
4. 溃疡病、消化道出血性疾病患者遵医嘱用药。
5. 孕妇慎用。

【用法用量】 口服。片剂：一次6片，一日3次；胶囊剂：一次4粒，一日2次。

再障生血片

【适宜病症】 适用于多种贫血症见面色苍白或萎黄，倦怠乏力，食欲不振，腰膝酸软，怕冷，头晕目眩，心悸失眠或嗜睡，夜尿频多，或见出血、唇甲苍白、妇女月经量少色淡、男子滑精、阳痿，舌淡苔薄白者。

【注意事项】

1. 发热烦渴、双目红肿、咽喉肿痛、大便干结者禁用。

2. 不宜同时服用藜芦、皂荚或其制剂，不宜喝茶和吃萝卜以免影响药效。

【用法用量】 口服，一次5片，一日3次，小儿酌减。1~3个月为一疗程。

益气维血颗粒

【适宜病症】 适用于小细胞低色素型贫血见面色萎黄、苍白，头晕目眩，神疲乏力，少气懒言，多汗，唇舌色淡者。

【注意事项】

1. 凡消化不良，呕吐腹泻，腹胀便溏，咳嗽痰多者慎用。

2. 感冒病人不宜服用。

3. 本药宜饭前服用。

4. 孕妇及高血压、糖尿病患者应在医师指导下服用。

【用法用量】 口服。成人一日3次，一次1包；儿童一日2次，一次1包；3岁以下儿童一日2次，一次1/2包。

温馨提示

1. 贫血是血液系统疾病中很常见的表现，同时也常发生其他器官、系统的疾病。因贫血本身临床症状缺乏特异性，又常兼有原发病表现，致使因果难辨，容易造成诊断疏漏。贫血的原因很多，所以，使用相关中成药前要明确引起贫血的原因。

2. 服药2周或服药期间症状无改善，或症状加重，或出现新的严重症状，应立即停药并去医院就诊。

3. 服药期间，忌烟、酒及辛辣、生冷、油腻食物。

第二十四节 白细胞减少症

1. 什么是白细胞减少症?

白细胞减少症为常见血液病。凡外周血液中白细胞数持续低于 4×10^9/L 时，统称白细胞减少症；若白细胞总数明显减少，低于 2×10^9/L，中性粒细胞绝对值低于 0.5×10^9/L，甚至消失者，称为粒细胞缺乏症。前者临床主要表现以乏力、头晕为主，常伴有食欲减退、四肢酸软、失眠多梦、低热心悸、畏寒腰酸等症状；后者多以突然发病，畏寒高热，咽痛为主。本病于任何年龄之两性均可罹患。

2. 中医如何治疗白细胞减少症?

白细胞减少症在中医学中无此病名，据其主症主要有乏力、头晕、心悸、易外感发热等，归属于中医学“气血虚”、“虚劳”、“温病”、“诸虚不足”等范畴。中医对白细胞减少症的病因病机认识基本趋于一致，认为与五脏之心、肝、脾、肾四脏有关，其中脾、肾两脏的关系尤为密切。本虚(即脾肾两虚)是白细胞减少症的根本原因，此外，热毒侵袭和瘀血凝结也是引起和加重本病的重要原因。治法不外益气血、补肝肾，兼补阴、清热解毒。

3. 常用的中成药有哪些? 如何使用?

常用的中成药有以下几类，患者可根据自己的具体情况酌情选用：

养阴生血合剂

【适宜病症】 适用于放射治疗后见口干咽燥，手足心热，颧红汗多，倦怠无力，食欲不振，舌红或淡红，苔薄白者。

【注意事项】

1. 舌苔厚腻者慎用。
2. 忌食辛辣之品。

【用法用量】 口服。一次50毫升，一日1次。放射治疗前3天开始服用；放疗期间，在每次放射治疗前1小时服用，至放疗结束。或遵医嘱。

升白康复口服液

【适宜病症】 适用于各种恶性肿瘤化疗、放疗引起的白细胞减少症见神疲乏力，面色苍白或萎黄，食欲不振，心悸气短，失眠健忘，舌淡苔薄白者。

【注意事项】

1. 本药为保健类药品(国药准字B)，不可替代药物使用。
2. 发热烦渴、双目红肿、咽喉肿痛、大便干结患者慎用。
3. 不宜与藜芦、萝卜、浓茶等同时应用。

【用法用量】 口服。一次10毫升，一日3次。或遵医嘱。

复方皂矾丸

【适宜病症】 适用于再生障碍性贫血，白细胞减少症，血小板减少症，骨髓增生异常综合征及放疗和化疗引起的骨髓损伤、白细胞减少见面色萎黄或苍白，气短懒言，神疲乏力，食欲不振，腰膝酸软，怕冷，四肢不温，腹泻便稀，舌淡苔薄白者。

【注意事项】

1. 胃胀满不舒、恶心呕吐、头身沉重、大便黏腻不成形、舌苔白腻者禁服。

2. 忌茶水。

【用法用量】 口服。一日 3 次，一次 7~9 丸，饭后即服。小儿酌减。各类肿瘤和白血病患者在放化疗前 1 周开始服用本品，至治疗结束后再服用 2 周。

升血调元汤

【适宜病症】 适用于各种原因引起的白细胞减少见面色萎黄或苍白，气短懒言，神疲乏力，食欲不振，腰膝酸软，舌淡苔薄白者。

【注意事项】

1. 发热烦渴、双目红肿、咽喉肿痛、大便干结患者慎用。

2. 孕妇忌用。

3. 忌与藜芦、萝卜等同服。

【用法用量】 口服。一次 25~50 毫升，一日 2 次。

生白口服液

【适宜病症】 适用于化疗药物和放射线造成白细胞减少见神疲乏力，少气懒言，畏寒肢冷，纳差便溏，腰膝酸软，舌淡苔薄白者。

【注意事项】

1. 手足心热、烦热汗出、眩晕耳鸣、舌红少苔及有出血倾向者禁用。

2. 发热烦渴、咽喉肿痛、面红目赤、尿黄灼热、大便干、痈疽疮疡、舌红苔黄等热毒证者禁用。

3. 孕妇禁用。

4. 忌与半夏、瓜蒌、贝母、白芨、白蔹等中药及其制剂同用。

【用法用量】 口服。一次 40 毫升，一日 3 次。或遵医嘱。

温馨提示

1. 白细胞减少症的病因复杂，有的尚未阐明，又缺少简单易用有效的检测方法，因而病因诊断困难。所以，临床要详细询问病史，特别是服药史、化学品或放射线接触史、感染史等，有助于寻找病因。

2. 使用中成药时，除分清气血阴阳的亏虚外，还要针对不同的病因开展治疗，才能取得最好的临床效果。

3. 建议本类药物作为各种疑难血液病及各种恶性肿瘤放化疗的辅助用药。

第二十五节　特发性血小板减少性紫癜

1. 什么是特发性血小板减少性紫癜？

特发性血小板减少性紫癜亦称原发性或免疫性血小板减少性紫癜，其特点是外周血小板显著减少，骨髓巨核细胞发育成熟障碍，临床以皮肤黏膜或内脏出血为主要表现，如鼻出血、牙龈渗血、妇女月经量过多或严重吐血、咯血、便血、尿血等症状，并发颅内出血是本病的致死病因。

2. 中医如何治疗特发性血小板减少性紫癜？

本病属于中医“发斑”、“血证”范畴，病因为由于热毒炽盛，气不摄血，致使血妄行；或可能为肝实脾虚，肝木凌土，脾不统血而引发该病。病情长久不愈会导致脾肾阳虚或肝肾阴虚。中医治疗方法大致为清肝扶脾，滋阴降火，益气养血。

3. 常用的中成药有哪些？如何使用？

常用的中成药有以下几类，患者可根据自己的具体情况酌情选用：

金薯叶止血合剂

【适宜病症】 适用于特发性血小板减少性紫癜和放、化疗引起的血小板减少见乏力，气短，纳差，皮肤紫癜者。

【用法用量】 饭前半小时服用，儿童一次 10 毫升，成人一次 30 毫升，一日 2~3 次，半个月为 1 个疗程。血小板计数达到正常值后，按上述用量继续服用 2~3 个疗程，以巩固疗效。

升血小板胶囊

【适宜病症】 适用于特发性血小板减少性紫癜见发热口渴，烦躁不安，小便黄，大便干结，舌红苔薄黄者。

【注意事项】

1. 孕妇忌服。

2. 骨髓巨核细胞减少型的血小板减少症及白细胞减少者慎用。

【用法用量】 口服。一次 4 粒，一日 3 次。

温馨提示

1. 中成药治疗特发性血小板减少性紫癜不仅能显著改善临床出血症状，而且能双向调节免疫功能，抑制抗血小板抗体的产生，使血小板破坏减少，血小板计数逐渐恢复正常。

2. 患者应避免创伤而引起出血；衣服应柔软、宽松，以免加重皮肤紫癜；避免剧烈运动及外伤，平时活动要避免关节受伤，一旦受伤应固定并局部冷敷。

3. 避免进食粗硬食物及油炸或有刺激的食物，以免易形成口腔血疱乃至诱发消化道出血。多食含维生素C的食物。有消化道出血时，更应注意饮食调节，要根据情况给予禁食，或进流食或冷流食；出血情况好转，方可逐步改为少渣半流、软饭、普食等。同时要禁酒。

4. 预防口腔感染，定时以复方硼酸溶液漱口。如齿龈及舌体出现血疱，小血疱一般无须处理，大的影响进食的血疱，可用无菌空针抽吸积血，局部以纱布卷加压至出血停止。

5. 春、夏之际易发本病，因此在此期间要注意避免受凉、感冒，以免诱发发作。

6. 服用上述药物期间应定期复查血象。

第二十六节 抑郁症

1. 什么是抑郁症？

抑郁是由各种原因引起的以抑郁为主要症状的一组心境障碍或情感性障碍，是一组以抑郁心境自我体验为中心的临床症状群或状态。临床上以心情抑郁、情绪不宁、胸部满闷、胁肋胀痛，或易怒欲哭，或咽中有异物感为主要表现。

2. 中医如何治疗抑郁症?

本病属中医“郁病”、“脏躁”、“梅核气”范畴，病因多为情志所伤及脏气郁结，病机为气机郁滞，脏腑功能失调，病位在肝，涉及心脾。郁病初起病变以气滞为主，气郁日久，则可引起血瘀、化火、痰结、食滞、湿停等，多属实证，日久则易由实转虚，随其影响的脏腑及损耗气血阴阳的不同，而形成心、肝、脾、肾亏虚的不同病变。临床上多以理气开郁，怡情易性为治疗原则。

3. 常用的中成药有哪些? 如何使用?

常用的中成药有以下几类，患者可根据自己的具体情况酌情选用：

逍 遥 丸

【适宜病症】 适用于抑郁症见两胁作痛，头痛目眩，口燥咽干，神疲食少，月经不调，乳房作胀，舌淡红苔薄白者。

【注意事项】

1. 不宜和含海藻、大戟、芫花、甘遂的中成药同用。

2. 不宜合用的西药:奎尼丁，氯霉素。

3. 感冒时不宜服用本药。

4. 目干、肢体麻木、失眠多梦、遗精、腰膝酸痛、耳鸣、烦热汗出、手足心热、舌无津液、舌红无苔者慎用。

5. 月经过多者不宜服用本药。

6. 孕妇服用时请向医师咨询。

7. 胃肠冷痛、便稀者忌服。

【用法用量】 温水送服。水丸，每20粒重3克，成人一次6~9

克，一日2次；蜜丸，一次1丸，一日2次。儿童减半。水、蜜丸可间用。

六 郁 丸

【适宜病症】 适用于抑郁症见胸腹胁肋满胀疼痛，膨闷不舒，呃逆反酸者。

【注意事项】

1. 不宜和含海藻、大戟、芫花、甘遂的中成药同用。

2. 孕妇忌服。

3. 年老体弱者慎服。

【用法用量】 口服。一次6克，一日2次。温开水送服。

柴胡疏肝丸

【适宜病症】 适用于抑郁症见胸腹胁肋满胀疼痛，膨闷不舒，咽部异物感，呃逆反酸，乳房胀痛者。

【注意事项】

1. 不宜和含海藻、大戟、芫花、甘遂的中成药同用。

2. 孕妇忌服。

3. 年老体弱者慎服。

4. 目干、肢体麻木、失眠多梦、遗精、腰膝酸痛、耳鸣、烦热汗出、手足心热、舌无津液、舌红无苔者慎用。

5. 服药过程如出现舌红少苔、口燥咽干、心烦失眠等症，则应停服。

【用法用量】 口服。一次9克，一日3次。空腹温开水送服。

舒肝理气丸

【适宜病症】 适用于抑郁症见胸腹胁肋满胀疼痛，膨闷不舒，呃逆反酸，乳房胀痛者。

【注意事项】

1. 不宜和含海藻、大戟、芫花、甘遂的中成药同用。

2. 孕妇忌服。

3. 年老体弱者慎服。

【用法用量】 口服。一次3~6克，一日3次。

丹栀逍遥丸

【适宜病症】 适用于抑郁症见胸闷胁胀，烦躁易怒，潮热，头痛目赤，食欲不振，口干口苦，胃痛，小腹重坠，月经不调，乳房胀痛者。

【注意事项】

1. 不宜和含海藻、大戟、芫花、甘遂的中成药同用。

2. 孕妇慎用。

【用法用量】 温水送服。成人一次6~9克，一日2次；蜜丸，一次1丸，一日2次。

加味逍遥口服液

【适宜病症】 适用于抑郁症见胸闷胁胀，烦躁易怒，潮热，头痛目赤，食欲不振，口干口苦，胃痛，小腹重坠，月经不调，乳房胀痛者。

【注意事项】

1. 不宜和含海藻、大戟、芫花、甘遂的中成药同用。

2. 脾胃虚寒，脘腹冷痛，大便溏薄者禁用。

3. 青春期少女及更年期妇女应在医师指导下服药。

【用法用量】 口服。一次10毫升，一日2次。

越　鞠　丸

【适宜病症】 适用于抑郁症见胸闷胁胀，烦躁易怒，头痛目赤，食欲不振，口干口苦，胃痛，小腹重坠，月经不调，乳房胀痛者。

【注意事项】

1. 本药含神曲，神曲含淀粉酶，不宜配伍的西药：四环素、水杨酸钠、阿司匹林、鞣酸、蛋白烟酸 。

2. 高血压、心脏病、肝病、糖尿病、肾病等慢性病严重者应在医师指导下服用。

3. 儿童、孕妇、哺乳期妇女、年老体弱者应在医师指导下服用。

4. 午后烦热汗出，手足心热，两颧潮红，咽干口燥，舌红少苔者慎用。

【用法用量】 口服。一次 6~9 克，一日 2 次。

脑乐静糖浆

【适宜病症】 适用于抑郁症见睡眠不安或失眠，烦闷急躁，悲伤欲哭，或作痉挛，或精神恍惚，惊狂如癫，或头晕乏力，食少懒言，舌淡红或舌尖红者。

【注意事项】

1. 不宜和含海藻、大戟、芫花、甘遂的中成药同用。

2. 本药含蔗糖，糖尿病患者不宜。

3. 痰多者不宜用。

4. 高血压、心脏病、肝病、肾病等慢性病严重者应在医师指导下服用。

5. 儿童、孕妇、哺乳期妇女、年老体弱者应在医师指导下服用。

【用法用量】 口服。一次 30 毫升，一日 3 次；7 岁以上儿童服

1/2 量;3~7 岁服 1/3 量。

舒神灵胶囊

【适宜病症】 适用于抑郁症见睡眠不安或失眠,烦闷急躁,悲伤欲哭,或作痉挛,或精神恍惚,惊狂如癫,舌淡红或舌尖红者。

【注意事项】

1. 不宜和含海藻、大戟、芫花、甘遂的中成药同用。
2. 服药期间不宜同时服用藜芦、五灵脂、皂荚或其制剂。
3. 不宜喝茶和吃萝卜,以免影响药效。
4. 孕妇慎用。

【用法用量】 口服。一次 3~6 粒,一日 2~3 次。

温馨提示

1. 抑郁初病多实,以六郁见证为主,其中以气郁为病变的基础。治疗以疏肝理气解郁为主,根据其化火、夹痰、血瘀等情况,分别配合清肝泻火,化痰散结,活血化瘀等治疗。久病虚证宜补,可养心安神,补益心脾,滋养肝肾。

2. 肝郁脾虚、脾失健运多选逍遥丸。情志所伤、气机郁结当选六郁丸。肝气郁滞当选柴胡疏肝丸、舒肝理气丸、舒神灵胶囊。肝郁化火当选丹栀逍遥丸、加味逍遥口服液。气、血、痰、火、湿、食六郁可用越鞠丸。

3. 患者应有规律地生活,做户外运动,调节情志、保持平和心态,注意休息。

4. 服药期间,忌生冷及油腻难消化的食物。

第二十七节 焦虑症

1. 什么是焦虑症?

焦虑症又称焦虑性神经症,是一种具有持久性恐惧、紧张情绪和自主神经活动障碍的脑功能失调,常伴有运动性不安和躯体不适感。发病于青壮年期,男女两性发病率无明显差异。主要表现为持续性精神紧张(紧张、担忧、不安全感)或发作性惊恐状态(运动性不安、小动作增多、坐卧不宁或激动哭泣),常伴有自主神经功能失调表现(口干、胸闷、心悸、出冷汗、双手震颤、厌食、便秘等)。

2. 中医如何治疗焦虑症?

焦虑症属中医神志病范畴,其内容散见于"不寐"、"烦躁"、"善恐"、"惊悸"等病证中。肝郁化火是焦虑症发作的病机关键,心肾不交是焦虑症的必然病理转归,焦虑症的形成多有一个较长的病变过程,单一脏器病变为数不多,本病的病变脏腑主要在心、肝、肾,病机主要体现于肾—肝—心轴上。因此,治疗亦应从此轴出发,但有主次之分。应重视肾肝二脏,以滋肾疏肝清火为基本法则。

3. 常用的中成药有哪些? 如何使用?

常用的中成药有以下几类,患者可根据自己的具体情况酌情选用:

宁神定志丸(可选安神定志丸)

【适宜病症】 适用于焦虑症见情绪紧张,惊恐,心悸,健忘,失眠，倦怠，视力减退。

【注意事项】

1. 不宜和含藜芦的中成药同用。

2. 服药期间不要吃萝卜等。

【用法用量】 口服。一次 9 克，一日 2 次。温开水送服。

解郁安神冲剂

【适宜病症】 适用于焦虑症见情绪紧张，惊恐，心悸，健忘，失眠，胸闷胁痛者。

【注意事项】

1. 不宜和含乌头、海藻、大戟、芫花、甘遂的中成药同用。

2. 口苦咽干、面色红赤、心中烦热、胁胀不眠、大便秘结者不适用。

3. 高血压、心脏病、糖尿病、肝病、肾病等慢性病严重者应在医师指导下服用。

4. 孕妇、哺乳期妇女禁用。

【用法用量】 温开水送服。一次 10~20 克，一日 2 次。

牛黄清心丸

【适宜病症】 适用于焦虑症见神志混乱，言语不清，喉间痰鸣，头晕目眩，癫痫惊风，舌红苔黄腻者。

【注意事项】

1. 含有牛黄，对中枢有抑制作用，故不宜与西药吗啡、苯巴比妥等中枢抑制药并用，以防增加中枢抑制药的毒性，避免引起呼吸困难、昏睡、体位性低血压、昏厥等不良反应。

2. 含有神曲，神曲含淀粉酶，不宜配伍的西药：四环素、水杨酸钠、阿司匹林、鞣酸、蛋白烟酸。

3. 孕妇慎用。

【用法用量】 口服。一次 1 丸，一日 1 次。一个疗程 3~7 天，每两个疗程之间的停药不要少于 10 天。

安神温胆丸

【适宜病症】 适用于心胆虚怯，遇事易惊，心悸不安，虚烦不寐者。

【注意事项】

1. 不宜与单胺氧化酶抑制剂同用。

2. 不宜与酚妥拉明、妥拉苏林、酚苄明等 α 受体阻断剂同用。

3. 不宜与洋地黄等强心苷类同用。

4. 孕妇忌服。

【用法用量】 温开水送服。一次 6~9 克，一日 2 次。

朱砂安神丸

【适宜病症】 适用于焦虑症见胸中烦热，面赤口渴，尿黄便干，口腔溃疡，舌红苔黄或少者。

【注意事项】

1. 与碘、溴化物不宜并用，因朱砂成分为硫化汞，在胃肠道遇到碘、溴化物产生有刺激性的碘化汞、溴化汞，引起赤痢样大便，从而产生严重的医源性肠炎。

2. 腹部怕冷、便稀、气短乏力、面色苍白或萎黄者勿用。

3. 因消化不良、胃脘不舒而心悸不安、失眠等忌服。

4. 方中朱砂含硫化汞，不宜多服、久服，以防汞中毒。

【用法用量】 口服。大蜜丸一次 1 丸，小蜜丸一次 9 克，水蜜丸一次 6 克；一日 2 次。温开水送服。

健脑补肾丸

【适宜病症】 适用于焦虑症见健忘失眠，头晕目眩，耳鸣心悸，腰膝酸软，神经衰弱，面色苍白或萎黄，舌淡苔白者。

【注意事项】

1. 不宜同时服用藜芦、五灵脂、皂荚或其制剂。
2. 不宜喝茶和吃萝卜，忌油腻食物、生冷食物。
3. 按照用法用量服用，高血压、糖尿病患者应在医师指导下服用。
4. 感冒发热，咽喉肿痛，尿黄便干者不宜服用。
5. 孕妇忌服。
6. 本药宜饭前服用。

【用法用量】 口服。一次 15 粒，一日 2 次。淡盐水或温开水送服。

温馨提示

1. 心肾不交、心神不宁当选安神定志丸。心胆虚怯当选安神温胆丸。心火亢盛、阴血不足当选朱砂安神丸。气血不足、肝肾亏虚当选健脑补肾丸。

2. 服药期间，忌食辛辣油腻及有刺激性食物及烟酒等。

3. 每天坚持适量的运动。研究表明，运动可以消除一些导致焦虑的化学物质，使精神放松、心情愉悦。

4. 及时宣泄情感，让自己的内心得到调整。情感宣泄是缓解压力、保持心理平衡的重要手段。如向亲人或朋友倾诉自己的紧张、焦虑，或者找一个适宜的地方，放声大哭或大笑等。

5. 多听音乐。音乐能使人的生理、心理节律发生良性的变化，能使人的不安、烦躁在放松中烟消云散。

第二十八节 睡眠障碍

1. 什么是睡眠障碍?

睡眠障碍是指睡眠量不正常以及睡眠中出现异常行为表现，也是睡眠和觉醒正常节律紊乱的表现。可由多种因素引起，常与躯体疾病有关。包括睡眠失调和异态睡眠。睡眠失调包括两类：一类是睡眠量过度增多，这种睡病表现为经常出现短时间（一般不到15分钟）不可抗拒性的睡眠发作，往往伴有摔倒、睡眠瘫痪和入睡前幻觉等症状。另一类是睡眠量不足的失眠，整夜睡眠时间少于5小时，表现为入睡困难、浅睡、易醒或早醒等。异态睡眠是指在睡眠中出现一些异常行为，如梦游症、说梦话、夜惊（在睡眠中突然骚动、惊叫、心跳加快、呼吸急促、全身出汗、定向错乱或出现幻觉）、做恶梦、磨牙、不自主笑、肌肉或肢体不自主跳动等。

2. 中医如何治疗睡眠障碍?

本病属中医“不寐”、“目不暝”、“不得眠”范畴，病位在心，与肝脾肾密切相关。病性分虚实两类，但以虚证居多，病久多虚中求实。临床症状有轻重之别，轻者仅入寐不酣，重者可彻夜不寐。虚证不寐多责之心脾两虚、阴虚火旺、心胆气虚，治疗宜补益心脾、滋阴降火、益气镇惊为法，同时佐以养血安神之品。实证不寐多责之肝郁化火、痰热内扰，治疗当清肝泻火、清热化痰，常佐以重镇安神之品。

3. 常用的中成药有哪些？如何使用?

常用的中成药有以下几类，患者可根据自己的具体情况酌情

选用：

柏子养心丸

【适宜病症】 适用于睡眠障碍见多梦，心悸易惊，神疲气短，健忘，多汗，身体乏力，舌质淡红，舌苔薄白者。

【注意事项】

1. 烦热汗出、手足心热、口燥咽干、两颧潮红、便秘尿黄、舌红少苔，或眩晕耳鸣、头目胀痛、面红、烦躁、腰膝酸软者禁用。

2. 本药含有朱砂，不可过服、久服，不可与溴化物、碘化物等药物同服。

3. 宜饭后服用。

【用法用量】 口服。水蜜丸一次 6 克，小蜜丸一次 9 克，大蜜丸一次 1 丸；一日 2 次。

天王补心丸

【适宜病症】 适用于睡眠障碍见心悸，心烦，失眠多梦，手足心热，烦热汗多，颧红，咽干，舌红少苔者。

【注意事项】 本药处方中含朱砂，不宜过量久服，肝肾功能不全者慎用。

【用法用量】 口服。水蜜丸一次 6 克，小蜜丸一次 9 克，大蜜丸一次 1 丸；一日 2 次。

安神补心丸

【适宜病症】 适用于睡眠障碍见记忆力减退，头晕，耳鸣，心悸，心烦，失眠多梦，手足心热，烦热汗多，颧红，咽干，舌红少苔者。

【注意事项】

1. 本药含珍珠母，珍珠母含钙，不宜与以下西药配伍使用：①四环素族、异烟肼；②洋地黄；③磷酸盐（磷酸氯化喹啉等），硫酸盐（硫酸亚铁、硫酸甲苯磺丁脲等）；④头孢曲松钠。

2. 感冒发热病人不宜服用。

3. 高血压、心脏病、肝病、糖尿病、肾病等慢性病严重者应在医师指导下服用。

4. 儿童、孕妇、哺乳期妇女、年老体弱者应在医师指导下服用。

【用法用量】 口服。一次15丸，一日3次。

清脑复神液

【适宜病症】 适用于睡眠障碍见多梦易醒，心悸健忘，头晕目眩，肢倦神疲，面色苍白或萎黄，舌质淡苔薄白者；或手足心热，烦热汗多，颧红，咽干，舌红少苔者。

【注意事项】

1. 不宜和含藜芦的中成药同用。

2. 孕妇及对酒精过敏者慎用。

【用法用量】 口服。轻症一次10毫升，重症一次20毫升；一日2次。

枣仁安神颗粒

【适宜病症】 适用于睡眠障碍见多梦易醒，心悸健忘，头晕目眩，肢倦神疲，面色苍白或萎黄，舌质淡苔薄白者。

【注意事项】

1. 不宜和含藜芦的中成药同用。

2. 由于消化不良所导致的睡眠差者忌用。

3. 孕妇慎用。

【用法用量】 开水冲服。一次 5 克，临睡前服。

心神宁片

【适宜病症】 适用于睡眠障碍见多梦易醒，心悸健忘，头晕目眩，心烦，面红口渴，便秘尿黄，舌质红苔薄黄者。

【注意事项】

1. 不宜和含乌头、海藻、大戟、芫花、甘遂的中成药同用。

2. 高血压、心脏病、糖尿病、肝病、肾病等慢性病严重者应在医师指导下服用。

【用法用量】 口服。一次 4~6 片，一日 3 次。

刺五加脑灵液

【适宜病症】 适用于睡眠障碍见多梦易醒，心悸健忘，头晕目眩，肢倦神疲，食欲不振，面色苍白或萎黄，舌质淡苔薄白者。

【注意事项】

1. 外感发热患者忌服。

2. 本药宜餐后服。

【用法用量】 口服。一次 10 毫升，一日 2 次。

参芪五味子片

【适宜病症】 适用于睡眠障碍见多梦易醒，心悸健忘，头晕目眩，气短，动则气喘汗出，肢倦神疲，食欲不振，面色苍白或萎黄，舌质淡苔薄白者。

【注意事项】

1. 不宜和含藜芦的中成药同用。

2. 服药期间不宜吃萝卜。

【用法用量】 口服。一次3~5片，一日3次。

活力苏口服液

【适宜病症】 适用于睡眠障碍见多梦易醒，心悸健忘，头晕目眩，眼花耳鸣，腰膝酸软，手足心热，颧红汗多，脱发或头发早白，舌红少苔者。

【注意事项】

1. 不宜和含藜芦的中成药同用。

2. 感冒发热，面红目赤，咽喉肿痛，尿黄便干者不宜服用。

3. 本药宜饭前服用。

4. 孕妇、高血压、糖尿病患者应在医师指导下服用。

【用法用量】 口服。一次10毫升，一日1次。睡前服。

七叶神安片

【适宜病症】 适用于睡眠障碍见多梦易醒，心悸健忘，头晕目眩，倦怠乏力者。

【注意事项】

1. 感冒发热病人不宜服用。

2. 高血压、心脏病、肝病、糖尿病、肾病等慢性病严重者应在医师指导下服用。

3. 儿童、孕妇、哺乳期妇女、年老体弱者应在医师指导下服用。

【用法用量】 口服。一次50~100毫克（1~2片），一日3次。饭后服。

养血安神丸

【适宜病症】 适用于睡眠障碍见心悸失眠，少寐多梦，神倦乏力，头晕目眩，耳鸣腰酸，手足心热，口干少津者。

【注意事项】

1. 感冒发热者勿服。

2. 胃肠不适、大便溏者忌服。

3. 宜在饭后服用，以减轻药物对胃肠的刺激。

【用法用量】 口服。一次6克，一日3次。宜睡前30分钟服用。

百乐眠胶囊

【适宜病症】

1. 适用于睡眠障碍见虚烦不寐或多梦易醒，头晕耳鸣，口干咽燥，手足心热，心悸汗出，健忘者。

2. 百乐眠胶囊可与枣仁安神胶囊联合应用治疗老年性失眠。

【注意事项】

1. 哺乳期妇女慎用。

2. 不宜与葱、姜、大蒜、辣椒、海腥发物及寒凉等刺激性食物同服。

3. 有高血压、心脏病、糖尿病、肝病、肾病等慢性病严重者应在医师指导下服用。

4. 孕妇、年老体弱者应在医师指导下服用。

【用法用量】 口服。一次4粒，一日2次。14天为一疗程。

补肾益脑胶囊

【适宜病症】 适用于睡眠障碍见心悸气短，失眠健忘，烦热多汗，腰腿酸软，耳鸣耳聋。

【注意事项】

1. 不宜和含藜芦的中成药同用。

2. 高血压、心脏病、肝病、糖尿病、肾病等慢性病患者应在医师指导下服用。

3. 本药宜饭前服用。

4. 儿童、孕妇及哺乳期妇女禁用。

5. 肝肾功能不全者禁服。

6. 感冒发热患者禁服。

【用法用量】 口服。一次 3~4 粒，一日 2 次。

乌灵胶囊

【适宜病症】 适用于睡眠障碍见失眠，多梦，健忘，神疲乏力，腰膝酸软，头晕耳鸣，心悸，少气懒言，舌苔薄白者。

【注意事项】

1. 高血压、心脏病、糖尿病、肝病、肾病等慢性病严重者应在医师指导下服用。

2. 孕妇慎用。儿童及年老体弱者应在医师指导下服用。

【用法用量】 口服。一次 3 粒，一日 3 次。

安神补脑片

【适宜病症】 适用于睡眠障碍见腰膝酸软，四肢不温，神疲乏力，便稀，夜尿多，男子阳痿，女子不孕、白带清稀量多，舌淡苔白者。

【注意事项】

1. 不宜和含海藻、大戟、芫花、甘遂的中成药同用。

2. 感冒发热病人不宜服用。

3. 高血压、心脏病、肝病、糖尿病、肾病等慢性病严重者应在医师指导下服用。

4. 儿童、孕妇、哺乳期妇女、年老体弱者应在医师指导下服用。

【用法用量】 口服。一次 1 片或 3 片(小片),一日 2 次。

甜梦胶囊

【适宜病症】 适用于睡眠障碍见头晕耳鸣,视减听衰,失眠健忘,食欲不振,腰膝酸软,手足心热,心慌气短,脱发,舌红少苔或无苔者。

【注意事项】

1. 不宜和含乌头的中药同服。

2. 服药期间不要吃萝卜。

【用法用量】 口服。一次 3 粒,一日 2 次。

安神健脑液

【适宜病症】 适用于睡眠障碍见失眠多梦,神疲健忘,头晕头痛,心悸乏力,汗多,口干津少者。

【注意事项】

1. 本药宜餐后服。

2. 服本药时不宜同时服用藜芦、五灵脂、皂荚或其制剂。

3. 不宜喝茶和吃萝卜,以免影响药力。

【用法用量】 口服。一次 10 毫升,一日 3 次。

朱砂安神丸

【适宜病症】 适用于睡眠障碍见失眠多梦,胸中烦热,心神不宁，面赤口渴，尿黄便干，口腔溃疡，舌红苔黄或少者。

【注意事项】

1. 与碘、溴化物不宜并用，因朱砂成分为硫化汞，在胃肠道遇到碘、溴化物产生有刺激性的碘化汞、溴化汞，引起赤痢样大便，从而产生严重的医源性肠炎。

2. 腹部怕冷、便稀、气短乏力、面色苍白或萎黄者勿用。

3. 因消化不良、胃脘不舒而心悸不安、失眠等忌服。

4. 孕妇忌服。

5. 方中朱砂含硫化汞，不宜多服、久服，以防汞中毒。

【用法用量】 口服。大蜜丸一次1丸，小蜜丸一次9克，水蜜丸一次6克；一日2次。温开水送服。

温馨提示

1. 心肾不足、阴亏血少当选天王补心丸。心血不足、虚火内扰当选安神补心丸。心肝血虚当选枣仁安神颗粒、心神宁片。心脾两虚、脾肾不足当选刺五加脑灵液。气血不足、心脾两虚当选参芪五味子片。气血不足、肝肾亏虚当选活力苏口服液。心气不足当选七叶神安片。阴虚血少当选养血安神丸。肝郁阴虚当选百乐眠胶囊。气血两虚，肾虚精亏当选补肾益脑胶囊。心肾不交当选乌灵胶囊。气血两亏、阴津不足当选安神健脑液。心火上炎，耗灼阴血所致的心火内扰当选朱砂安神丸。

2. 患者应放下负担，保持心情舒畅，放松心情，避免恼怒、抑郁、惊恐等不良情绪，以平和心态面对生活；养成良好的作息习惯，早睡早起；多参加有益身心健康的活动、运动；饮食规律，多吃蔬菜水果，多吃补脑安神的食品，如小米、红枣、核桃等；保证睡眠环境，避免灯光，卧具舒适。

3. 适当体育锻炼，以增强体质、加重躯体疲劳感，对睡眠有利。但运动量不宜过大，过度疲劳反而影响睡眠。

4.服用期间应禁食辛辣和刺激性食物。

5.服药一周后症状未见改善,或症状加重者,应立即停药并去医院就诊。

第二十九节　头痛

1.什么是头痛?

头痛是临床上常见的症状之一,通常包括头的前、后、偏侧部疼痛和整个头部疼痛。头痛的原因繁多,分类也比较复杂,按照2004年1月发布的《国际头痛疾病分类》,原发性头痛和继发性头痛是临床上最常见的头痛类型。原发性头痛以偏头痛和紧张型头痛比较常见。

2.中医如何治疗头痛?

中医认为,头痛主要指外感风寒湿热伏留,或痰浊、瘀血阻滞,致使经气上逆,或肝阳上扰头窍,或气虚清阳不升,或血虚脑髓失养所引起。可分为外感头痛和内伤头痛。外感头痛常见风寒头痛、风热头痛及风湿头痛,分别以疏散风寒、祛风清热和祛风胜湿为治法。内伤头痛据其虚实,治则不同:肝阳偏亢宜熄风潜阳,肝火盛者宜清肝泻火,气虚者宜益气升清,血虚者宜滋阴补血,肾虚者宜益肾填精,痰浊者宜化痰降浊,瘀血者宜活血通络。

3.常用的中成药有哪些?如何使用?

常用的中成药有以下几类,患者可根据自己的具体情况酌情

选用：

川芎茶调颗粒（丸、片、散、口服液、袋泡剂）

【适宜病症】 适用于明确诊断的偏头痛、神经性头痛或外伤后遗症所致的头痛等，症见发热，怕冷，鼻塞，流清涕者。

【注意事项】

1. 流黄涕、咽喉肿痛、口渴喜饮、尿黄便秘，或腰膝酸软、耳鸣耳聋、手足心热、颧红、烦热汗出，或头晕目眩、心烦易怒、面红目赤、口苦胁痛者，或头痛隐隐、劳累加重、神疲乏力、气短懒言、面色苍白或萎黄、心悸汗多、失眠多梦，舌红苔黄或少苔、无苔者不宜应用。

2. 久病体弱、哺乳期妇女、儿童、老人应在医师指导下使用。

3. 素有较严重慢性病史者及糖尿病患者，应在医师指导下服药。

4. 孕妇慎用。

【用法用量】 颗粒剂：饭后用温开水或浓茶冲服。一次1袋，一日2次；儿童酌减。丸剂：饭后清茶冲服。一次3~6克，一日2次。片剂：饭后清茶送服。一次4~6克，一日3次。散剂：饭后清茶冲服。一次3~6克，一日2次。口服液：口服。一次10毫升，一日3次。袋泡剂：开水泡服。一次2袋，一日2~3次。

芎菊上清丸（片、颗粒）

【适宜病症】

1. 适用于头痛见发热怕风，鼻塞流黄涕，咽喉肿痛，口渴欲饮，苔薄黄者。

2. 伴有咽干、咽痛者，可以配合使用板蓝根颗粒等。

3. 伴有大便干结者，可以配合使用新清宁片口服。

【注意事项】

1. 体虚者慎用。

2. 有肝脏疾病、肾脏疾病的患者及孕妇，应在医师指导下服用。

【用法用量】 丸剂：口服。大蜜丸一次 1 丸，水丸一次 6 克；一日 2 次。片剂：口服。一次 4 片，一日 2 次。颗粒剂：开水冲服。一次 1 袋，一日 3 次。

复方羊角片（颗粒、胶囊）

【适宜病症】 适用于头痛发作期，症见怕冷、流清涕，或胀痛、掣痛、跳痛、灼痛、重痛、刺痛、偏头痛，痛有定处，痛势较剧者。

【注意事项】

1. 头痛隐隐，时发时止，劳累加重，面色苍白或萎黄，神疲乏力，气短懒言，心悸汗多，失眠多梦，舌淡苔薄白，或流黄涕、咽喉肿痛、口渴喜饮、尿黄便秘，或腰膝酸软、耳鸣耳聋、手足心热、颧红、烦热汗出，或头晕目眩、心烦易怒、面红目赤、口苦胁痛，舌红苔黄或少苔、无苔者不宜应用。

2. 孕妇慎用。

3. 头痛发作时使用，缓解期不宜久服。

【用法用量】 片剂：口服。一次 5 片，一日 3 次。颗粒剂：口服。一次 1 袋，一日 2~3 次。胶囊剂：口服。一次 5 粒，一日 2~3 次。

天舒胶囊

【适宜病症】

1. 适用于原发性头痛伴头晕者，见头痛日久，痛有定处，或兼头晕，夜寐不安，舌质黯或有瘀斑者。

2. 对于头痛头晕伴有耳鸣者，可以配合使用甲磺酸倍他司汀口服（6mg/ 次，3 次 / 日）。

3. 头痛发作期适用效果一般，可以配合使用芬必得等快速止痛药。

【注意事项】

1. 孕妇及月经量过多者禁用。

2. 该药有轻度降压作用，头痛头晕伴有低血压者慎用。

【用法用量】 饭后口服。一次 4 粒，一日 3 次。或遵医嘱。

养血清脑颗粒

【适宜病症】

1. 适用于头痛见眩晕眼花，心烦易怒，失眠多梦者。

2. 头痛发作时，可以与复方羊角颗粒等药物配合使用，也可以配合使用快速止痛的西药，如芬必得、止痛片等。

【注意事项】

1. 该药有轻度降压作用，头痛头晕伴有低血压者慎用。

2. 感冒所致或症见昏沉、肢体倦怠沉重、胸腹胀满之头痛、眩晕者慎用。

3. 孕妇慎用。

4. 平素胃肠不适、便稀者慎用。

【用法用量】 开水冲服。一次 4 克，一日 3 次。

镇脑宁胶囊

【适宜病症】

1. 可作用于中枢神经系统，具有镇痛、镇静及解痉作用，因而可有效用于头痛的治疗。适用于头痛，见恶心、呕吐、视物不清、肢体麻木、头晕、耳鸣等。

2. 本药含有水牛角，对于头痛兼有烦躁、易怒等热象者效果较好。

【注意事项】

1. 本药药性偏凉，适合饭后服用，不宜久服。

2. 肝火上炎所致的头痛（头晕目眩，心烦易怒，面红目赤，口苦，胸胁作痛，失眠多梦，舌红，苔黄）忌用。

3. 痰湿中阻所致的眩晕（视物旋转，头重昏沉，胸闷，恶心，呕吐痰涎，脘腹胀满不适，饮食减少，精神疲惫，舌体胖大，边有齿痕，苔白腻）忌用。

4. 本药含细辛，不宜久服。

【用法用量】 口服。一次 4~5 粒，一日 3 次。

温馨提示

1. 头痛的原因繁多，其中有些是严重的致命疾患，因此有高血压、糖尿病等病史的患者或起病急、疼痛严重、找不到明确原因的患者最好去医院诊断治疗。

2. 中医认为感冒等引起的头痛多由风邪所致，风寒头痛可用川芎茶调颗粒（丸、片、散、口服液、袋泡剂），风热头痛可用芎菊上清丸。

3. 中医将除外感以外的头痛都归属为内伤头痛，以气虚、血虚、肾虚、肝阳、痰浊、瘀血致病多见，临床症状往往错综复杂，或兼挟出现。复方羊角片（胶囊、颗粒）多用于头痛发作期风阳上扰（头胀痛，或抽掣痛，多见于头两侧，伴有头晕目眩，心烦易怒，面红目赤，口苦，胸胁作痛，失眠多梦，舌红，苔黄），瘀血阻滞（头痛剧烈，或刺痛，痛处固定，经久不愈，夜晚加重，舌黯红，或边尖有瘀点，或舌下静脉充盈，苔薄白）所致的头痛；养血清脑颗粒多用于头痛缓解期血虚肝旺头痛（头痛隐隐，遇劳或发怒时加重，伴有头晕，乏力，口苦，胸胁作痛，失眠多梦，舌淡红，苔薄白），同时兼有降压的效果，高血压患者尤为适合；天舒胶囊活血熄风，用于血瘀内阻所致头痛头晕效果较好，镇脑宁胶囊用于风阳头痛兼有热象者效果较好。

4. 患者要保证睡眠，少吃盐、不饮酒和咖啡等能够诱发头痛的饮食，多从事户外活动。此外，要积极治疗能引起头痛的原发病。

第三十节　血管性痴呆

1. 什么是血管性痴呆？

血管性痴呆是由于一系列脑血管因素导致脑组织损害所引起的痴呆综合征的总称。临床以记忆力减退，计算、判断、定向等能力及精神、行为的进行性障碍为特征。

2. 中医如何治疗血管性痴呆？

血管性痴呆属中医“痴呆”范畴。中医对本病的描述散见于“健忘”、“善忘”、“呆病”、“文痴”、“癫症”等疾病中。中医理论认为血管性痴呆是因肝、脾、肾失调，虚、痰、火、瘀互为影响，而致心神失聪、神机失用。其主要病理基础为精血亏虚、脑髓失养或痰浊瘀血干犯清窍，病理性质为本虚标实，以肝肾亏虚为本，痰浊、瘀血、气滞为标。肝肾两虚、痰瘀阻窍是其最常见的证候，治疗时应分清标本虚实，分别施治。祛实勿忘肾虚精亏之本，补虚勿忘兼祛实邪。治则或填精补髓、益智健脑，或滋补肝肾，或健脾化湿、涤痰开窍，或调畅气血、安神益智。

3. 常用的中成药有哪些？如何使用？

常用的中成药有以下几类，患者可根据自己的具体情况酌情

选用：

复方苁蓉益智胶囊

【适宜病症】

1. 用于血管性痴呆，见智力减退、思维迟钝、神情呆滞、记忆力减退，或喜怒不定、腰膝酸软、头晕耳鸣、失眠多梦等。

2. 对于血瘀（伴见面色黑，唇色黯，目凝无神，睡中易惊醒，或头痛头晕，痛处固定）明显者，可以配合使用华佗再造丸（8 克 / 次，2~3 次 / 日）。

【注意事项】 对于血管性痴呆兼有躁扰不安、头晕目眩、口气臭秽等痰火扰心证之症状者，不宜使用。

【用法用量】 口服。一次 4 粒，一日 3 次。疗程一般要 3 个月。

补肾益脑丸（片、胶囊）

【适宜病症】

1. 用于血管性痴呆，见记忆力下降，耳聋、耳鸣，腰部、腿部酸软，心慌，失眠等。

2. 兼有气血不足者（伴见乏力，言语无力，面色、唇色淡白，舌质淡嫩），可以配合使用人参归脾丸；肾阴不足（伴见两颧发红，眠中汗多，舌状红）明显者，配合使用六味地黄丸。

【注意事项】

1. 本药为肾虚精亏、气血两虚证而设，体实及阴虚火旺（五心烦热、潮热盗汗、口燥咽干、两颧潮红、舌红少苔、脉细数）、痰浊阻窍、痰火扰心、浊毒内阻（头重昏沉、食欲减退、恶心呕吐、腹部或胃部胀满不适）者忌服。

2. 感冒者慎用，以免表邪不解。

3. 本药含朱砂，有毒，不可过量、久服。

4. 高血压、心脏病、糖尿病等慢性病患者应在医师指导下服用。

【用法用量】 丸剂：口服。一次 8~12 丸，一日 2 次。片剂：口服。一次 4~6 片，一日 2 次。胶囊剂：口服。一次 4~6 粒，一日 2 次。宜饭前服用。

益脑复健胶囊

【适宜病症】 用于血管性痴呆，见口眼歪斜，半侧肢体运动不利，言语障碍等。

【注意事项】

1. 饮食宜清淡，忌油腻食物，宜饭前服用。

2. 本药以活血化瘀为法，多需配合其他药物使用。

【用法用量】 口服。一次 3~4 粒，一日 3 次。可以长期服用。

健脑补肾丸

【适宜病症】 用于血管性痴呆，见记忆力下降，失眠，心慌，耳鸣，腰部及膝部酸软不适等。

【注意事项】

1. 服本药时不宜同时服用藜芦、五灵脂、皂荚或其制剂。

2. 不宜喝茶和吃萝卜，以免影响药效。

3. 痰浊内盛或痰火内扰症见头重如裹、纳呆呕恶、脘腹胀痛、痞满不适者不宜使用。

4. 高血压、糖尿病患者应在医师指导下服用。

【用法用量】 口服。一次 15 粒，一日 2 次。饭前服用。

益脑胶囊

【适宜病症】

1. 预防老年性血管疾病的发生、延缓机体衰老。用于血管性痴呆，见记忆力下降，失眠多梦，头晕，耳鸣，言语声低无力，全身乏力，腰部及膝部酸软不适等。

2. 瘀血明显者（伴见面色黑、唇色黯、目凝无神、睡中易惊醒，或头痛头晕、痛处固定），可以配合使用血塞通片、华佗再造丸等。

【注意事项】

1. 痰火明显者（咳痰黄稠，舌红苔黄腻，脉滑）慎用。外感发热者（发热、微恶寒，鼻塞浊涕，口干而渴，咽喉红肿疼痛）禁用。

2. 服本药时不宜同时服用藜芦、五灵脂、皂荚或其制剂。

3. 不宜喝茶和吃萝卜，以免影响药力。

【用法用量】 口服。一次 3 粒，一日 3 次。宜饭后服。

刺五加片（胶囊）

【适宜病症】 用于血管性痴呆见精神疲惫，全身乏力，心慌，失眠多梦，记忆力减退，腰部及膝部酸软不适，食欲减退等。

【注意事项】 阴虚内热（眩晕耳鸣，两颧发红，眠中汗多，舌红少苔）及邪实体壮者忌用。

【用法用量】 片剂：口服。一次 2~3 片，一日 2 次。胶囊剂：口服。一次 2~3 粒，一日 2 次。

温馨提示

1. 复方苁蓉益智胶囊用于肝肾亏虚兼痰瘀内阻所致的血管性痴呆效果较好。补肾益脑丸(片、胶囊)阴阳双补,可用于肝肾精亏(见记忆力下降,表情淡漠,眩晕耳鸣,两颧发红,眠中汗多,舌红少苔)或髓海不足(记忆力及计算力明显下降,神情呆滞,头晕耳鸣,头发干枯无光泽,腰背部酸痛,运动不利,疲倦喜卧)所致血管性痴呆。益脑复健胶囊用于瘀血内阻所致血管性痴呆效好。健脑补肾丸气血阴阳双补兼安神,可用于肾虚精亏(见记忆力下降,失眠,心慌,耳鸣,腰部及膝部酸软不适)所致痴呆伴失眠健忘。益脑胶囊用于气阴两亏、肝肾不足(见记忆力下降,失眠多梦,头晕,耳鸣,言语声低无力,全身乏力,腰部及膝部酸软不适)所致血管性痴呆。丹龙醒脑片偏用于痰瘀阻络(智力减退,面色黯淡,唇色紫黯,或肢体麻木,胸闷,胃脘部胀满不适,疲倦喜卧,舌质淡或紫黯,或有瘀点瘀斑,苔白或滑腻)所致的血管性痴呆。刺五加片(胶囊)用于气血亏虚、脾肾不足(精神疲惫,全身乏力,心慌,失眠多梦,记忆力减退,腰部及膝部酸软不适,食欲减退)所致的血管性痴呆。

2. 由于患者伴有智力的异常,所以上述药物的选服应在正常成人的监护和指导下进行。

3. 患者应该养成较好的生活习惯,如饮食宜清淡,忌食油腻、辛辣之品,晚饭后多散步,平常多运动,这些对于症状的恢复均有很好的帮助。

4. 伴有失眠的患者睡前不宜服用咖啡、浓茶等兴奋性饮料。

第三章　外科常见病的中成药用法

第一节 疖

1. 什么是疖?

疖是一个毛囊及其所属皮脂腺和周围组织所发生的急性化脓性感染,常扩展到皮下组织。致病菌大多为金黄色葡萄球菌和表皮葡萄球菌。人体皮肤的毛囊和皮脂腺通常都有细菌的存在,磨擦和刺激都可导致疖的发生。疖常发生于毛囊和皮脂腺丰富的部位,如颈、头、面部、背部、腋部、腹股沟部及会阴部和小腿。多个疖同时或反复发生在身体各部,称为疖病,常见于营养不良的小儿或糖尿病病人。夏秋季多见。

2. 中医如何治疗疖?

中医认为本病主要因火热之毒为病,治疗以清热利湿解毒为主。

3. 常用的中成药有哪些? 如何使用?

常用的中成药有以下几类,患者可根据自己的具体情况酌情选用:

伤 疖 膏

【适宜病症】 用于热毒蕴结肌肤所致的疮疡。肿块红、肿、热、痛,未溃破时可用。肿块颜色暗,弥漫性肿胀或已破勿用。

【注意事项】

1. 肿块色暗、弥漫性肿胀或已破溃者禁用。

2. 皮肤过敏者慎用。

3. 本药为外用药，不可内服。

【用法用量】 外用。贴于患处，每日更换 1 次。

龙珠软膏

【适宜病症】 用于疖、痈属热毒蕴结证，外伤创面新鲜红肿，脓液清、稀者可用。烫伤者配合“烫伤油”合用，生肌疗效更好。

【注意事项】

1. 肿块未破溃者禁用。

2. 肿块破溃无感染者慎用。

3. 孕妇慎用。

4. 本药含硇砂，不可久用。

5. 本药为外用药，不可内服。

【用法用量】 外用。取适量药膏涂抹患处，或摊于纱布贴患处，每日 1 次。溃前涂药宜厚，溃后涂药宜薄。

五福化毒丸

【适宜病症】 用于血热毒盛的疮疖，创面新鲜红肿，疮疖顶部有鲜红色点状突起，出血鲜红或肿块红肿热痛明显、肿块内已局部化脓者。

【注意事项】

1 创面暗红，创面经久不愈，出血色暗者禁用。

2. 孕妇及小儿、体质虚弱者慎用。

【用法用量】 口服。水蜜丸一次 2 克，大蜜丸一次 1 丸；一日 2~3 次。

温馨提示

1. 治疗疖的关键是要区分热毒(红、肿、热、痛)轻重、是否破溃、是否出血、是否成脓而对症用药。

2. 伤疖膏重在清热消肿,用于治疗红、肿、热、痛,未溃之疖。龙珠软膏重在清热,兼可生肌,用于创面新鲜红肿,脓液清稀的溃烂之疖。五福化毒丸重在清热解毒,兼可凉血止血,用于创面新鲜红肿,疮疖有头鲜红、溃烂出血鲜红之疖。

3. 用药期间,忌食辛辣、油腻、海鲜等食品。

第二节 痈

1. 什么是痈?

痈以邻近的多个毛囊及周围皮脂腺和汗腺的急性化脓性感染为临床特征。中年以上好发,以老年者居多。多发于皮肤韧厚的项部和背部。致病菌多为金黄色葡萄球菌。以局部光软无头,红肿疼痛,结块范围多在 6~9cm 大小,发病迅速,易肿、易溃、易敛,或有恶寒、发热、口渴等全身症状为主要表现。

2. 中医如何治疗痈?

中医学认为本病多因外感风温、湿热,内有脏腑蕴毒,凝聚肌表,以致经络阻隔,营卫不和,气血凝滞而成。可分为热毒蕴结、阴虚火盛、气血两虚证,分别以和营托毒、清热利湿、滋阴生津、清热托毒、调补气血为治法。

3. 常用的中成药有哪些？如何使用？

常用的中成药有以下几类，患者可根据自己的具体情况酌情选用：

活血消炎丸

【适宜病症】 用于热毒瘀滞所致的痈疽、乳痈，症见局部红肿热痛、有结块。

【注意事项】

1. 体表肿块已溃破者慎用。

2. 药性较烈，不可长期使用

3. 孕妇慎用。

4. 有消化系统疾病者慎用。

【用法用量】 温黄酒或温开水送服。一次 3 克，一日 2 次。

连翘败毒丸

【适宜病症】 用于热毒蕴结肌肤所致的疮疡，症见局部肿块，红肿热痛者。

【注意事项】

1. 局部肿块，形成缓慢，颜色苍白或紫暗，无红肿热痛，脓液稀薄，病程长者慎用。

2. 药性较烈，不可长期使用。

3. 孕妇慎用。

【用法用量】 口服。水丸一次 6 克，一日 2 次。

清血内消丸

【适宜病症】 用于脏腑积热、风湿毒热引起的疮疡初起，红肿坚硬，痈疡不休，憎寒发热，二便不利。

【注意事项】

1. 局部肿块，形成缓慢，颜色苍白或紫暗，无红肿热痛，脓液稀薄，病程长者禁用。

2. 本药含雄黄，不可久服。

3. 孕妇慎用。

【用法用量】 口服。一次 6 克，一日 3 次。

拔　毒　膏

【适宜病症】 用于热毒瘀滞肌肤所致的疮疡，症见肌肤红、肿、热、痛，或已成脓。

【注意事项】

1. 局部肿块，形成缓慢，颜色苍白或紫暗，无红肿热痛，脓液稀薄，病程长者禁用。

2. 肿块红肿热痛，但未化脓者禁用。

3. 孕妇慎用。

4. 本药为外用药，不可内服。

5. 本药含红粉、轻粉、木鳖子，不可长期使用。

【用法用量】 加热软化，贴于患处，隔日换药 1 次，溃脓时每日换药 1 次。

牛黄醒消丸

【适宜病症】 用于热毒郁滞、痰瘀互结所致的痈疽发背、无名肿毒。症见局部肿块，红肿热痛，病程长，形成硬结者。

【注意事项】

1. 局部肿块，形成缓慢，颜色苍白或紫暗，无红肿热痛，脓液稀薄，病程长者慎用。

2. 体虚者慎用。

3. 本药含有雄黄，不宜长期使用。

4. 本药含有麝香，孕妇慎用。

【用法用量】 用黄酒或温水送服。一次 3 克，一日 1~2 次。患在上部，临睡前服；患在下部，空腹时服。

醒 消 丸

【适宜病症】 用于气滞血瘀、邪毒结聚所致的痈疽肿毒，症见局部肿块，红肿热痛，病程长，形成硬结者。

【注意事项】

1. 局部肿块，形成缓慢，颜色苍白或紫暗，无红肿热痛，脓液稀薄，病程长者慎用。

2. 体虚者慎用。

3. 本药含有雄黄，不宜长期使用。

4. 本药含有麝香，孕妇慎用。

【用法用量】 用黄酒或温开水送服。一次 1. 5~3 克，一日 2 次。

温馨提示

1. 治疗痈关键要区分热毒(红、肿、热、痛)轻重、是否破溃、是否出血、是否成脓。又有互相兼次的症状，临床上要对症用药。

2. 活血消炎丸:重在活血消痈散结，用于局部红肿疼痛者。连翘败毒丸:用于热毒蕴结肌肤所致的疮疡，症见局部红肿热痛、未溃破者。清血内消丸:用于内热(脏腑积热)，兼有风湿毒热引起的疮疡，表现:初起、红肿坚硬、痈疡不休、憎寒发热、二便不利。拔毒膏:此药为外用药，用于热毒瘀滞肌肤所致的疮疡，症见肌肤红、肿、热、痛，或已成脓。牛黄醒消丸:用于热毒郁滞、痰瘀互结所致的痈疽发背、瘰疬流注、乳痈乳岩、无名肿毒，层次较深，以消痈散结见长。醒消丸:解毒消肿，以行气活血见长，用于痈疽肿毒、坚硬疼痛者。

3. 以上诸药清热解毒较重，活血，行气，散结，解表各有偏重，体虚者及孕妇慎用。长期使用可伤阳，破血，耗气。

4. 患者应忌食辛辣、油腻、海鲜食品。

5. 用药 3~5 天症状未见减轻者，应尽早去附近医院就诊。

第三节　损伤

1. 什么是损伤?

损伤是指外界各类致伤因素作用于人体，造成组织器官解剖结的破坏和生理功能紊乱，并引起机体局部与全身的反应。临床上多表现为局部的青紫、疼痛、压痛、出血等，严重者可出现休克。这里主要介绍轻度损伤的中成药治疗。

2. 中医如何治疗损伤?

本病属中医“外伤”、“内伤”等范畴。治疗多以活血化瘀为主。

3. 常用的中成药有哪些? 如何使用?

常用的中成药有以下几类,患者可根据自己的具体情况酌情选用:

回生第一散

【适宜病症】 用于软组织挫伤,皮下血肿,青紫,肿胀疼痛者。

【注意事项】 有消化系统疾病者不可长期服用。

【用法用量】 用温黄酒或温开水送服,一次1克,一日2~3次。

九 分 散

【适宜病症】 用于软组织挫伤,皮下血肿,青紫,肿胀疼痛者。

【注意事项】

1. 破损伤口不可外用,因本药含毒性药能快速吸收入血。

2. 小儿及体弱者遵医嘱服用。

【用法用量】 饭后服,一次2.5克,一日1次。外用,创伤青肿未破者以酒调敷患处。

跌打活血散

【适宜病症】 用于跌打损伤,闪腰岔气等软组织挫伤,见皮下血肿、青紫、肿胀疼痛者。

【注意事项】

1. 皮肤破伤处不宜敷。

2. 可刺激消化道，饭后服用，消化系统疾病者慎用。

【用法用量】 口服，温开水或黄酒送服，一次 3 克，一日 2 次。外用，以黄酒或醋调敷患处。

七 厘 散

【适宜病症】 用于软组织挫伤，皮下血肿，青紫，肿胀疼痛及外伤出血者。

【注意事项】

1. 本药含朱砂，不易长期、过量服用。

2. 本药含乳香、没药，饭后服用可减轻胃肠反应。

3. 皮肤过敏者勿用。

【用法用量】 饭后服，一次 1~1.5 克，一日 1~3 次；外用，调敷患处。

五 虎 散

【适宜病症】 用于跌打损伤，瘀血肿痛等软组织挫伤，症见皮下血肿、青紫、肿胀疼痛者。

【注意事项】

1. 配合黄酒送服可增加药性，减轻胃肠刺激。

2. 本药含天南星，不易长期、过量服用。

【用法用量】 温黄酒或温开水送服，一次 6 克，一日 2 次；外用白酒调敷患处。

中华跌打丸

【适宜病症】 用于陈旧性软组织挫伤，皮下血肿长期不消散、青紫、肿胀疼痛者，刺痛及开放性损伤出血者。

【注意事项】 本药含川乌，不易长期、过量服用。

【用法用量】 口服，水蜜丸一次 3 克，大蜜丸一次 1 丸，一日 2 次。小孩及体虚者减半。

温馨提示

1. 中成药主要用于跌打损伤、闪腰岔气、伤筋动骨、皮肤青肿、血瘀疼痛等损伤较轻者。各药均以活血、行气、消肿、散瘀、止痛为主，有的兼以补气、补血、强筋健骨等。

2. 回生第一散偏于活血行气；九分散偏于散瘀止痛；跌打活血散偏于活血强筋；七厘散偏于止血止痛，活血散瘀；五虎散偏于筋伤恢复，可活血强筋壮骨。

3. 以上诸药均有活血，行气，止痛的药用功效，孕妇慎用，部分药品含有毒性成分，长期使用遵医嘱，若有毒性反应，立即停药。

4. 外伤出血较严重或损伤后意识障碍者，宜尽快去医院就诊。

5. 本类药物多为行气活血化瘀之品，孕妇忌用。

第四节　烧伤

1. 什么是烧伤？

烧伤一般是指由热力（包括热液、蒸汽、高温气体、火焰、灼热金属液体或固体等）所引起的组织损害。主要是指皮肤和/或黏膜的损害，严重者也可伤及其下组织。此外由于电能、化学物质、放射线等所致的组织损害及临床过程类似于热力烧伤，临床上均将其归于烧伤一类。也有将热液、蒸汽所致之热力损伤称为烫伤，火焰、电流等引起者称为烧伤。烧伤的严重程度取决于受伤组织的范围和深度，烧伤深度可分为Ⅰ度、Ⅱ度和Ⅲ度。Ⅰ度烧伤损伤最轻，烧伤皮肤发红、疼痛、明显触痛、有渗出或水肿，轻压受伤部位时局部变白，但没有水疱。Ⅱ度烧伤损伤较深，皮肤出现水疱，又分为浅、深两个层次。浅Ⅱ度烧伤(包括表皮和真皮的深层受伤)：皮肤上起大水疱，并有剧烈疼痛，一般在两周左右愈合。深Ⅱ度烧伤(烧伤已达到真皮的深层)：皮肤上已出现小水疱，水疱破裂后可见到创面呈浅红色或白中透红，或有许多红色小点，一般约需要一个月时间才能恢复。Ⅲ度烧伤损伤最深。烧伤表面可以发白、变软或者呈黑色、炭化皮革状。由于被烧皮肤变得苍白，在白皮肤人中常被误认为正常皮肤，但压迫时不再变色。破坏的红细胞可使烧伤局部皮肤呈鲜红色，偶尔有水疱，烧伤区的毛发很容易拔出，感觉减退。Ⅲ度烧伤区域因为皮肤的神经末梢被破坏，一般没有痛觉。这里主要介绍面积较小的Ⅰ度、Ⅱ度烧伤，可以自我选用中成药治疗。

2. 中医如何治疗烧伤?

根据中医辨证法则，烧伤可分为热伤营卫，火毒伤津，阴伤阳脱，火毒炽盛，火毒内陷，气血两虚，脾虚阴伤等证，分别以调和营卫，清热解毒，益气养阴；回阳救逆，益气护阴；清热解毒；清营凉血解毒；补气养血，兼清余毒；补气健脾，益胃养阴为治法。

3. 常用的中成药有哪些? 如何使用?

常用的中成药有以下几类，患者可根据自己的具体情况酌情

选用：

烧伤灵酊

【适宜病症】 用于各种原因所致的Ⅰ、Ⅱ度烧伤。症见轻度烧伤，无感染，创面新鲜，有渗出。

【注意事项】 不宜用于Ⅲ度烧伤。

【用法用量】 外用。喷洒于洁净的创面，不需包扎。一日3~4次。

獾 油

【适宜病症】 用于轻度烫伤，红肿疼痛时使用，有护肤作用。

【注意事项】

1. 烧、烫伤合并感染时禁用。
2. Ⅲ度烧、烫伤者应及时去医院就诊。
3. 用药后出现皮肤过敏反应者，应及时停用，改用他药。

【用法用量】 取适量的药物涂抹患处。

京 万 红

【适宜病症】 用于水、火、电灼烫伤，疮疡肿痛，皮肤损伤，创面溃烂。新鲜烫伤及感染创面均可使用。

【注意事项】

1. Ⅲ度烧伤慎用。
2. 用药后如出现皮肤过敏者应及时停用。
3. 木鳖子有毒，不可久用。

【用法用量】 用生理盐水清理创面，涂敷本品或将本品涂于消毒纱布条，用消毒纱布包扎，每日换药1次。

创 灼 膏

【适宜病症】 新鲜及感染创面均可使用，创面红肿或有脓性分泌物者可使用。

【注意事项】

1. 局部肿块，形成缓慢，颜色苍白或紫暗，无红肿热痛，脓液稀薄，病程长者禁用。

2. 肿块未破者禁用。

【用法用量】 外用。涂敷患处，如分泌物较多，每日换药 1 次；分泌物较少，2~3 日换药 1 次。

烫 伤 油

【适宜病症】 可止痛，缓解红肿，减少渗出，用于 I、II 度烧烫伤和酸碱灼伤。

【注意事项】 用药后如出现皮肤过敏者应及时停用。

【用法用量】 外用适量，伤面经消毒清洗后，用棉球将药涂于患处，盖于伤面，如有水疱，可先将水疱剪破再涂药，必要时可用纱布浸药盖于伤面。

紫花烧伤膏

【适宜病症】 可止痛缓解红肿，减少渗出，并可促进坏死组织吸收，用于 I、II 度以下烧伤、烫伤。

【注意事项】 用药后如出现皮肤过敏者应及时停用。

【用法用量】 外用。清疮后，将药膏均匀涂敷于创面，一日 1~2 次。采用湿润暴露疗法，必要时特殊部位可用包扎疗法或遵医嘱。

温馨提示

1. 烧伤灵酊：清热燥湿、解毒消肿、收敛止痛，用于各种原因所致的Ⅰ、Ⅱ度烧伤，创面新鲜，有渗出者。獾油：偏于清热解毒、消肿止痛，有护肤作用。京万红：热解毒、凉血化瘀、消肿止痛、祛腐生肌，感染创面亦可用。创灼膏：清热解毒、消肿止痛、去腐生肌，用于烧伤、冻疮、褥疮、外伤、手术后创口感染、慢性湿疹及常见疮疖。烫伤油：清热解毒，偏于凉血、祛腐、止痛，用于Ⅰ、Ⅱ度烧烫伤和酸碱灼伤，破溃创面亦可用。紫花烧伤膏：清热凉血、化瘀解毒、止痛生肌，用于Ⅰ、Ⅱ度以下烧伤、烫伤，可减少渗出。

2. 重度烧伤或烧伤面积较大时，应去医院就诊。

3. 注意保护疮面的清洁，以免感染，忌食辛辣、油腻食物。

4. 以上诸药均为外用，皮肤过敏者慎用。

第五节　乳腺囊性增生病

1. 什么是乳腺囊性增生病？

乳腺囊性增生病也称慢性囊性乳腺病，或称纤维囊性乳腺病，是乳腺间质的良性增生，增生可发生于腺管周围并伴有大小不等的囊肿形成；也可发生在腺管内而表现为上皮的乳头样增生，伴乳管囊性扩张；另一类型是小叶实质增生。临床特点是乳房胀痛、乳房肿块及乳头溢液。

2. 中医如何治疗乳腺囊性增生病？

本病属中医“乳癖”范围。祖国医学认为，本病多因肝气不舒、冲任失调，致使乳房气滞血瘀，痰瘀凝结而成病，多采用疏肝解郁、化痰散结、行气活血、调理冲任治法。

3. 常用的中成药有哪些？如何使用？

常用的中成药有以下几类，患者可根据自己的具体情况酌情选用：

小金丸（胶囊）

【适宜病症】 用于痰气凝滞所致的瘰疬、瘿瘤、乳岩、乳癖，症见肌肤或肌肤下一处或数处肿块，或骨及骨关节肿大、皮色不变、肿硬作痛，活动良好者。

【注意事项】

1. 局部肿块红肿热痛明显者禁用。
2. 本药含有毒药物和活血药物，孕妇慎用。
3. 忌食辛辣、油腻、海鲜等食品。
4. 本药含制草乌，不可久服。
5. 本药含有乳香、没药，可刺激消化道，消化系统疾病者慎用。

【用法用量】 丸剂：打碎后内服。一次1.2~3克，一日2次；小儿酌减。胶囊剂：口服。一次4~10粒，一日2次；小儿酌减。

乳增宁胶囊（片）

【适宜病症】 用于冲任失调、气郁痰凝所致的乳腺增生，见乳房结节一个或多个，大小形状不一，质柔软，乳房肿块疼痛较轻，或无疼痛，或经前胀痛，或乏力，经量少色淡，或闭经。

【用法用量】 胶囊：口服，一次4粒，一日3次。片剂：口服，一次4~6片，一日3次。

乳核散结片

【适宜病症】 用于乳腺增生,症见乳房肿块质软或中等硬,或乳房胀痛明显,行走活动时也有乳房疼痛,经前疼痛加剧或疼痛随情绪波动而变动。

【用法用量】 口服。一次 4 片,一日 3 次。

乳疾灵颗粒

【适宜病症】 用于肝郁气滞、痰瘀互结所致的乳腺增生,症见乳腺肿块质软或中等硬、胀痛或刺痛,或经前疼痛。疼痛随情绪波动而变动。

【用法用量】 开水冲服。一次 1~2 袋,一日 3 次。

乳块消胶囊(片)

【适宜病症】 用于肝气郁结、气滞血瘀所致的乳腺增生,症见乳房肿块质硬,胀痛或刺痛,易怒,失眠多梦,心烦,自觉口苦,舌苔黄者。

【用法用量】 胶囊剂:口服。一次 4~6 粒,一日 3 次。片剂:口服。一次 4~6 片,一日 3 次。

乳宁颗粒

【适宜病症】 用于肝气郁结所致的乳腺增生,症见经前乳房胀痛、两胁胀痛、乳房结节、经前疼痛加重。

【用法用量】 口服。开水冲服。一次一袋,一日 3 次。20 天为一个疗程,或遵医嘱。

乳 康 片

【适宜病症】 用于肝郁气滞、痰瘀互结所致的乳腺增生，症见乳房肿块、质地软或中等硬，疼痛不明显，或经前胀痛。

【注意事项】

1. 如果出现皮疹应到医院就诊。

2. 消化系统疾病者慎用。

【用法用量】 口服。一次2~3片，一日2次。

乳癖消胶囊(颗粒、片)

【适宜病症】

1. 用于痰热互结所致的乳腺增生，症见乳腺肿块局部红肿，质柔软。

2. 产后乳汁排除不畅，形成肿块并发急性乳腺炎，早期局部红肿热痛，无化脓，可伴发热等。

【注意事项】

1. 急性乳腺炎化脓者慎用。

2. 急性乳腺炎者应保持乳汁通畅。

【用法用量】 胶囊:口服，一次5~6粒，一日3次。颗粒:口服，一次8克，一日3次。片剂:口服，小片一次5~6片，大片一次3片，一日3次。

消 核 片

【适宜病症】 用于肝郁气滞、痰瘀互结所致的乳腺增生，症见乳房肿块或结节、数目不等、大小不一、肿块质韧，胀痛或刺痛，疼痛随情绪波动而变化，伴烦躁易怒，苔黄。

【注意事项】 患者在服药期要定期复查肝功能，出现肝损害后应改用其他药物治疗。

【用法用量】 口服。开水冲服，一次4~7片，一日3次，饭后服用，连服3个月为一个疗程。

温馨提示

1. 中医认为乳腺囊性增生病，病因多为肝气不舒、冲任失调，致使乳房气滞血瘀，痰瘀凝结而成病，多采用疏肝解郁、化痰散结、行气活血、调理冲任治法。

2. 上面提到的中成药各有偏重，临床使用要注意鉴别。如小金丸（胶囊）偏于痰气凝滞所致，长于散结消肿，化瘀止痛；乳增宁胶囊（片）偏于冲任失调、气郁痰凝，治以疏肝散结，调理冲任；乳康片偏于肝郁气滞、痰瘀互结，治以舒肝活血，祛瘀软坚；乳核散结片偏于肝郁气滞、痰瘀互结，治以疏肝活血，祛痰软坚；乳块消胶囊（片）偏于肝气郁结、气滞血瘀，治以活血化瘀，消散乳块；消核片偏于肝郁气滞、痰瘀互结，治以化痰通络，软坚散结；乳癖消胶囊（颗粒、片）偏于痰热互结软坚散结，治以活血消痈，清热解毒。

3. 使用前应明确诊断，以免耽误病情

4. 以上诸药多含活血、行气、破气之品，孕妇慎用。

5. 服药期间应当定期到医院检查，一者可以帮助判断疗效，决定下一步的治疗，再者可以及早发现病情是否恶化，以免延误。

6. 保持心情舒畅。

第六节　前列腺炎

1. 什么是前列腺炎?

前列腺炎多发于中青年。临床上有急性和慢性、特异性和非特异性、细菌性和非细菌性三种分类，最常见的类型是慢性无菌性非特异性前列腺炎。本病以会阴、小腹坠胀，尿频、尿急、尿痛、排尿不适为主要表现。急性以发病急、伴全身中毒症状为特点；慢性则病程迁延，反复发作，缠绵难愈。

2. 中医如何治疗前列腺炎?

根据本病的症状、体征，当属中医“白浊”、“精浊”、“肾虚腰痛”、“劳淋”等范畴。本病以正虚为本，邪实为标，可分为湿热下注证、气滞血瘀证、阴虚火旺证、肾阳虚衰证等，分别以清热利湿、活血化瘀，行气止痛、滋阴降火、温补肾阳为治法。

3. 常用的中成药有哪些? 如何使用?

常用的中成药有以下几类，患者可根据自己的具体情况酌情选用：

前列安栓

【适宜病症】 用于湿热瘀血壅阻所引起的慢性前列腺炎，尿频、尿急、尿痛、尿道内灼热不适，排尿终末或大便时偶有尿道口滴出少量白色前列腺液，伴下腹痛、会阴部疼痛、睾丸疼痛，舌苔黄腻。

【用法用量】 将栓剂塞入肛门约 3~4 厘米，一次 1 粒，一日 1

次，一个月为一疗程，或遵医嘱。最佳使用方法：在晚上睡觉前排大便，随后取侧卧位，将药物放入直肠内 3~4 厘米的位置。每天 1 次，每次 1 粒，30 天一个疗程，坚持 2~3 疗程为佳。

前列通瘀胶囊

【适宜病症】 用于慢性前列腺炎，病程较长，尿频，尿急，排尿不净感，伴下腹、会阴部、睾丸、腰骶部坠胀不适，疼痛，舌苔白或薄黄。

【用法用量】 口服，一次 5 粒，一日 3 次，1 个月为一疗程，饭后服用。

前列欣胶囊

【适宜病症】

1. 用于治疗瘀血凝聚，湿热下注所致的慢性前列腺炎，病程长，尿频，尿急，尿痛，排尿不尽，尿道灼热，排前列腺液较多，舌暗红，苔黄腻。

2. 前列腺增生的症状改善，症见尿急，尿痛，排尿不畅，滴沥不净，大便干燥，舌暗红，苔黄腻。

【注意事项】 偶见胃脘不适者，一般不会影响继续治疗。

【用法用量】 口服，一次 4~6 粒，一日 3 次。

温馨提示

1. 应用中成药治疗前列腺炎，要以中医理论为指导，注意本病“正虚为本，邪实为标”的病理特点。临床上中医将本病分为湿热下注证、气滞血瘀证、阴虚火旺证、肾阳虚衰证等，分别以清热利湿、活血化瘀、行气止痛、滋阴降火、温补肾阳为治法。

2. 前列安栓：主治湿热瘀血壅阻的慢性前列腺炎，治以清热利湿通淋，化瘀散结止痛；前列通瘀胶囊：用于慢性前列腺炎属瘀血阻滞，兼湿热内蕴证，治以活血化瘀，清热通淋；前列欣胶囊：用于治疗瘀血凝聚，湿热下注的慢性前列腺炎，治以活血化瘀，清热利湿。

3. 用药期间戒烟、酒，少食、不食辛辣食物，少骑自行车。

第七节 痔

1. 什么是痔？

痔的传统概念是直肠末端黏膜下和肛管皮肤下静脉丛瘀血、扩张、屈曲所形成的柔软静脉团，新近认为，痔是肛垫的病理性肥大和移位。痔疮以齿状线为界，可以分为内痔、外痔、混合痔，它们的症状各有不同。内痔的主要症状为便血和肿物脱出。外痔的主要症状为肛门坠胀、疼痛，有异物感。混合痔的主要症状为便血，肿物脱出，肛门坠胀，疼痛瘙痒。根据2000年中华医学会外科学组《痔诊治暂行标准》：内痔临床上常分为四期：Ⅰ期：无痛苦，主要以便血、分泌物多、痒为主；Ⅱ期：有便血，痔随排便脱垂，但能自行还纳；Ⅲ期：内痔脱垂于肛门口外，或每次排便脱出肛门口外，不能自行还纳，必须用手托回；Ⅳ期：内痔脱出肛门无法回纳到肛门的里面。这种是内痔中最严重的病症。混合痔临床常分为三期：早期：主要是大便时出血、血量较多、有时点滴而下、血量有时如泉喷射、没有疼痛或其他不适；中期：大便后就会有痔核脱出肛门外；晚期：大便后痔核脱出不能回到肛门内，需要用手推回，严重时咳嗽、用力、工作或劳动时都会脱出肛门外。

2. 中医如何治疗痔？

中医称“痔疮”，可分为风伤肠络证、湿热下注证、气滞血瘀证、脾虚气陷证等，分别以清热凉血祛风、清热渗湿止血、清热利湿祛风活血、补气升提为治法。

3. 常用的中成药有哪些？如何使用？

常用的中成药有以下几类，患者可根据自己的具体情况酌情选用：

痔炎消颗粒

【适宜病症】 用于血热毒盛所致的痔疮肿痛、肛裂疼痛及痔疮手术后大便困难、便秘及老年人便秘。

【注意事项】

1. 本药含活血、通利之品，孕妇慎用。

2. 老年性便秘，排便无力，食少，饭后胃胀，大便不干者忌用。

【用法用量】 口服。一次 10~20 克，一日 3 次。

九　华　膏

【适宜病症】 用于外痔、内痔嵌顿，直肠炎、肛窦炎，亦用于内痔术后，

【注意事项】

1. 若有创面，吸收更快，不宜长期使用。

2. 本药含有银朱，为含汞制剂，不宜长期使用。

3. 孕妇慎用。

4. 本药为外用药，不可内服。

【用法用量】 外用。每日早晚或大便后敷用或注入肛门内。

马应龙麝香痔疮膏

【适宜病症】

1. 用于湿热瘀阻所致的痔疮、肛裂，见大便出血、或疼痛、有下坠感，新鲜及感染创面均可使用。

2. 亦用于肛周湿疹。

【注意事项】

1. 孕妇慎用。

2. 本药为外用药，不可内服。

【用法用量】 外用，涂擦患处。

化 痔 栓

【适宜病症】 用于大肠湿热所致的内外痔、混合痔疮，肛门肿物脱出，症见肛门灼热疼痛，重坠，便血。

【注意事项】

1. 消化系统疾病者慎用。

2. 本药所含洋金花有毒，孕妇慎用。

3. 止血功效弱，出血较多慎用。

4. 本药为外用栓剂，不可口服。

【用法用量】 外用。患者取侧卧位，置入肛门 2~2.5 厘米处，一次 1 粒，一日 1~2 次。

九华痔疮栓

【适宜病症】 用于血热毒盛所致的痔疮、肛裂等肛肠疾患，症见肛门肿痛，便血，大便干。

【注意事项】

1. 孕妇慎用。

2. 本药为外用药，不可内服。

【用法用量】 外用。大便后或临睡前用温水洗净肛门，塞入栓剂。一次1粒，一日1次；痔疮严重或出血量较多者，早晚各塞1粒。

六味消痔片

【适宜病症】 用于Ⅰ、Ⅱ期内痔，症见：便血色暗红，量较多，肛门肿物脱出。肛门灼热，重坠感，舌苔黄。

【注意事项】

1. 止血功效弱，出血较多慎用。

2. 孕妇慎用。

【用法用量】 口服。一次6片，一日3次；或遵医嘱。

消痔软膏

【适宜病症】 用于炎性、血栓性外痔及Ⅰ、Ⅱ期内痔。见大便带血，滴血，或喷射状出血，血色鲜红，大便干，肛门灼热，舌红，苔薄黄。

【注意事项】

1. 孕妇慎用。

2. 本药为外用药，不可内服。

【用法用量】 外用。用药前用温水清洗局部。治疗内痔：将注入头轻轻插入肛内，把药膏推入肛内；治疗外痔：将药膏均匀涂覆于患处，外用清洁纱布覆盖。一次2~3克，一日2次。

痔 宁 片

【适宜病症】 用于实热内结或湿热瘀滞所致的痔疮，症见便血量多，色鲜红，大便干，肛门肿痛明显，舌红苔黄。

【注意事项】 孕妇慎用。

【用法用量】 口服，一次 3~4 片，一日 3 次。

痔 康 片

【适宜病症】

1. 用于Ⅰ～Ⅱ期内痔，症见便血、肛门肿痛、有下坠感。

2. 本药泻热通便弱，大便干者不适用。

【注意事项】

1. 本药性属寒凉，脾胃虚寒者慎用。

2. 本药含泻下、活血药物，孕妇慎服。

【用法用量】 口服。一次 3 片，一日 3 次，7 天为一疗程，或遵医嘱。

痔特佳片

【适宜病症】 用于Ⅰ、Ⅱ期内痔，血栓性外痔，肛窦炎，直肠炎，症见病程长，便血，肛门坠胀，肛周肿痛明显。

【注意事项】

1. 孕妇慎用。

2. 内含鞣质，故服用时忌茶。

【用法用量】 口服。一次 2~4 片，一日 2 次。

地榆槐角丸

【适宜病症】 用于痔疮肛瘘，症见便血、肛门肿胀，疼痛剧烈，肛门坠胀，口渴便秘，舌暗，苔薄黄。

【注意事项】 孕妇慎服。

【用法用量】 口服。一次 1 丸，一日 2 次。

温馨提示

1. 痔炎消颗粒用于血热毒盛，治以清热解毒，润肠通便，止血，止痛，消肿；九华膏用于湿热郁阻大肠，治以清热，消肿，止痛，生肌；马应龙麝香痔疮膏用于湿热瘀阻，治以清热燥湿，活血消肿，去腐生肌；化痔栓用于大肠湿热，治以清热燥湿，收涩止血；九华痔疮栓用于血热毒盛，治以清热凉血，化瘀止血，消肿止痛；六味消痔片用于湿热瘀阻，治以清热消肿，收敛止血；消痔软膏用于风热瘀阻或湿热壅盛证，治以凉血止血、消肿止痛；痔康片用于热毒风盛或湿热下注，治以清热凉血、泻热通便；痔特佳片用于血热风盛、湿热下注，治以清热凉血，收敛止血，祛风消肿。

2. 血栓外痔较大，经用以上药物治疗无效或Ⅲ期内痔者，应考虑手术治疗。

3. 用药期间如便血量增加，应及时到专科就诊。

4. 对于痔疮已经发展为肛漏的患者在使用上述药物控制症状后仍应给予手术治疗。

5. 饮食宜清淡，忌辛辣、油腻食品，以保持大便通畅。

第八节 腰肌劳损

1. 什么是腰肌劳损？

腰肌劳损是指因某些原因引起的腰骶部肌肉、筋膜以及韧带等软组织的慢性损伤，导致局部无菌性炎症，从而引起腰臀部一侧或两侧的弥漫性疼痛。本病又称腰臀肌筋膜炎或功能性腰痛。临床上统称为软组织性腰痛。本病以腰部隐痛反复发作、劳累后加重、休息后缓解为主要临床表现。

2. 中医如何治疗腰肌劳损？

本病可归属中医学腰痛“痹证”范畴。病因多为腰肌扭伤失治或腰肌长期积累性损伤。病机关键是肾虚兼肝血及脾气虚，或有风寒湿邪阻滞筋络，系本虚标实之证。临床上以补肝肾、祛风散寒、除湿止痛为治疗大法。

3. 常用的中成药有哪些？如何使用？

常用的中成药有以下几类，患者可根据自己的具体情况酌情选用：

壮腰健肾丸

【适宜病症】 用于肾虚所致腰肌劳损，症见腰痛，筋骨疼痛，膝软无力等。疼痛明显患者可配合服用活血化瘀、止痛类药物等。

【注意事项】

1. 腰部疼痛，痛处伴有热感，于热天及受热后加重，口苦，小便黄者慎用。

2. 儿童、孕妇禁用。

3. 感冒、发热患者禁服。

4. 本药宜饭前服用。

【用法用量】 口服，一次 3~5 克，一日 2~3 次。

苁蓉益肾颗粒

【适宜病症】

1. 本药补肾填精。用于肾气不足所致的腰肌劳损，症见腰痛绵绵、腰膝疲软，或兼见记忆减退、头晕耳鸣、四肢无力等。

2. 本药对于老年性慢性腰痛或纵欲过度出现的慢性腰痛效果明显。

3. 开水冲服在冲剂里放少许盐，可增强疗效。

【注意事项】

1. 感冒发热病人不宜服用。

2. 有高血压、心脏病、肝病、糖尿病、肾病等慢性病，严重者应在医师指导下服用。

3. 青春期少女及更年期妇女应在医师指导下服用。

4. 平素月经正常，突然出现月经过少，或经期错后，或阴道不规则出血者应去医院就诊。

【用法用量】 口服，一次 1 袋，一日 2 次，或遵医嘱。

金天格胶囊

【适宜病症】 本药对各种腰腿痛、骨质疏松等均有很好的效果，兼有脊柱骨质增生者，可配合服骨质增生丸等。

【注意事项】 忌生冷、辛辣。

【用法用量】 口服，一次3粒，一日3次。一个疗程为3个月。

虎力散胶囊

【适宜病症】 对于实证导致各种疼痛效果较好，若兼有内脏亏虚，建议同时兼顾虚证，可配合补益药物共用。

【注意事项】 孕妇慎用。

【用法用量】 口服，一次1粒，一日1~2次，开水或温酒送服。外用，将内容物撒于伤口处。

温馨提示

1. 腰肌劳损，在医学上属于姿势性腰痛，经过对姿势的调节，可以减缓症状，关键是保持腰椎姿势的挺拔，减小腰椎曲度和骨盆前倾，避免后侧肌肉挛缩。不然会逐渐加重，导致骨质增生和腰椎间盘突出。

2. 中成药治疗腰肌劳损是遵循中医“通则不痛”的原理，效果很理想，几乎没有副作用。以上列举的中成药治疗各有侧重，可根据病情需要选用，如壮腰健肾丸偏于滋肾阴，补肾气，兼有强筋健骨；苁蓉益肾颗粒偏于滋阴壮阳，补肾填精；金天格胶囊以人工虎骨粉为药用成分，偏于健骨强筋；虎力散胶囊偏治风湿痹痛，驱风除湿，舒筋活络，行瘀，消肿定痛。

3. 腰肌劳损患者日常生活中最好不要穿任何带跟的鞋，高跟鞋、中跟鞋和坡跟鞋都会让重心前移，容易导致脊柱弯曲加大，加重腰痛甚至直接导致腰痛。此外，患者应纠正不良的工作姿势，防止潮湿和受凉，睡硬板床等。

4. 应加强腰背肌锻炼，以促进气血流通，增强腰部筋肉的力量。倒走锻炼是一种行之有效的方法，倒走时人体重心向后移动，有利于减小骨盆前倾和腰椎曲度，而有利于本病的恢复。

第九节 腰椎间盘突出症

1. 什么是腰椎间盘突出症?

腰椎间盘突出症是腰椎间盘退行性改变或外伤所致纤维环破裂,髓核从破裂处脱出,压迫腰椎神经,而出现腰腿放射性疼痛为主要表现的疾病,是骨伤科的常见病、多发病。主要表现为:腰部疼痛,腰部活动障碍,下肢放射痛,脊柱侧弯,小腿后外侧、足背、足跟或足掌的麻木感,患肢温度下降等。

2. 中医如何治疗腰椎间盘突出症?

本病归属中医"腰痛"、"痹证"范畴。病因多为外伤、劳损及风寒湿邪所致。病机关键为肝肾亏虚、血瘀寒湿。湿热之邪痹阻经脉,病症在筋。腰与肾关系最密切,多本虚标实之证。依据具体病因,治疗可选用补益肝肾,活血化瘀,理气止痛以及疏风散寒,除湿通络等。

3. 常用的中成药有哪些? 如何使用?

常用的中成药有以下几类,患者可根据自己的具体情况酌情选用:

腰痹通胶囊

【适宜病症】

1. 用于血瘀气滞、脉络闭阻所致的腰椎间盘突出症,症见腰腿疼痛、痛处不可触碰,轻者腰椎活动受限、重者剧痛不能活动。

2. 气滞血瘀症，见疼痛明显，两肋胀痛者可配合乳香 6 克、没药 6 克或三七粉 2~3 克冲服。

3. 肝肾不足、经络痹阻，见头晕耳鸣，腰膝酸软，劳累时腰痛加重，心烦失眠，口燥咽干，手足心热者可配合口服壮骨关节丸，浓缩丸 1 次 10 丸，水丸 1 次 6 克，每日两次，早晚饭后服用。

【注意事项】 消化性溃疡患者慎服或遵医嘱。

【用法用量】 口服，一次 3 粒，一日 3 次，宜饭后服用。30 天为一疗程。

根痛平颗粒

【适宜病症】

1. 用于风寒阻络所致的腰椎间盘突出症，症见腰腿痛如针刺，痛处固定，舌紫黯，或有瘀斑者，如腰腿疼通遇风受凉加重者可配合祛风止痛类药物共服。

2. 若患者腰腿疼痛乏力，劳累后加重者，可配合使用金匮肾气丸。

【注意事项】

1. 高血压、心脏病、糖尿病、肝病、肾病等慢性病，严重者应咨询医师后服用。

2. 妇女月经期停止用药。

【用法用量】 开水冲服，饭后服用，一次 12 克（1 袋），一日 2 次。

通迪胶囊

【适宜病症】 对各种疼痛有很好的止痛效果，对腰椎间盘突出，根性症状明显，以疼痛为主症者单服本药即可起到很好的缓解症状的效果，临床可同时配合治疗腰肌劳损药物共服。

【注意事项】

1. 肾功能不全者慎用。

2. 本药含马兜铃科植物细辛，应在医生指导下使用，定期复查肾功能。

【用法用量】 口服，一次 2 粒，一日 3 次；剧痛时加服一粒。

活血通脉胶囊

【适宜病症】

1. 用于痰瘀凝聚所致肿块，闭经，跌打损伤及高脂血症见有眩晕、胸闷、心痛、体胖等。

2. 本药攻伐之力峻烈，对于老年或体弱患者要配合使用补益药物，如左归丸、金匮肾气丸、右归丸等。

【注意事项】 体弱血虚者忌服。

【用法用量】 口服 一次 2~4 粒，一日 3 次 或遵医嘱。

温馨提示

1. 本病病机关键为肝肾亏虚，血瘀、寒湿、温热三邪痹阻经脉，系本虚标实之证，临床根据病因病机不同而灵活选择用药。

2. 风寒湿胜之证候重在通痹，可选用根痛平颗粒；对瘀血内阻的病症重在化瘀通络，可选用腰痹通胶囊、活血通脉胶囊；对于老年患者，肝肾明显亏虚者应重在补肾壮腰，可配合使用左归丸或右归丸。

3. 本类药物都有活血化瘀作用，故孕妇禁用，年老体弱者慎用。

4. 如果症状较重或服用上药后症状未见减轻者，应尽早去医院就诊。

第十节　骨性关节炎

1. 什么是骨性关节炎?

骨性关节炎是一种慢性骨关节疾患,又称骨关节病、增生性关节炎等。骨关节炎的发生与年龄有着密切的关系,年龄低于45岁的,发病率为2%~3%;45~64岁的为24.5%~30%,超过65岁的可高达58%~68%,其特点是好发于负重大、活动多的关节,关节软骨产生原发性或继发性退行性变,在关节边缘有骨赘形成。本病的临床表现多为病变关节的疼痛、肿大、压痛、关节活动受限等。

2. 中医如何治疗骨性关节炎?

中医认为,本病的发生与肝肾不足,慢性损伤,致气血不和,经脉受阻,筋骨损伤密切相关。临床治疗以温补肝肾、培补脾胃、祛风化湿、活血化瘀为法。

3. 常用的中成药有哪些? 如何使用?

常用的中成药有以下几类,患者可根据自己的具体情况酌情选用:

金匮肾气丸

【适宜病症】

1. 可用于治疗骨性关节炎偏于阳虚者。

2. 若疼痛明显,关节活动受限,可配合活血化瘀止痛类或消肿类药物服用。

【注意事项】 忌房欲、气恼;忌食生冷食物。

【用法用量】 口服。一次20粒(4克)~25粒(5克),一日2次。

知柏地黄丸

【适宜病症】

1. 可用于治疗骨性关节炎偏于阴虚者。症见五心烦热,腰膝酸痛,夜间热,舌质红等。

2. 若疼痛明显,关节活动受限,可配合活血化瘀止痛类或消肿类药物服。

【注意事项】

1. 虚寒性病证,见怕冷,手足凉,喜热饮,腰部冷痛者不适用。

2. 孕妇慎服。

3. 不宜和感冒类药同时服用。

【用法用量】 水蜜丸一次6克,小蜜丸一次9克,大蜜丸一次1丸;一日2次;空腹或饭前,开水或淡盐水送服。

风湿骨痛胶囊

【适宜病症】 用于阳虚寒湿型颈椎及膝关节增生性关节炎,见局部关节疼痛、活动受限、麻木或肿胀,热敷可减轻,怕冷,手足凉。

【注意事项】

1. 有出血倾向者忌用。

2. 症见头晕目眩,耳鸣耳聋,牙龈肿痛,五心烦热,腰膝酸痛,尿频、尿痛,遗精,夜间热,出汗多,咽干口燥,舌质红者禁用。

3. 本药含毒性药,不可长期服用。

4. 孕妇忌服。

5. 对于寒湿疼痛，见关节冷痛，热敷后减轻，活动受限，四肢冰冷，腰膝酸软，大便稀，舌淡者则禁止服用。

6. 服药后少数可见胃脘不舒，停药后可自行消失。

7. 服药期间注意血压变化。

8. 高血压、严重消化道疾病慎用。

【用法用量】 一次4~6粒，一日2~3次，饭后服，疗程3个月。如需继续治疗，必须停药一个月后遵医嘱。

健步虎潜丸

【适宜病症】 对各种关节骨痛，特别是老年性骨关节退变疼痛尤为有益；适于湿热偏盛导致的关节红肿热痛等急性期表现者。

【注意事项】

1. 孕妇忌服。

2. 忌生冷、辛辣。

【用法用量】 成人每日3次，每次4~6粒，16岁以下儿童减半，饭后用温水吞服。

温馨提示

1. 骨性关节炎是中老年人的多发病，彻底的治愈措施目前还没有，多对症治疗。

2. 中医在临床上多以补益肝肾、培补脾胃、祛风化湿、活血化瘀之法，常可收到一定疗效。偏于肾阳虚者，宜温补肾阳，以金匮肾气丸为主方；若偏于肾阴虚者，可用知柏八味丸；阳虚兼有风寒湿者，可用风湿骨痛胶囊、健步虎潜丸；兼有外伤瘀滞者，可配合使用活血通脉胶囊。

3. 服药一周症状无改善或较重者，应去医院就诊。

第四章　儿科常见病的中成药用法

第一节　小儿感冒(小儿急性上呼吸道感染)

1. 什么是小儿感冒?

“小儿感冒”是小儿呼吸系统最常见的疾病，是各种病原体侵犯喉部以上呼吸道的鼻、鼻咽的急性感染，简称“上感”。常见病原体为病毒，少数为细菌。好发于冬春季节，但四季都可以发生。临床以发热怕冷、头疼鼻塞、流涕喷嚏、全身酸痛或有咳嗽咽痛等为主要表现。

2. 中医如何治疗小儿感冒?

中医认为，其病因病机主要是感受风邪为主，导致肺气失宣出现发热、恶风、鼻塞流涕、喷嚏咳嗽等症状。由于小儿肺常不足，脾常不足，肝常有余的生理特点，所以常见夹痰、夹滞、夹惊的兼证感冒，其治疗方法除在解表、清热等常规治疗感冒的基础上，还要根据症状之不同加用化痰、镇惊、消食导滞的治疗方法，以达到通腑泄热，表里双解的治疗效果。

3. 常用的中成药有哪些? 如何使用?

常用的中成药有以下几类，家长可根据患儿的具体情况酌情选用：

解肌宁嗽丸(口服液)

【适宜病症】

1. 用于小儿外感风寒引起的发热，怕凉，鼻塞流清涕，打喷嚏，咽痛，但红肿不甚，咳嗽痰稀，痰多色白，舌淡红，苔薄白。

2. 若患儿怕冷，鼻流清涕重可用适量葱须、大枣煮水喝。

3. 体温不高，咳嗽明显者可予通宣理肺丸配合服用。

【注意事项】

1. 风热感冒者（见发热重，有汗，口渴，鼻流黄涕，咽红疼痛，咳吐黄痰，舌红苔薄黄）不适用本药。

2. 忌与健脾（如醒脾养儿颗粒）、固表（如玉屏风散）、补肺润肺、滋肾（如六味地黄丸）的药物同用，以免加重病情。

【用法用量】 蜜丸，口服。小儿周岁左右一次半丸，2 岁至 3 岁一次 1 丸，一日 2 次。

小儿至宝丸

【适宜病症】

1. 用于小儿风寒感冒，停食停乳，见发热，鼻塞，流清涕，咳嗽痰多，呕吐酸腐，泄泻稀薄酸臭，舌淡红，苔厚腻。

2. 若咳嗽痰多，可用白萝卜榨汁 5~10 毫升口服，具有化痰降逆止呕的功效

3. 若小儿呕吐腹胀明显，与四磨汤口服液同时服用。

【注意事项】

1. 本药主要治疗风寒感冒，尤其适用于感冒兼夹食滞（胃肠型感冒）；不能和风热感冒药物同用。

2. 本药处方中含朱砂、雄黄，不宜过量久服，肝肾功能不全者慎用。

3. 服用前应除去蜡皮、塑料球壳。

4. 本药可嚼服，也可分份吞服。

5. 忌与具有健脾、固表、补肺、滋肾功效的药物同用，以免加重病情。

【用法用量】 口服，一次1丸，一日2~3次。

小儿百寿丸

【适宜病症】

1. 用于小儿上呼吸道感染、小儿胃肠型感冒及高热惊厥，见发热重，头痛，咳嗽痰多；脘腹胀满，不思饮食，呕吐酸腐；惊风抽搐，舌苔薄黄。

2. 小儿发热较高，可配合小儿热速清口服液，咽干咽痛明显者，可口服儿童清咽解热口服液等清热解毒类药物配合使用。

3. 既往有高热惊厥史者可酌情加用退热药物，以免发生惊厥。

【注意事项】

1. 本药不宜用于风寒（发热，怕寒，鼻塞流清涕，咳嗽咳痰，痰少，舌淡）或暑湿感冒（发热，无汗，头晕，胸闷，口渴心烦，小便黄，舌质红，苔黄腻）者。

2. 本药为小儿急惊风所设，若属脾虚肝旺，慢脾风（神情萎靡，食欲不振，大便稀薄，四肢不温，抽搐无力，时作时止，舌淡苔白）者不宜应用。

3. 服本药时不宜同时服用滋补类中成药。

4. 本药中含有朱砂，不宜加大剂量或长期服用。

【用法用量】 口服。1~2岁：每次1/2丸，3~6岁：每次1粒；、7~9岁：每次1.5粒；10~12岁：每次2粒，一日2~3次；周岁以内小儿酌减。

小儿感冒颗粒

【适宜病症】

1. 用于流行性感冒、上呼吸道感染，见发热，头痛，鼻塞，流浊涕，咳嗽，咯痰，痰稠色白或黄，咽痛，咽部红肿，舌红，苔薄黄。

2. 小儿咽喉红肿、口渴咽干明显，可用鲜芦根、淡竹叶煮水服用。

3. 若体温偏高，咽痛明显者可与小儿咽扁颗粒、小儿清咽冲剂配合服用。

【注意事项】

1. 本药适用于风热感冒，风寒感冒者慎用。

2. 脾胃虚弱（食欲不振，疲倦乏力，形体消瘦）、大便稀薄者慎用。

3. 服药期间避免同时服用滋补类中成药（如养血饮、金匮肾气丸等）。

【用法用量】 开水冲服。1 岁以内一次 6 克，1~3 岁一次 6~12 克，4~7 岁一次 12~18 克，8~12 岁一次 24 克，一日 2 次。

清宣止咳颗粒

【适宜病症】

1. 用于小儿外感风热咳嗽，症见咳嗽，咯痰，发热或鼻塞，流涕，微恶风寒，咽红或痛。

2. 鼻涕、鼻塞等感冒症状重，可用适量香菜根、白菜根煮水冲服清宣止咳颗粒。

3. 若发热、咳嗽较重，可与金振口服液、小儿感冒宁糖浆合用。

【注意事项】

1. 脾虚易腹泻者慎服。

2. 风寒袭肺（症见发热恶寒、鼻流清涕、咳嗽痰白等）引起的咳嗽不适用。

3. 对本药所含药物过敏者禁用，过敏体质者慎用。

【用法用量】 开水冲服，1~3 岁一次 1/2 包；4~6 岁一次 3/4 包；7~14 岁一次 1 包。一日 3 次。

小儿宝泰康颗粒

【适宜病症】

1. 用于小儿急性上呼吸道感染及风热外感，见发热、流浊涕、咽痛、咳嗽。

2. 若咳嗽症状重可配合肺力咳合剂、急支糖浆，加强止咳化痰之功效。

3. 若痰涎较多不易咳出，可用荸荠适量，煮水饮用，清肺热，化痰浊。

【注意事项】

1. 风寒感冒（见发热怕冷、流清鼻涕，咽部不红）者不适用本药。

2. 平素脾胃虚弱易腹泻者慎服。

3. 如正在使用其他药品，使用本药前请咨询医师或药师。

【用法用量】 温开水冲服，1岁以下一次2.6克，1~3岁一次4克，3~12岁一次8克，一日3次。

小儿感冒宁糖浆

【适宜病症】

1. 用于上呼吸道感染，见发热、汗出不爽、鼻塞、流浊涕、咳嗽、咽红肿疼痛，舌质红，苔薄黄。

2. 小儿若发热重，咽部发红，流鼻涕，可以用菊花、荸荠、芦根煮水代茶饮。

3. 感冒咳嗽明显，有发热者可以配合清宣止咳颗粒、小儿肺力咳合剂。

【注意事项】

1. 本药适用于风热感冒，风寒感冒者（发热恶寒无汗、流清涕等）慎用。

2. 服药期间避免同时服用滋补类中成药。

3. 脾胃虚弱、大便稀薄者慎用。

【用法用量】 口服。1 岁以内一次 5 毫升，2~3 岁一次 5~10 毫升，4~6 岁一次 10~15 毫升，7~12 岁一次 15~20 毫升，一日 3~4 次。

儿童清咽解热口服液

【适宜病症】

1. 用于小儿急性咽炎（属肺胃实热证），见发热，咽痛，咽部充血，或咳嗽，口渴等。

2. 咽喉肿痛明显者，可用鲜芦根、菊花适量，煎水代茶饮。

【注意事项】

1. 勿与滋阴、补脾、益肾的中药合用。

2. 体质虚弱伴腹泻者禁用。

3. 本药宜饭后服用。

【用法用量】 口服，1~3 岁一次 5 毫升；4~7 岁一次 10 毫升；7 岁以上一次 15 毫升；一日 3 次。

小儿咽扁颗粒

【适宜病症】

1. 用于急性咽炎、急性扁桃体炎，见发热重，微怕冷，头痛鼻塞，咽喉肿痛，咳嗽痰黄，舌红，苔黄。

2. 若咽喉疼痛明显，可用鲜芦根煎水代茶饮用。

3. 若发热较高可以配合小儿热速清口服液或蓝芩口服液合用。

【注意事项】

1. 若属虚火乳蛾、喉痹者（伴有形体瘦弱，两颧发红，手足心热，口干不渴，舌红少苔）不宜应用本药。

2. 若患儿发热较高病情偏重，不能仅用本药，可视体温变化，酌情加服退热剂。持续高热，扁桃体化脓者不宜单用本药，可配合抗生素合用。

【用法用量】 开水冲服。1~2 岁一次 4 克，一日 2 次；3~5 岁一次 4 克，一日 3 次；6~14 岁一次 8 克，一日 2~3 次。

小儿清咽颗粒

【适宜病症】

1. 用于上呼吸道感染、急性咽炎（外感风热），见发热，头痛，咳嗽，咽部灼热疼痛，吞咽不利，声音嘶哑，舌红苔薄黄。

2. 小儿声音嘶哑严重者可用菊花、麦冬、乌梅、胖大海适量泡水随时饮用。

3. 若咳嗽较重可以和清宣止咳颗粒、金振口服液等联合应用。

4. 夏季暑热重时，可加服化湿祛暑药同用。

【注意事项】

1. 本药适用于风热感冒，若属风寒感冒者不宜应用。

2. 本药适用于风热外侵，肺经有热之急喉痹，若属肺肾阴虚，虚火慢喉痹（咽干，灼痛，午后加重，或干咳少痰，兼有手足心热，午后唇红，两颧红，舌干红少津）者不宜应用。

【用法用量】 开水冲服。1 岁以内一次 3 克；1~5 岁一次 6 克；5 岁以上一次 9~12 克；一日 2~3 次。

金莲清热颗粒

【适宜病症】

1. 用于流行性感冒、上呼吸道感染（热毒壅盛），见高热、口渴、咽干、咽痛、咳嗽，舌红苔黄。

2. 高热不退时可以每4小时服用1次。

【注意事项】

1. 本方为清热解毒之品，风寒外感者（发热恶寒无汗、流清涕等）慎用。

2. 服药期间停用补益类药物。

3. 方中药物寒凉，易伤脾胃，不宜久服。

4. 平素体质虚寒，脾胃虚弱，经常泄泻者不宜服用。

【用法用量】 口服。一次5克，一日4次，高热时每4小时一次；小儿周岁以内一次2.5克，一日3次;4岁以上一次5克，一日4次，高热时每4小时1次。

健儿清解液

【适宜病症】

1. 用于上呼吸道感染（胃肠型，感冒夹乳食停滞证），见发热头痛，咳嗽咽痛，脘腹胀满，口腔溃疡，食欲不振，大便闭结，小便色黄，舌苔厚腻。

2. 若患儿脘腹胀满，口气酸秽，可予小儿豉翘颗粒、保和丸等配合服用。

【注意事项】

1. 脾胃虚寒、大便稀溏者慎用。

2. 服本药时不宜同时服用滋补类中成药。

【用法用量】 口服。一次10~15毫升，婴儿一次4毫升，5岁以内8毫升，6岁以上酌加，一日3次。

六 应 丸

【适宜病症】

1. 用于急、慢性咽喉炎及急性扁桃体炎，见咽喉肿痛，口苦咽干，扁桃体红肿，甚者表面有黄白色脓点，高热，怕冷，大便秘结，小便色黄，舌苔黄腻。

2. 若咽喉肿痛明显，体温持续不降，可用适量芦根、菊花、甘草煮水代茶频频服用。

3. 乳蛾红肿、疼痛明显可以与清咽解热口服液或咽扁颗粒配合使用。

4. 治疗急、慢性咽喉炎，急性扁桃体炎及虫咬伤，可配合使用外用药物。

【注意事项】

1. 阴虚火旺者（口渴咽干，喉痒，午后低热，手足心热，舌红少苔）慎用。

2. 本药寒凉，易伤胃气，故脾胃虚弱者（食欲不振，神疲乏力，大便稀薄，舌淡苔白）慎服。

3. 本药含蟾酥、雄黄，有一定毒性，不宜过量久服。

【用法用量】 饭后服。儿童一次 5 丸，婴幼儿（1~3 岁）一次 2~3 丸，一日 3 次。

温馨提示

1. 治疗小儿感冒的中成药很多，家长要区别风寒感冒与风热感冒的不同用药。风寒感冒与风热感冒其区别在于咽部是否红肿，流涕是清稀还是黄浊，发热有汗与否。这些典型症状都有助于有针对性地选择中成药，正确治疗。

2. 有些解表、止咳的感冒药中含有麻黄成分，儿童不能长期服用，有心肌炎、高血压的患儿更要慎用。

3. 家长要给患儿多饮水，以利毒素的排出。饮食要清淡，多吃富含 Vc 的水果或果汁。

4. 病情较重或服用中成药 1~2 天症状无减轻者，应尽快带患儿去医院就诊，以免延误病情。

5. 服药期间饮食宜清淡，忌食辛辣油腻食物，以免助热生湿，加重病情。

6. 注意患儿保持口腔的清洁卫生，经常漱口，以减少邪毒滞留机会。

第二节　小儿支气管炎

1. 什么是小儿支气管炎？

小儿支气管炎系指支气管发生炎症，小儿毛细支气管炎的病变主要发生在肺部的细小支气管，通常是由普通感冒、流行性感冒等病毒性感染引起的并发症，也可能由细菌感染所致，是小儿常见的一种急性上呼吸道感染。临床上以发热、咳嗽、咳痰等为主要表现。

2. 中医如何治疗小儿支气管炎？

小儿支气管炎多属“咳嗽”范畴。其核心病机是肺脾虚弱，感受外邪，肺失宣肃。咳嗽按病因又分为外感咳嗽与内伤咳嗽。应采用疏散外邪，宣通肺气为治疗原则。可分为风寒咳嗽、风热咳嗽、痰热咳嗽、痰湿咳嗽、气虚咳嗽、阴虚咳嗽，分别以疏风散寒、疏风解热、清肺化痰、燥湿化痰、益气化痰、养阴润肺为治法。

3. 常用的中成药有哪些？如何使用？

常用的中成药如下，家长可根据患儿的具体情况酌情选用：

小儿止咳糖浆

【适宜病症】

1. 用于上呼吸道感染(外感风热)，见发热重，怕风少汗，咳嗽痰多，不易咳出，鼻塞流浊涕，舌红苔薄黄。

2. 若患儿发热、鼻塞，感冒症状重，可配合小儿感冒冲剂、清宣止咳颗粒同服。

3. 痰色黄稠不易咳出者，可与鲜竹沥水同服，化痰清肺热效果更好。

【注意事项】 本药用于感冒咳嗽轻症，气促喘息重者应配合其他药物。

【用法用量】 口服。2~5 岁一次 5 毫升，5 岁以上 5~10 毫升，一日 3~4 次。2 岁以下酌情递减。

急支糖浆

【适宜病症】

1. 用于急性支气管炎、慢性支气管炎急性发作(外感风热或痰热壅肺所致)，见发热恶寒，咳嗽，痰多黄稠，口渴咽痛，胸闷，小便量少色黄，舌边尖红，苔薄黄。

2. 若患儿见咳嗽痰多黄稠等痰热壅肺证者，可配合小儿肺热咳喘口服液、金振口服液同服。

3. 若患儿发热恶寒，口渴咽痛症状重，可配合咽扁颗粒、清咽解热口服液等。

【注意事项】

1. 本药主要清热化痰，风寒外感者忌服。

2. 本药为止咳化痰之剂，适宜感冒初期，阴虚燥咳者(干咳无痰)慎用。

【用法用量】 口服。一次 20~30 毫升，一日 3~4 次；周岁以内一次 5 毫升，1~3 岁一次 7 毫升，3~7 岁一次 10 毫升，7 岁以上一次 15 毫升，一日 3~4 次。

祛痰灵口服液

【适宜病症】

1. 用于急、慢性支气管炎，见咳嗽，痰多色黄黏稠，喘促，烦躁，尿少色黄，大便干结，舌质红，苔薄白。

2. 感冒咳嗽痰多可配合清宣止咳颗粒、麻甘颗粒或小儿清肺颗粒同用。

3. 咳嗽伴喘促者可配合小儿肺热咳喘口服液、金振口服液同服。

【注意事项】

1. 本药性味寒凉，脾虚便溏者忌用。

2. 风寒咳嗽(咳嗽频作，声重，咽痒，痰白清稀，发热头痛，全身酸痛，舌苔薄白)，湿痰阻肺(咳嗽重浊，痰多，色白而稀，胸闷，食欲不振，神疲乏力，舌淡红，苔白腻）者慎服。

【用法用量】 口服。一次30毫升，一日3次；2岁以下一次15毫升，1日2次；2~6岁一次30毫升，一日2次；6岁以上一次30毫升，一日2~3次。

肺力咳合剂

【适宜病症】

1. 用于支气管哮喘、气管炎（痰热犯肺），见咳嗽痰多，色黄黏稠，发热口渴，烦躁，小便色黄，大便干结，舌红苔黄腻。

2. 咳嗽伴有鼻塞、流涕等表证时可加服小儿感冒宁糖浆、解肌宁嗽丸等药。

3. 咳嗽喘息重者可同服小儿肺热咳喘口服液、金振口服液。

【注意事项】

1. 婴儿及糖尿病患儿应在医师指导下服用。

2. 脾虚易腹泻者慎服。

3. 风寒袭肺咳嗽（见发热恶寒、鼻流清涕、咳嗽痰白等）不适用。

【用法用量】 用法用量:口服。7岁以内一次10毫升，7~14岁一次15毫升，一日3次。

儿童咳液

【适宜病症】

1. 用于急、慢性支气管炎（痰热壅肺），见咳嗽气喘，痰黄黏稠，胸闷气促，发热口渴，口干咽痛，小便色黄，大便秘结，舌红苔黄。

2. 若咳吐黄痰可用适量川贝，1个生梨煮水同服，以清肺热，化痰浊。

3. 胸闷气促重者，可配合礞石滚痰丸同服。

【注意事项】

1. 肺脾气虚（咳而无力，痰白清稀，面色苍白，言语声低，四肢不温，怕冷，舌淡嫩，边有齿痕）、阴虚燥咳者（干咳无痰，或痰少而黏，口渴咽干，午后低热，手足心热，舌红少苔）慎用。

2. 服药期间不宜同时服用滋补性中成药。

【用法用量】 口服。1~3 岁一次 5 毫升，4 岁以上一次 10 毫升，一日 4 次。

小儿咳喘灵颗粒(口服液)

【适宜病症】

1. 用于急性支气管炎、肺炎，见发热恶风，微有汗出，咳嗽，咯痰，痰黄黏，口渴咽痛，呼吸急促，气急鼻煽，喉中痰鸣，面目红赤，舌质红，苔薄黄。

2. 若发热、咳嗽痰黄，可配合金振口服液同服，以加强清宣肺气平喘之功效。

3. 若气急鼻煽症状严重不能仅服此药，应与消炎止喘的西药同时应用。

【注意事项】

1. 服药期间不宜同时服用滋补类中成药。

2. 不可与风寒感冒药同时服用。

3. 阴虚肺热咳喘者（干咳无痰，或痰少而黏，口渴咽干，午后低热，手足心热，舌红少苔）不宜应用。

【用法用量】 颗粒剂：开水冲服。2 岁以内一次 1 克，3~4 岁一次 1.5 克，5~7 岁一次 2 克，一日 3~4 次。口服液：口服。2 岁以内一次 5 毫升，3~4 岁一次 7.5 毫升，5~7 岁一次 10 毫升，一日 3~4 次。

小儿清肺化痰口服液

【适宜病症】

1. 用于急性支气管炎、小儿肺炎，见咳嗽气急，咳痰，痰多，痰黏稠或黄，呼吸气促，口渴咽红，舌红，苔薄白或黄。

2. 若咳嗽较剧烈影响睡眠，可以加服儿童咳液或肺力咳合剂。

【注意事项】

1. 风寒咳嗽（见发热恶寒、鼻流清涕、咳嗽痰白等）及痰湿咳嗽（见咳嗽气喘，痰黄黏稠，胸闷气促，发热口渴，口干咽痛，小便色黄，大便秘结，舌红苔黄），气阴不足，肺虚久咳者不宜服用。

2. 服药期间避免服用滋补类中成药。

【用法用量】 口服。周岁以内一次3毫升，1~5岁一次10毫升，5岁以上一次15~20毫升，一日2~3次。用时摇匀。

小儿消积止咳口服液

【适宜病症】

1. 用于上呼吸道感染、急性支气管炎（感冒夹滞证），见咳嗽痰鸣，痰黏黄稠，腹胀，食欲不振，口臭，腹泻或大便秘结，小便量少色黄，舌苔厚腻。

2. 若咳嗽痰鸣明显，伴有轻微发热，可与小儿肺热咳喘口服液或小儿清热化痰口服液同服，加强清肃肺热的功效。

【注意事项】

1. 体质虚弱、肺气不足、肺虚久咳、大便溏薄者（兼见咳而无力，痰白清稀，面色苍白，言语声低，肢寒怕冷，舌淡嫩）慎用。

2. 三个月以下婴儿不宜服用。

【用法用量】 口服。周岁以内一次5毫升，1~2岁一次10毫升，

3~4岁一次15毫升，5岁以上一次20毫升，一日3次。5天为一疗程。

鹭鸶咯丸

【适宜病症】

1. 用于百日咳及感冒咳嗽，见咳嗽阵作，痉挛性咳嗽，喉中痰鸣，气息急促，痰多黏稠，咽红肿痛，伴有呕吐，胁痛，痰中带血，面赤唇红，烦躁不宁，舌苔白或黄。

2. 咳嗽痰多，可用生梨一个，切开去核，放入川贝1~2克，上锅隔水蒸好后喝水吃梨。

3. 百日咳痉咳严重者，可以加服百日咳片或强力镇咳剂，如小儿止咳糖浆等。

【注意事项】 风寒咳嗽（见发热恶寒、鼻流清涕、咳嗽痰白等），体虚久咳者（见咳而无力，痰白清稀，面色苍白，言语声低，肢寒怕冷，舌淡嫩）忌用。

【用法用量】 梨汤或温开水送服。一次1丸，一日2次。

温馨提示

1. 中成药治疗小儿支气管炎的关键是要区分清楚外感咳嗽和内伤咳嗽。外感咳嗽又有风寒咳嗽风热咳嗽之分；内伤咳嗽也有痰热咳嗽、痰湿咳嗽、气虚咳嗽及阴虚咳嗽之不同，临床要对症用药。

2. 小儿止咳糖浆、急支糖浆、祛痰灵用于治疗外感咳嗽风热证，其中咳黄痰、胸闷者用急支糖浆、儿童咳液；咳嗽剧烈痰多者用肺力咳合剂、鹭鸶咯丸、祛痰灵；咳嗽伴喘促选择清肺化痰口服液、小儿咳喘灵口服液。

3. 服药期间饮食宜清淡，忌食甜咸、油腻食品；避免接触异味，煎炒、烟尘、辛辣等刺激性食物。

4. 若咳嗽气急病情较重，或服药 2~3 天咳嗽不见好转，或发热不退，请到医院诊治。

5. 另外，止咳药中多含有麻黄、细辛、杏仁等，不宜长期、过量服用，有高血压、心脏病的患儿要慎用。

第三节　哮喘

1. 什么是哮喘？

哮喘是小儿常见的一种肺系疾病。本病包括了喘息性支气管炎、支气管哮喘。临床上以反复发作的喘息、气促、胸闷和 / 或咳嗽，多在夜间或凌晨发生等症状为特征；此类症状常伴有广泛而多变的呼气流速受限，但可部分地自然缓解或经治疗缓解。

2. 中医如何治疗哮喘？

中医认为，本病内因小儿肺、脾、肾三脏功能不足，外因感受外邪，接触异物、异味，反复发作，耗伤正气所致。哮喘临床分为发作期和缓解期，辨寒热，分阴阳。又按其症候表现分为寒性哮喘与热性哮喘；肺脾气虚与脾肾阳虚、肺肾阴虚。应采用发作期攻邪以治其标，缓解期当扶正以治其本。分别以温肺散寒、清肺涤痰、健脾益气、健脾温肾、养阴清热为治法。

3. 常用的中成药有哪些？如何使用？

常用的中成药如下，家长可根据患儿自己的情况酌情选用：

小儿咳喘灵颗粒(口服液)

【适宜病症】

1. 用于急性支气管炎、肺炎,见发热不退,咳嗽痰稠,喘息气促;见上述证候者。

2. 若患儿喘息气促症状明显者,应配合止咳平喘的吸入剂联合治疗。

【注意事项】 本药不宜应用风寒感冒(主要表现为:见发热恶寒、鼻流清涕、咳嗽痰白等),阴虚肺热喘咳(主要表现为:干咳无痰,或痰少而黏,口渴咽干,午后低热,手足心热,舌红少苔)者。

【用法用量】 颗粒剂:开水冲服。2 岁以内一次 1 克,3~4 岁一次 1.5 克,5~7 岁一次 2 克,一日 3~4 次。口服液:口服。2 岁以内一次 5 毫升,3~4 岁一次 7.5 毫升,5~7 岁一次 10 毫升,一日 3~4 次。

宝咳宁颗粒

【适宜病症】

1. 用于急性支气管炎,见发热,咳嗽,痰盛气促作喘,咯痰黄稠,身红面赤,烦躁不安,舌红苔黄。

2. 若咳嗽气喘等症状明显,可与橘红止咳口服液同时服用。

3. 如咳嗽咯痰黄稠伴有腹胀厌食明显,可以与小儿消积止咳口服液同服。

【注意事项】

1. 本药不适用于暑邪感冒、肺虚久咳或阴虚燥咳者。

2. 本药含有苦杏仁、青黛,不宜长期过量服用。

【用法用量】 开水冲服。一次 2.5 克,一日 2 次;周岁以内小儿酌减。

小儿咳喘颗粒

【适宜病症】

1. 用于急性支气管炎、支气管肺炎(痰热闭肺证),见发热面赤,咳嗽痰多,痰黄稠黏难咯,烦躁口渴,舌红苔黄。

2. 若发热、咳嗽痰黏难出者,可与金振口服液、肺力咳合剂合用。

【注意事项】

1. 本药忌用于风寒咳嗽(见发热恶寒、鼻流清涕、咳嗽痰白等)、阴虚燥咳(干咳无痰,或痰少而黏,口渴咽干,午后低热,手足心热,舌红少苔)者。

2. 本药含有细辛,不宜长期过量服用。

【用法用量】 温开水冲服。周岁以内一次 2~3 克,1~5 岁一次 3~6 克,6 岁以上一次 9~12 克,一日 3 次。

蛤蚧定喘丸

【适宜病症】

1. 用于哮喘、喘息型支气管炎、肺结核(阴虚火旺证),见干咳少痰或无痰,易出汗,眠中汗出而不自知,食欲不振,舌质红苔薄黄。

2. 若咳嗽气喘,痰多清稀,形寒怕冷,肾阳虚明显者,可与固肾定喘丸同服。

3. 若平素易感多汗,不思饮食,可与童康片同服,可固表止汗,增加食欲。

4. 若气喘较重,心慌气短严重,一定要卧床休息,若心气虚弱,肾不纳气(动则喘息咳嗽,气短心慌,面色苍白,四肢冰冷,大便稀薄，舌质淡，苔薄白）明显可与补益脾肾的药物（如黑锡丹等）同服。

【注意事项】

1. 本药用于虚劳咳喘，咳嗽新发者忌用。

2. 本药含麻黄，高血压、心脏病、青光眼患儿慎用。

【用法用量】 口服。水蜜丸一次5~6克，小蜜丸一次9克。大蜜丸一次1丸，一日2次。

小儿清肺化痰口服液

【适宜病症】

1. 用于急性支气管炎（风热犯肺）见咳嗽痰喘，痰黄黏稠，呼吸气促，身热面赤，口干咽红，小便色黄，大便秘结，舌红苔黄。

2. 若咳嗽吐黄痰不爽，口干尿黄少，可同服金振口服液。

【注意事项】 本药不宜用于风寒咳嗽（见发热恶寒、鼻流清涕、咳嗽痰白等）及痰湿咳嗽（咳嗽重浊，痰多，色白而稀，胸闷，食欲不振，神疲乏力，舌淡红，苔白腻），气阴不足（干咳无痰，或痰少而黏，口渴咽干，午后低热，手足心热，舌红少苔），肺虚久咳者。

【用法用量】 口服。周岁以内一次3毫升，1~5岁一次10毫升，5岁以上一次15~20毫升，一日2~3次。用时摇匀。

小青龙合剂

【适宜病症】

1. 用于喘息型支气管炎（痰湿蕴肺证），见怕冷，发热无汗，喘咳不能平卧，痰多而稀多白沫，鼻塞流清涕，头身疼痛，舌淡红苔白滑。

2. 若恶寒重发热轻，头痛鼻塞风寒表征明显，可以与解肌宁嗽丸同服。

【注意事项】

1. 本药忌用于内热咳喘(见咳嗽痰喘,痰黄黏稠,呼吸气促,身热面赤,口干咽红,小便色黄,大便秘结,舌红苔黄。)及虚喘者(见动则喘促,喘促乏力,心慌气短,神疲乏力,或形体消瘦,手足心热)。

2. 本药含麻黄,高血压、青光眼者慎用。

【用法用量】 口服。一次 10~20 毫升,一日 3 次。用时摇匀。

温馨提示

1. 上述药物中小儿咳喘灵颗粒、小儿清肺化痰口服液用于治疗哮喘风热闭肺证,其中发热明显,咳嗽伴喘者用宝咳宁颗粒,咳喘重,痰液白黏,痰湿蕴肺证用小青龙合剂,肺肾两虚,稍动即喘,肾不纳气者用蛤蚧定喘丸。

2. 上述药中均有麻黄,高血压、心脏病患者慎用。

3. 服药期间避免服用滋补类中成药。服药期间忌食生冷、辛辣、油腻食品。

4. 对于反复发作的喘息性支气管炎患儿,要积极寻找过敏源,卧室内注意通风和适宜的湿度。

5. 对于起病急、症状重或服药后未见减轻的患儿应该积极去医院就诊。

第四节　反复呼吸道感染

1. 什么是反复呼吸道感染?

反复呼吸道感染是小儿常见的呼吸系统疾病,发病率达 20% 左右,以 2~6 岁最常见,1 年内往往有 7~10 次以上的上下呼吸道感染。多为先天性因素或机体免疫功能低下或微量元素和维生素缺乏，或喂养方式不当，以及遗传、护理、居住环境等多种因素综合作用的结果。反复呼吸道感染易感者除较健康小儿多罹患几倍的呼吸道疾病外，多有食欲不振、盗汗、体重不增、面色萎黄等表现。

2. 中医如何治疗反复呼吸道感染？

本病属中医“虚人感冒”范畴。其核心病机多因正气不足，卫外不固，造成屡感外邪，邪毒久恋，反复发作。反复呼吸道感染的辨证重在辨别正虚还是邪实。应采用扶正固本，兼以祛邪为治疗原则。可分为营卫失和、肺脾两虚、肾虚骨弱，分别以扶正固表、健脾益气、补肾壮骨为其治法。

3. 常用的中成药有哪些？如何使用？

常用的中成药如下，患者可根据自己的具体情况酌情选用：

童 康 片

【适宜病症】

1. 用于治疗反复呼吸道感染，见消瘦乏力，多汗，咽痛咳嗽，食欲不振，大便稀薄，舌质淡红。

2. 若小儿面色白，感冒迁延不愈，咳嗽、恶风，自汗气短以表虚不固为主要表现者，建议先服用玉屏风散，再服用童康片。

【注意事项】

1. 本药用于体弱患儿的感冒辅助用药。对于反复呼吸道感染的患儿应用本药一定要在恢复期，解除表证后，以免留邪，加重病情。

2. 患儿有感冒发热、咳嗽痰多、舌苔黄腻时不宜用此药。服药期间患热性病可暂时停药，待症状消失后再继续服药。

【用法用量】 口服，一次3~4片，一日4次，嚼碎后吞服。需连服三个月。

玉屏风颗粒

【适宜病症】

1. 用于小儿汗症、反复呼吸道感染、小儿佝偻病等(气虚卫外不固)，见自汗，怕风，气短，乏力，舌淡。

2. 若患儿同时有脾胃虚弱，食欲欠佳症状时可与小儿胃宝片、童康片同时服用。

【注意事项】

1. 患儿尚存外感症状时不宜用本药。

2. 阴虚内热盗汗(口渴咽干，午后低热，手足心热，舌红少苔)，湿热内蕴出黄汗(汗多，汗出肤热，口臭口渴，小便色黄，舌红苔黄腻)均不宜应用。

【用法用量】 开水冲服。一次5克，一日3次。

槐杞黄颗粒

【适宜病症】

1. 适用于儿童体质虚弱，反复感冒或老年人病后体虚，见头晕，头昏，神疲乏力，口干气短，心慌，易出汗，食欲不振，大便秘结，舌红少苔。

2. 本药可以提高机体免疫水平，因此，还有报道用来治疗小儿哮喘恢复期、小儿肾炎、肾病综合征恢复期辅助治疗，减少复发。

【注意事项】

1. 感冒发热患儿不宜服用。

2. 本药宜饭前服用。

3. 高血压、心脏病、肝病、肾病等慢性病患者应在医师指导下服用。

【用法用量】 开水冲服。1~3 周岁一次半袋，一日 2 次，3~12 周岁一次 1 袋，一日 2 次。

温馨提示

1. 小儿反复呼吸道感染关键要分清是感染期、迁延期还是恢复期，因气候、地域和患儿自身体质之差异，又有营卫失和、肺脾气虚、肾虚骨弱之分，这些都是选择药物的参考依据。

2. 童康片、玉屏风颗粒用于治疗小儿营卫失和卫表不固证，其中出汗明显，肺脾两虚明显者用玉屏风颗粒，反复感冒伴食欲不振者用童康片，体质虚弱，动则自汗者用槐杞黄颗粒。另外，上述药中均有补益之功效，有外感症状者慎用。

3. 服药期间，患儿忌辛辣、生冷、油腻食物。

4. 平时应多带患儿做户外活动，以增强体质；气候变化时要注意保暖。

第五节　小儿腹泻

1. 什么是小儿腹泻？

小儿腹泻是由多种病原及多种病因引起的一种疾病。在我国，小儿腹泻是仅次于呼吸道感染的第 2 位常见病、多发病。患儿大多数是 2 岁以下的宝宝，6~11 月的婴儿尤为高发。腹泻的高峰主要发生在每年的 6~9 月及 10 月至次年 1 月。夏季腹泻通常是由细菌感染所致，多为黏液便，具有腥臭味；秋季腹泻多由轮状病毒引起，以稀水样或稀糊便多见，但无腥臭味。

2. 中医如何治疗小儿腹泻？

小儿腹泻多属“泄泻”范畴。其病机是脾胃虚弱，感受外邪，伤于饮食。由于小儿稚阳未充，稚阴未长，腹泻后较成人更易损阴伤阳发生变证。临床分为常证与变证。以运脾化湿为基本治法。常证分为湿热泻、风寒泻、伤食泻、脾虚泻、脾肾阳虚泻；变证分为气阴两伤，阴竭阳脱。分别以清热化湿、疏风散寒、运脾和胃、健脾益气、温补脾肾、健脾益气、救逆固脱为其治法。

3. 常用的中成药有哪些？如何使用？

常用的中成药如下，家长可根据患儿的具体情况酌情选用：

婴儿健脾散(口服液)

【适宜病症】

1. 用于婴儿非感染性腹泻见大便次数增多，质稀气臭，消化不良，面色萎黄，乳食减少，腹痛腹胀，睡眠不宁，肌肉消瘦，神疲倦怠，舌淡苔白。

2. 若腹泻次数频繁，患儿有口渴等轻微脱水现象时，应与思密达和口服补液盐同服。

3. 对于脾胃虚弱引起的大便次数增多，大便中夹有不消化食物者，可与启脾丸、妈咪爱等同服。

4. 若腹泻伴有腹胀、腹痛、嗳腐吞酸症状，可与保和丸同服。

【注意事项】 本药忌用于风寒泻（大便清稀，夹有泡沫，臭气不甚，或伴发热，流涕，咳嗽，舌淡红，苔薄白）、湿热泻（大便水样，如蛋花汤，气味臭秽，腹痛，食欲减退，口渴，小便黄，舌红，苔黄腻）者。

【用法用量】 口服。散剂：周岁以内一次1克，1~3岁一次4克，4~7岁一次8克，一日2次。口服液：口服。6个月以内一次5毫升，6个月至1岁一次10毫升，1~2岁一次15毫升，一日3次。

小儿泻速停颗粒

【适宜病症】

1. 用于小儿腹泻湿热泻兼有伤阴证，见大便稀溏如水，或大便黏腻，气味秽臭，腹痛，食欲减退，口渴，或肛门灼热，舌红苔黄腻。

2. 小婴儿泄泻要注意调整饮食结构，可用适量小米或大米煮粥，用米汤冲调奶粉。

3. 若泄泻症状明显，可与香连丸、葛根芩连丸配合服用。

【注意事项】 本药不宜用于虚寒泄泻、脾肾阳虚泄泻（久泄不止，大便清稀，大便中有未消化的食物，舌淡苔白）者。

【用法用量】 口服。6个月以内一次1.5~3克，6个月至1岁一次3~6克，1~3岁一次6~10克，3~7岁一次10~15克，7~12岁一次15~20克，一日3~4次。

苍苓止泻口服液

【适宜病症】

1. 用于轮状病毒性及细菌性肠炎，见大便水样或蛋花样便，或挟有黏液，气味臭秽，发热，小便短赤，舌红苔黄。

2. 若腹泻次数频繁，大便呈水样可以与思密达等黏膜吸附剂合用。

3. 患儿若无发热仅有腹泻水样、蛋花汤样，可以配合儿泻康贴膏、丁桂散敷脐，每日一次，止泻效果好。

【注意事项】

1. 本药较苦寒，症状缓解即可停药，以免损伤脾胃。

2. 本药不适用于脾虚泻、脾肾阳虚泻（久泻不止，大便清稀，大便中有未消化的食物，舌淡苔白）的患儿。

【用法用量】 饭前口服；一日 3 次。6 个月以下一次 5 毫升；6 个月至 1 岁一次 5~8 毫升；1~4 岁一次 8~10 毫升；4 岁以上及成人一次 10~20 毫升，3 天为一个疗程。

小儿腹泻宁糖浆

【适宜病症】

1. 用于小儿腹泻，泄泻常反复发作，时发时止，大便稀薄或其中有未消化食物，食后泄泻，如进不易消化的生冷油腻食物，则泄泻次数增多，常有食欲不振，恶心呕吐，面色发黄，无光泽，神疲倦怠，舌淡苔白，脉缓滑。

2. 若小儿脾虚不运，面色萎黄，纳食较少，可与婴儿健脾散同服。

【注意事项】 本药不宜用于感受外邪（大便清稀，夹有泡沫，臭气不甚，或伴发热，流涕，咳嗽，舌淡红苔薄白）、内伤食滞（大便稀薄，夹有乳凝块或食物残渣，气味酸臭，腹胀，腹痛，或有呕吐，食欲减退，舌苔厚腻）、湿热下注（大便水样，如蛋花汤，气味臭秽，腹痛，食欲减退，口渴，小便黄，舌红苔黄腻）所致泄泻。

【用法用量】 口服。10 岁以上儿童一次 10 毫升，一日 2 次；10 岁以下儿童酌减。

小儿腹泻外敷散

【适宜病症】

1. 用于婴幼儿非感染性腹泻病，见大便稀溏，色淡不臭，脘腹疼痛，喜温喜按，神疲倦怠，舌淡苔白。

2. 小儿脾胃虚寒伴有腹痛、泄泻，最好配合温中散寒的中成药如理中丸等。

【注意事项】

1. 本药属温脾止泻之品，急性湿热泄泻者不宜使用。

2. 本药为外用药，对皮肤有一定刺激性，脐部有疮疖、破溃者不宜使用。若贴后皮肤发红，瘙痒严重者应暂时停止外敷。

【用法用量】 外用。用食醋调成糊状，敷于脐部，2 岁以下一次 1/4 瓶；2 岁以上一次 1/3 瓶。大便每日超过 20 次者，加敷涌泉穴，用量为 1/4 瓶，每 24 小时换药一次。

抱　龙　丸

【适宜病症】 用于小儿腹泻，症见腹泻，脘腹胀满，时见腹痛，恶心呕吐，不思饮食，夜卧不安，大便稀溏，多食后作泻，面色萎黄，肌肉消瘦，神疲倦怠，舌苔淡白。

【注意事项】

1. 本药为小儿寒湿泻所致泄泻而设，若属湿热泻、伤食泻不宜使用。

2. 本药含有朱砂，不宜久服，过量服。

【用法用量】 口服。1 岁以内一次 1 丸，1~2 岁一次 2 丸，一日 2~3 次。

温馨提示

1. 婴儿健脾散、小儿腹泻宁糖浆、腹泻外敷散用于治疗非感染性腹泻病，其中伤于乳食、大便有不消化食物、脾虚为主者，用婴儿健脾散；腹泻伴有轻度发热、大便腥臭者，用泻速停颗粒、苍苓止泻口服液；腹痛腹胀表现为脾胃失和证者，用抱龙丸；腹泻迁延不愈者，用小儿腹泻宁糖浆。

2. 上述药物作用较和缓，对于腹泻重症不宜单独使用。

3. 服药期间停用滋补类药物，不宜食肥甘滋腻之品。

4. 泄泻患儿腹泻症状较重或服药后腹泻不止，出现小便短少、皮肤干燥、目眶及前囟凹陷等脱水征象者，应及时到医院治疗。

5. 腹泻期间不要增加新的辅食，以免加重胃肠道负担。

6. 给患儿多饮水，尤其是淡盐水，以防止患儿体液丢失过多而出现脱水。

第六节　小儿厌食症

1. 什么是小儿厌食症?

小儿厌食症是指小儿（主要是 3~6 岁）较长期食欲减退或食欲缺乏为主的症状。它是一种症状，并非一种独立的疾病。小儿厌食症又称消化功能紊乱，在小儿时期很常见，主要的症状有呕吐、食欲不振、腹泻、便秘、腹胀、腹痛和便血等。

2. 中医如何治疗小儿厌食症?

中医认为本病常见病因多由喂养不当，他病伤脾，先天不足、情志失调引起。临床主要分辨是以运化功能失健为主，还是以脾胃气阴亏虚为主。其治疗以运脾开胃为基本法则。可分为脾失健运、脾胃气虚、脾胃阴虚，分别以调和脾胃、健脾益气、滋脾养胃为治法。

3. 常用的中成药有哪些？如何使用？

常用的中成药如下，家长可根据自己孩子的具体情况酌情选用：

小儿香橘丸

【适宜病症】

1. 用于小儿腹泻病、小儿厌食症，见面色少华，形体消瘦，不思饮食，腹胀泄泻，舌苔白腻等。

2. 若面色少华，形体消瘦，不思饮食，食则饱胀，腹满喜按症状明显可与健脾丸同服。

3. 若乳食内积症状明显，可加服化积口服液。

【注意事项】

1. 本药健脾消食，为脾虚伤食泄泻所设，若属风寒泻、暑湿泻以及胃阴不足厌食者忌用。

2. 不可与清热解毒类中成药同时应用。

【用法用量】 口服。一次 1 丸，一日 3 次；周岁以内小儿酌减。

化积口服液

【适宜病症】

1. 用于小儿营养不良、肠道寄生虫病，见形体消瘦，面黄无光泽，食欲减退，大便稀薄，肚腹膨胀，毛发稀黄，精神不振，或烦躁激动，睡眠不宁，或伴有揉眉挖鼻，咬指磨牙，嗜食异物，舌淡红，苔薄白。

2. 对于小儿营养不良的患儿，要进行血色素、微量元素的检查以明确诊断，及时补充。

3. 若有揉眉挖鼻，咬指磨牙，嗜食异物等症状，应配合驱虫治疗。

【注意事项】

1. 本药不宜应用于气液耗伤，脾胃衰败所致干疳重证(形体极度消瘦，毛发干枯，精神萎靡，啼哭无力，舌淡嫩少苔)者。

2. 本药消导克伐之力较强，应中病即止，不宜久服。

【用法用量】 口服，周岁以内一次5毫升，一日2次;2~5岁一次10毫升，一日2次;5岁以上一次10毫升，一日3次。

儿宝颗粒

【适宜病症】

1. 用于小儿厌食症，见口干多饮，食欲减退，面黄肌瘦，四肢疲乏无力，精神不振，体虚多汗，大便干结或大便久泻不止，舌红少苔。

2. 若面黄肌瘦，四肢倦怠，精神不振症状明显者，可予小儿健脾丸同服。

3. 若体虚多汗，大便干结或大便久泻不止，舌红少苔可配合童康片同服。

【注意事项】 本药忌用于食积内热厌食(不思饮食，呕吐酸腐，腹胀腹痛，大便酸臭，夜啼，烦躁，手足心热，舌红苔腻)者。

【用法用量】 开水冲服。1~3岁一次5克，4~6岁一次7.5克，6岁以上一次10克，一日2~3次。

肥 儿 丸

【适宜病症】

1. 用于小儿消化不良，疳证，见形体消瘦，面色黄，肚腹胀大，头发稀黄，腹痛时作，大便稀薄，或有异食癖，舌淡红苔薄腻。

2. 若以脾虚为主要症状者，可以配合小儿化积口服液同服。

3. 若以感染肠道寄生虫病为主要症状，应与驱虫剂同用。

【注意事项】 本药为驱虫之品，非因虫积所致者不宜长期服用。

【用法用量】 口服，一次 1~2 丸，一日 1~2 次，3 岁以内小儿酌减。

小儿胃宝丸

【适宜病症】

1. 用于小儿厌食症，见面色黄，肌肉消瘦，不思乳食，呕吐，呕吐物气味酸腐，大便稀薄，舌苔白腻。

2. 若小儿脾胃虚弱症状明显，可以与儿宝颗粒同服。

3. 若不思乳食，呕吐酸腐，大便溏泄为主者，可与小儿香橘丸同服。

【注意事项】

1. 本药脾胃虚寒（食欲不振，倦怠乏力，腹痛时作，喜温喜按，大便稀薄，舌淡）或食积内热者（不思饮食，呕吐酸腐，腹胀腹痛，大便酸臭，夜啼，烦躁，手足心热，舌红苔腻）禁用。

2. 大便秘结者慎用。

【用法用量】 口服。一次 2~3 丸，一日 3 次;3 岁以上酌增。

醒脾养儿颗粒

【适宜病症】

1. 用于儿童厌食，腹泻便溏，烦躁盗汗，遗尿夜啼，见面色黄，形体消瘦，神疲倦怠，大便稀薄，舌淡苔白者。

2. 若烦躁盗汗，遗尿夜啼症状明显可与童康片同服。

3. 若腹泻便溏症状重，可与婴儿健脾散同服。

【注意事项】 腹泻严重者应配合其他药物。

【用法用量】 温开水冲服。1岁以内一次2克（1袋），一日2次；1~2岁一次4克（2袋），一日2次；3~6岁一次4克（2袋），一日3次；7~14岁一次6~8克（3~4袋），一日2次。一般3周为一疗程。

小儿肠胃康颗粒

【适宜病症】

1. 用于小儿厌食症，症见食欲不振，纳呆食少，面色无华，腹胀，腹泻大便中夹有不消化残渣，或大便稀溏，烦躁夜啼等。

2. 若食欲不振，纳呆食少，面色无华症状明显者，可与化积口服液同服。

3. 若腹泻、腹胀、大便有不消化残渣可加服健脾丸。

【注意事项】

1. 本药脏腑虚寒者（面白无光泽，四肢不温，喜暖，大便稀薄，小便清长，舌淡苔白）禁用。

2. 注意避免与苦寒类损伤脾胃的药物同用。

【用法用量】 开水冲服。一次5~10克，一日3次。

儿康宁糖浆

【适宜病症】

1. 用于小儿厌食症，见厌食，拒食，面色黄无光泽，形体消瘦，精神不振，食少便稀，夹杂不消化食物，舌苔淡红，苔薄白者。

2. 小儿食而无味，拒进食症状严重，可与小儿香橘丹、小儿胃宝等药同时服用。

3. 若伴有脾虚肝火旺证，表现为食少纳差，烦躁哭闹，夜寐不安等，可配合小儿肠胃康颗粒同服。

【注意事项】

1. 本药益气健脾，为脾胃气虚厌食所设，若食积化热胃阴不足所致厌食者不宜使用。

2. 患有感冒发热咳嗽时，暂停服本药。

【用法用量】 口服。一次10毫升，一日3次。20~30天为一疗程。

温馨提示

1. 治疗小儿厌食的药物很多，儿宝颗粒、小儿胃宝丸、儿康宁糖浆用于治疗脾胃虚弱证；醒脾养儿颗粒、小儿肠胃康颗粒适用于脾气虚弱证不思饮食，食而不化，其中有夜啼烦躁表现为肝经有热者有小儿肠胃康颗粒、小儿七星茶；厌食伴有腹泻者易用小儿香橘丹；形体消瘦，咬牙磨齿者选用肥儿丸、化积口服液。

2. 服药期间，饮食宜清淡，富有营养，忌食生冷、坚硬、油腻之品。

3. 对于中重度营养不良患儿应去医院就诊，以便针对病因联合治疗。

4. 掌握正确的喂养方法，对胃气刚刚恢复者，要逐渐增加饮食，以防脾胃复伤。

5. 纠正不良的偏食习惯，少吃零食，定时进餐，建立良好的饮食卫生习惯。

第五章　妇科常见病的中成药用法

第一节　功能失调性子宫出血

1. 什么是功能失调性子宫出血?

功能失调性子宫出血是由于调节生殖的神经、内分泌机制失常引起的异常子宫出血,为非器质性疾病。多发生于青春期及更年期妇女,常表现为月经周期失去正常规律,经量过多,经期延长,甚至不规则阴道流血等。

2. 中医如何治疗功能失调性子宫出血?

本病多属中医“崩漏”、“月经不调”范畴,其核心病机为血热、肾虚、脾虚、血瘀等,致冲任损伤,不能制约经血,经血非时而下。应采用“急则治其标、缓则治其本”的治疗原则。可分为血热证、肾虚证、脾虚证和血瘀证,分别以清热凉血、补肾固冲、益气摄血和化瘀调经为治法。

3. 常用的中成药有哪些? 如何使用?

常用的中成药有以下几类,患者可根据自己的具体情况酌情选用:

3.1 清热止血类

本类药物主要有凉血止血,清热除湿,滋阴清热等功效,主要用于血热妄行、阴虚有热所致的月经过多,功能性子宫出血。

宫血宁胶囊

【适宜病症】 用于功能失调性子宫出血,见经血淋漓不尽、月经过多、色红、白带量增多、腹痛、发热、舌红苔黄等。

【注意事项】

1. 本药不宜与温补类中药如乌鸡白凤丸、调经促孕丸等同用。

2. 本药与固经丸均凉血止血，本药用于实热证，表现为出血量多、色红、发热、口干喜冷饮、腹痛、尿黄便干等。固经丸用于虚热证，表现为出血量少、色红、午后低热、口干不欲饮、手足心热等。

3. 本药无调经作用，一般用至血止后3天停药。

【用法用量】 口服。一次1~2粒，一日3次，血止停服。

断血流胶囊（颗粒、片）

【适宜病症】 用于功能失调性子宫出血属血热妄行者，证见月经过多，经血非时而下，淋漓不尽，血色鲜红或紫红，舌红苔黄。

【注意事项】

1. 本药不可与温补类药物如调经促孕丸、乌鸡白凤丸等同用。

2. 若伴有发热、腹痛等症状者，可与妇乐冲剂配合服用。

3. 血止三天后停药，改服河车大造胶囊以调经。

【用法用量】 胶囊：口服，一次3~6粒，一日3次。颗粒：开水冲服，一次1袋，一日3次。片剂：口服。一次3~6片，一日3次。

荷　叶　丸

【适宜病症】 用于功能失调性子宫出血，见经血非时而下，色红质稠，烦躁失眠，兼见午后低热汗出，口干咽燥，手足心热等，舌红。

【注意事项】

1. 本药不可与温补类药物如调经促孕丸、乌鸡白凤丸等同用。

2. 本药与固经丸均用于虚热内盛所致功血。本药除治疗功血外,还用于咯血、衄血、尿血、便血。固经丸缩宫止血消炎,主要用于功血,或合并盆腔炎者。

3. 若胸胁乳房胀痛、心烦易怒者,可与丹栀逍遥散配合服用。

4. 血止三天后停药,改服六味地黄丸、安坤赞育丸等调经。

【用法用量】 口服。一次1丸,一日2~3次。

固 经 丸

【适宜病症】 用于功能失调性子宫出血属于阴虚血热者,症见月经先期,经血量多、色紫黑,白带中夹有血丝,腹痛、午后低热、手足心热等。

【注意事项】

1. 本药不宜与具有温经摄血功效的定坤丹、乌鸡白凤丸等同用。

2. 服用本药三天后出血未减少,可配合西药雌激素或孕激素止血。

3. 本药无调经作用,一般用至功血血止后3天停药。

4. 本药药理作用除促进缩宫、止血外,还有消炎作用。对于功血合并盆腔炎,使用本药效果较好,或与抗生素配合使用。

【用法用量】 口服。一次6克,一日2次。

3.2 补养气血类

本类药物主要有益气养血、固涩止血的功效,有的药物还兼有活血、舒郁等作用,主要用于气血两虚所致的月经过多,功能性子宫出血。

宫血停颗粒

【适宜病症】 用于功能失调性子宫出血属于气虚血瘀者,症见经水量多、过期不止或淋漓日久、有血块、经行小腹隐痛伴神疲乏力，或经色暗淡、有血块、头晕乏力、心悸口干，舌淡胖，有瘀点瘀斑。

【注意事项】

1. 出血量多者，应采用综合疗法治疗。

2. 若伴有贫血，可配合八珍颗粒、生血宝服用。

3. 若伴失眠多梦者，可配合归脾丸服用。

4. 服用本药血止后 3 天停药，改服安坤赞育丸调经。

【用法用量】 开水冲服。一次 20 克，一日 3 次。

定　坤　丹

【适宜病症】

1. 用于功能失调性子宫出血属于气血两虚、气滞血瘀者，症见月经不调、行经腹痛、经血淋漓不尽、白带夹有血丝，产后诸虚，午后低热。

2. 本药既能止血，又有调经作用，血止后可持续服药至下次月经来潮。经期停服本药，改服妇科得生丹 4 天以活血通经，月经第 5 天继续服用本药，开始下一周期治疗。一般治疗 3~6 个月经周期。出血干净后，本药可配合乌鸡白凤丸服用，以加强补气养血的功效。

3. 药理研究证实本药有雌激素样活性，对于更年期功血有较好疗效。

【注意事项】

1. 本药适用于阴道出血、淋漓日久不断的功血，对于阴道突然大量出血患者应采用中西医结合治疗。

2. 服本药期间不宜喝茶和吃萝卜，不宜同时服用藜芦、五灵

脂、皂荚或其制剂。

【用法用量】 口服。一次半丸至1丸，一日2次。

归 脾 丸

【适宜病症】 用于功能失调性子宫出血属于气血不足者，症见出血量多或少，色淡质稀，气短心慌，失眠多梦，头昏头晕，肢倦乏力，食欲不振等。

【注意事项】

1. 服本药期间不宜喝茶和吃萝卜，不宜同时服用藜芦、五灵脂、皂荚或其制剂。

2. 若出血日久合并贫血，气血两虚者，可与八珍颗粒或生血宝配合服用。

3. 出血日久，量多，无血块，可配合血安胶囊以收涩止血，加强止血作用。

【用法用量】 口服。每次9克，每日3次。

温馨提示

1. 宫血宁胶囊、断血流胶囊(颗粒、片)适用于实热型功血，合并盆腔炎者，选宫血宁胶囊。固经丸与荷叶丸重在滋阴清热，凉血止血，适用于出血量少、潮热汗出、口干咽燥、五心烦热。合并盆腔炎者，选固经丸。宫血停颗粒适用于气阴两伤、失于固摄、瘀血内阻所致功血。以上药物以止血为主，血止后停药，继续服用调经药物以调整月经周期、经期、经量。归脾丸、定坤丹既止血，又调经。归脾丸以益气摄血为主，适用于气虚不摄所致出血。兼失眠多梦、心悸胸闷者选归脾丸；兼小腹下坠、气短乏力明显者选补中益气丸。定坤丹适用于脾肾两虚兼肝郁所致出血，对更年期功血有较好疗效。

2. 清热止血类中成药使用时要注意以下几点：①暴崩（急性大出血）者慎用。②属于脾虚、肾虚、血瘀者忌用。③食欲差、胃寒腹凉、便溏等胃肠道疾病、脾胃虚寒者慎用，或减少用量。④饮食忌肥甘厚味及辛辣之品。⑤含糖剂型糖尿病患者慎用。

3. 补养气血类中成药使用时要注意以下几点：①若属实热或虚热型功血（月经过多，经血非时而下，淋漓不尽，血色鲜红或紫红，烦热口干，舌红苔黄），不宜用本药。②外有表邪未解者忌用；伤风感冒时停用。③服药期间饮食宜清淡，忌食生冷、辛辣、油腻之品。

4. 如果选服上述药物治疗 2~3 天无效，应该尽早去医院就诊。

第二节　闭经

1. 什么是闭经?

闭经是妇科疾病中常见的症状，可以由各种不同的原因引起。通常将闭经分为原发性和继发性两种。年过 16 岁，第二性征已经发育尚未来经者或者年龄超过 14 岁第二性征没有发育者称原发闭经，月经已来潮又停止 6 个月或 3 个周期者称继发闭经。闭经的原因有功能性及器质性两种，下丘脑 - 垂体 - 卵巢轴的功能失调所致的闭经为功能性闭经；器质性因素有生殖器官发育不全、肿瘤、创伤、慢性消耗性疾病（如结核）等。临床上要除外妊娠、哺乳、避孕药及器质性疾病所致的闭经。

2. 中医如何治疗闭经?

本病属中医“女子不月”、“月事不来”范畴，其核心病机为冲任气血失调，分虚、实两方面。虚者由于冲任亏虚，无血可下；实者由于冲任阻隔，经血不通。应采用“补而通之、泻而通之”的治疗原则。可分为肝肾不足证、气血虚弱证、气滞血瘀证、寒凝血瘀证等，分别以滋肾柔肝、补气养血、理气活血、温经活血等为治法。

3. 常用的中成药有哪些？如何使用？

常用的中成药有以下几类，患者可根据自己的具体情况酌情选用：

3.1 补养气血类

本类药物主要有益气养血，温补气血，理气养血，补肾，活血等功效，主要用于气血虚弱、血虚气滞或兼有肾虚、血瘀、下焦虚寒等所致的闭经。

鹿胎胶囊

【适宜病症】

1. 适用于气血两虚、肾气不足所致的虚性闭经，见月经初潮晚，或月经后期、量少，渐至闭经。患者身体瘦弱，第二性征发育不良。

2. 本药有一定雌激素样活性，可用于雌激素水平低下所致月经不调。

3. 出现潮热汗出者，可与河车大造丸配合服用。

【注意事项】

1. 服本药期间不宜喝茶和吃萝卜，不宜同时服用藜芦、五灵脂、皂荚或其制剂。

2. 本药药性偏温，肾虚兼有内热者（腰膝酸软，头晕耳鸣，心烦急躁，口渴咽干，舌淡红）不宜使用。

【用法用量】 口服。一次5粒，一日3次。

八珍益母丸

【适宜病症】

1. 适用于气血虚弱型闭经，表现为月经错后、量少、渐至闭经，面色萎黄无光泽、神疲乏力，或有大出血史，疗程一般在3个月左右。

2. 若因产后大出血致席汉综合征而出现闭经者，可与鹿胎胶囊或鹿胎膏配合服用。

3. 若心慌乏力、失眠多梦者，可与归脾丸配合服用。

4. 兼有腰膝酸软、带下量多者，可与乌鸡白凤丸配合服用。

【注意事项】

1. 肝肾不足，阴虚所致的月经不调者（初潮迟来，素体虚弱，腰酸腿软，头晕耳鸣，烦躁易怒，手足心热，舌红少苔）不宜单用。

2. 孕妇、月经过多者禁用。

3. 治疗气血不足所致的妇科疾病，有时需要长期服药。

4. 服本药期间不宜喝茶和吃萝卜，不宜同时服用藜芦、五灵脂、皂荚或其制剂。

【用法用量】 口服。水蜜丸一次6克，小蜜丸，一次9克，大蜜丸一次1丸，一日2次。

人参养荣丸

【适宜病症】

1. 适用于气血虚弱证闭经，偏于温补，对闭经兼畏寒肢冷、食欲减退、大便稀薄等脾阳不足者有较好疗效。

2. 本药有远志、五味子，不仅具有气血双补的功效，还有养血安神的作用，对神经衰弱的患者亦有辅助疗效。

3. 兼腰膝酸软者，可配合调经促孕丸或乌鸡白凤丸服用。

【注意事项】

1. 阴虚（头晕耳鸣，烦躁易怒，手足心热，舌红少苔），热盛（口干口渴，面目红赤，大便秘结，小便色黄）者忌用。

2. 服药期间不宜喝茶和吃萝卜，不宜同时服用藜芦、五灵脂、皂荚或其制剂。

3. 本药性温，不宜与知柏地黄丸等滋阴降火药物同服。

【用法用量】 口服。水蜜丸一次 6 克，大蜜丸一次 1 丸，一日 1~2 次。

艾附暖宫丸

【适宜病症】

1. 适用于宫寒所致的闭经，临床特点以月经后期、量少、渐至停闭、小腹冷痛喜温、腰酸乏力为主，舌淡苔薄白。

2. 若闭经患者，用激素替代治疗后出现撤退性出血，可用中药周期治疗以调经。于月经前半期服用乌鸡白凤丸，后半期服用艾附暖宫丸，经期服用八珍益母丸或妇科得生丹。

【注意事项】 本药适用于血虚气滞（气短乏力，心慌神疲，面色苍白，舌淡）及下焦虚寒者（腰腹冷痛，四肢不温，舌紫黯，苔白），热证、实证者忌用。

【用法用量】 口服。小蜜丸一次 9 克，大蜜丸一次 1 丸，一日 2~3 次。

3.2 活血祛瘀类

本类药物主要有活血祛瘀、消癥的功效，主要用于瘀血内停所致的闭经。

通经甘露丸

【适宜病症】

1. 适用于瘀血阻滞所致的实证闭经，症见以往月经规律，突然停闭不行，小腹疼痛拒按者。

2. 兼心烦急躁、乳房胀痛者，可与加味逍遥散配合服用。

3. 本药可配合服用孕激素治疗闭经。停孕激素后，服用本药，促进撤退性出血。

【注意事项】

1. 本药活血通经之力较强，不宜久服。

2. 热结血瘀闭经(小腹灼热疼痛，口干口渴，口中臭秽，喜冷饮，舌红苔黄)，痛经，癥瘕者不宜服用。

【用法用量】 温黄酒或温开水送服。一次 6 克，一日 2 次。

大黄䗪虫丸

【适宜病症】

1. 适用于瘀血内停所致的实证闭经，症见以往月经规律，突然停闭不行，小腹疼痛拒按者。

2. 本药可配合服用孕激素治疗闭经。停孕激素后，服用本药，促进撤退性出血。

【注意事项】

1. 本药不宜用于气虚血瘀(气短乏力，心慌神疲，舌暗有瘀点)者。

2. 本药破血攻伐之力较强，易耗伤正气，体弱年迈者慎用；体质壮实者也当中病即止，不可过用、久用。

3. 服药后出现皮肤过敏者停用。

【用法用量】 口服。水蜜丸一次 3 克，小蜜丸一次 3~6 克，大蜜丸一次 1~2 丸，一日 1~2 次。

温馨提示

1. 闭经妇女首先应该去医院查明原因，以便有针对性的治疗。对于原因不明或经用西药治疗后效果不好的患者，可酌情使用上述有关药物治疗。

2. 中成药治疗闭经要区分虚、实两方面。虚证应以补为主，使水满自溢，不可通经活血，竭泽而渔。实证以通为主。

3. 鹿胎胶囊、八珍益母丸、人参养荣丸、艾附暖宫丸适用于虚证闭经。月经初潮晚，或月经后期、量少，渐至闭经，身体瘦弱，第二性征发育不良者选鹿胎胶囊。八珍益母丸、人参养荣丸气血双补，八珍益母丸活血调经作用较强；人参养荣丸有健脾、安神作用，适用于闭经兼纳少、失眠多梦者。小腹冷痛喜温、腰酸乏力者选艾附暖宫丸。实证闭经选通经甘露丸、大黄䗪虫丸，二者活血逐瘀之力较强，通经甘露丸偏于温经活血，大黄䗪虫丸适用于瘀滞日久，阴虚内热者，两者均不宜久服。

4. 服用补养气血类的中成药治疗闭经时要注意以下几点：①服药期间禁食生冷食物。②感冒时，应停用本药，不宜与解表药同服。③本药不宜与大黄䗪虫丸等破血逐瘀药同用。④服药期间，忌食寒凉生冷、油腻之品，宜选清淡之品。

5. 服用活血祛瘀类的中成药治疗闭经时要注意以下几点：①体弱无瘀者不宜使用。②若用药治疗 3~4 周，月经仍未来潮，应停用本药。③本药含有理气活血之品，有碍胎气，孕妇忌用。④服药期间，忌食生冷、油腻之品。⑤患有感冒时停用。

第三节 痛 经

1. 什么是痛经?

痛经是指妇女在经期及其前后出现小腹或腰部疼痛，甚至痛及腰骶，每随月经周期而发，严重者可伴恶心呕吐、冷汗淋漓、手足厥冷，甚至昏厥，给工作及生活带来影响。目前临床常将其分为原发性和继发性两种，原发性痛经多指生殖器官无明显病变者，故又称功能性痛经，多见于青春期少女、未婚及已婚未育者，此种痛经在正常分娩后多可缓解或消失。继发性痛经则多因生殖器官有器质性病变所致。本病属妇科临床常见病，据有关调查表明，痛经的发病率为33.19%。

2. 中医如何治疗痛经?

本病属中医“经期腹痛”、“经行腹痛”范畴，其核心病机为冲任气血运行不畅，胞宫经血运行受阻，致“不通则痛”；或冲任胞宫失于濡养而“不荣而痛”。应采用“急则治其标，缓则治其本”的治疗原则，经痛期间给予镇静、止痛、解痉，平时辨证施治以治其本。

3. 常用的中成药有哪些? 如何使用?

常用的中成药如下，患者可根据自己的具体情况酌情选用：

七制香附丸

【适宜病症】

1. 用于气滞血虚所致的痛经，症见经期小腹、乳房胀痛，经行不畅，胸胁胀痛，经行量少，心烦易怒，舌紫黯。

2. 可在经前一周开始服用，至经期腹痛缓解后停服。

【注意事项】

1. 本药为气滞血瘀所设，阴虚血瘀者（经行后几日小腹隐痛，腰部酸痛，月经量少，色暗淡，质稀，或午后低热，或头晕耳鸣，舌淡红）慎用。

2. 本药含有活血、淡渗利湿药物，有碍胎气，孕妇慎用。

【用法用量】 口服。一次 6 克，一日 2 次。

痛经宝颗粒

【适宜病症】

1. 适用于寒凝气滞血瘀的痛经，症见经期小腹冷痛拒按，得温痛减，手足不温，月经量少色暗，有血块，舌质暗。

2. 畏寒肢冷明显者，可用姜汤送服。

3. 腹痛剧烈者，可配合应用止痛药或妇科万应膏贴敷于关元、气海、肾俞等穴位。

4. 可在经前 2~3 天开始服用，至经期腹痛缓解后停服。

【注意事项】

1. 血热瘀滞引起的痛经不宜使用。

2. 计划妊娠的患者，不宜服用本药。

3. 孕妇禁用。

4. 感冒发热患者不宜服用。

5. 月经量过多者，慎用本药。

6. 本药含五灵脂，不宜同时服用人参或其制剂。

【用法用量】 温开水冲服。一次 1 袋，一日 2 次，于月经前一周开始，持续至月经来 3 天后停服，连续服用 3 个月经周期。

痛　经　片

【适宜病症】

1. 适用于寒凝气滞血瘀型痛经，症见经期小腹冷痛拒按，得温痛减，手足不温，月经量少色暗，有血块，舌质暗。

2. 本药内含干姜，痛经伴恶心呕吐者可首选本药。

3. 可在经前2~3天开始服用，至经期腹痛缓解后停服。

4. 腹痛剧烈者，可配合应用止痛药或妇科万应膏贴敷于关元、气海、肾俞等穴位。

【注意事项】

1. 本方行气化瘀，温经散寒，体虚、有热者忌用。

2. 本方行气化瘀，孕妇忌服。

3. 计划妊娠的患者，不宜服用本药。

4. 月经量过多者，慎用本药。

5. 平时注意保暖，经期禁食生冷。

6. 本药含五灵脂，不宜同时服用人参或其制剂。

【用法用量】 口服。一次8片，一日3次，临经时服。

艾附暖宫丸

【适宜病症】

1. 适用于虚寒型痛经，症见小腹冷痛，喜温喜按，腰酸，头晕乏力，舌淡。

2. 对于痛经兼月经后期、量少者，可首选本药。

3. 可在经前一周开始服用，至经期3~5天停服。

【注意事项】

1. 本药适用于虚寒证，热证、实证者忌用。

2. 孕妇禁用。

【用法用量】 口服。小蜜丸一次9克,大蜜丸一次1丸,一日2~3次。

少腹逐瘀颗粒(丸)

【适宜病症】

1. 适用于寒凝血瘀型痛经,症见经行后错,经期小腹冷痛喜暖,经血紫暗,有血块,面色苍白,出冷汗,舌暗淡,有瘀点、瘀斑。

2. 若痛经剧烈者,可适当口服止痛药。

3. 可在经前一周开始服用,至经期3~5天停服。

【注意事项】

1. 本药忌用于湿热为患、阴虚有热者表现为小腹灼热疼痛,低热,口干等。

2. 本药含有活血化瘀药物,孕妇慎用。

3. 患外感时不宜服用。

4. 本药含五灵脂,不宜同时服用人参或其制剂。

【用法用量】 颗粒剂:用温黄酒或温开水送服。一次5克,一日3次,或遵医嘱。丸剂:均温黄酒或温开水送服。一次1丸,一日2~3次。

元胡止痛颗粒(胶囊、片、丸、口服液)

【适宜病症】

1. 主要功效为止痛,可在痛经剧烈时随时服用。

2. 若服用本药后痛经仍不缓解,可配合西药止痛药。

【注意事项】

1. 脾胃虚寒(形体瘦弱,面色苍白,食欲不振,大便稀薄,舌淡)

及胃阴不足胃痛（胃中灼热疼痛，口渴口臭，舌红苔少）者忌用。

2. 方中含有活血、行气之品，故孕妇慎用。

3. 本药行气活血，不宜与补气药如补中益气丸等同服。

【用法用量】 颗粒剂：开水冲服，一次 5 克，一日 3 次。软胶囊：口服，一次 2 粒，一日 3 次。片剂：口服，一次 4~6 片，一日 3 次。滴丸：口服，一次 20~30 丸，一日 3 次。口服液：口服，一次 10 毫升，一日 3 次。

八珍益母丸

【适宜病症】

1. 适用于气血两虚兼有血瘀所致的痛经，症见经期或经后小腹隐痛或空痛，喜揉喜按，头晕乏力，经量少等。

2. 可在经前两周开始服用，至痛经缓解后停服。

3. 若兼畏寒肢冷、小腹冷痛者，可与艾附暖宫丸配合服用。

【注意事项】

1. 肝肾不足、阴虚所致的月经不调（月经后小腹隐痛，腰部酸痛，月经量少色暗淡，或头晕耳鸣，或午后低热，舌淡红）者不宜单用。

2. 孕妇、月经过多者禁用。

3. 治疗气血不足所致的妇科疾病，有时需要长期服药。

4. 服本药期间不宜喝茶和吃萝卜，不宜同时服用藜芦、五灵脂、皂荚或其制剂。

【用法用量】 口服。水蜜丸一次 6 克，小蜜丸一次 9 克，大蜜丸一次 1 丸，一日 2 次。

温馨提示

1. 中成药治疗痛经分实证痛经和虚证痛经，实证以化瘀止痛为主，虚证以滋补濡养为主。

2. 七制香附丸、痛经宝颗粒、痛经片、少腹逐瘀颗粒（丸）、元胡止痛颗粒（胶囊、片、丸、口服液）适用于实证痛经。经行小腹、胸胁、乳房胀痛者，选七制香附丸以行气止痛。经行小腹冷痛喜温，血块下痛减者，选痛经宝颗粒、痛经片或少腹逐瘀颗粒（丸）以温经化瘀止痛，痛经宝颗粒、痛经片均有行气作用，痛经片行气作用强于痛经宝颗粒。元胡止痛颗粒（胶囊、片、丸、口服液）以止痛为主，一般在痛经严重时临时服用。艾附暖宫丸、八珍益母丸适用于虚证痛经。经行小腹冷痛，喜温喜按、腰膝酸痛者选艾附暖宫丸。经期或经后小腹隐痛或空痛，喜揉喜按，头晕乏力，经量少者选八珍益母丸。

3. 痛经患者应首先去医院查明原因，若为子宫内膜异位症，经治疗后即使疼痛减轻或消失，也应定期复查以防止复发或病情发展。

4. 若为产后腹痛，应去医院经专科诊治，以排除胚胎或胎盘组织残留。另外，服药后腹痛不减轻或加重时也应去医院进一步诊治。

5. 服药期间饮食宜清淡易消化，忌食生冷之品，不宜洗凉水澡。

第四节　经前期紧张综合征

1. 什么是经前期紧张综合征?

育龄妇女在应届月经前 7~14 天(即在月经周期的黄体期)，反复出现一系列精神、行为及体质等方面的症状，月经来潮后症状迅即消失。由于本病的精神、情绪障碍更为突出，以往曾命名为“经前紧张症”、“经前期紧张综合征”。近年认为本病症状波及范围广泛，除精神神经症状外还涉及几个互不相联的器官、系统，包括多种多样的器质性和功能性症状，故总称为“经前期综合征”。

2. 中医如何治疗经前期紧张综合征？

本病多属中医“经行头痛”、“经行乳房胀痛”、“经行发热”、“经行浮肿”等范畴，其核心病机为肝、脾、肾功能失调，气血、经络受阻。治疗重在补肾、温脾、舒肝理气、祛瘀，使脏腑功能平衡，阴阳气血和调。

3. 常用的中成药有哪些？如何使用？

常用的中成药如下，患者可根据自己的具体情况酌情选用：

逍　遥　丸

【适宜病症】

1. 本药适用于经前期紧张综合征肝郁脾虚证，表现为经行情绪低落，抑郁，乳房胀痛，腹胀便溏，舌暗，脉弦细。

2. 若经行心烦抑郁，四肢浮肿，大便溏者，可与参苓白术散配合服用。

3. 若经行乳房胀痛，乳腺增生或结节者，可与乳块消胶囊配合服用。

【注意事项】 本药不宜与温补类中药同服。

【用法用量】 口服，一次 9 克，一日 2 次。

加味逍遥丸

【适宜病症】

1. 适用于肝郁血虚，肝脾不和所致的经前期紧张综合征，症见经行烦躁易怒，或头目胀痛，或乳房胀痛，或经行发热，经行不畅，口干喜饮，舌质暗红。

2. 若伴小腹胀痛剧烈者，可与七制香附丸配合服用。

【注意事项】

1. 本药禁用于脾胃虚寒、脘腹冷痛、大便溏薄者。

2. 本药不宜与苦寒泻火类药物同用，以免损伤脾胃。

3. 本药不宜与温补类药物如艾附暖宫丸等同用。

4. 孕妇慎用。

【用法用量】 口服，一次 6 克，一日 2 次。

济生肾气丸

【适宜病症】

1. 适用于肾阳不足、水湿内停所致的经前期紧张综合征，症见经行浮肿，下肢较重，腰膝酸重，畏寒肢冷，月经量多，色淡质稀，小便不利，舌淡苔薄白或白腻。

2. 若兼腹胀纳差、乏力便溏者，可与参苓白术散配合服用。

【注意事项】

1. 本药不宜用于湿热壅盛（遍身浮肿，胸闷，烦热口渴，小便色黄，舌苔黄腻），风水泛滥（先有发热、怕风，继则眼睑水肿，遍及全身，舌淡红）水肿者。

2. 本药含辛温大热之品，孕妇慎用。

3. 本药含附子有毒，不可过服、久服。

4. 本药含钾量高，与保钾利尿药螺内酯（安体舒通）、氨苯蝶啶合用时，应防止高血钾症。

5. 避免与磺胺类药物同时使用。

【用法用量】 口服。水蜜丸一次 6 克，小蜜丸一次 9 克，大蜜丸一次 1 丸，一日 2~3 次。

参苓白术散

【适宜病症】

1. 本药适用于经前期紧张综合征，症见经行泄泻，月经量多，色淡质稀，食少，乏力肢倦，舌淡，苔薄白或白腻。

2. 本药用于经行浮肿，兼腰膝酸重、畏寒肢冷、小便不利者，可配合服用济生肾气丸。

【注意事项】 本药不宜与清热利湿药物如二妙丸、四妙丸等同用。

【用法用量】 口服，一次 6~9 克，一日 2~3 次。

荷　叶　丸

【适宜病症】

1. 用于血热证所致的经行吐血、鼻血，色鲜红，头晕目眩，烦躁易怒，口干喜饮，小便色黄，月经量少或无，舌红苔黄。

2. 若胸胁乳房胀痛、心烦易怒者，可与丹栀逍遥散配合服用。

3. 一般于经前 5~7 天开始服药，血止后停药。

【注意事项】

1. 本药凉血止血，忌用于虚寒性出血者（出血量少，色淡，月经后错，经时小腹冷痛，四肢不温，舌淡）。

2. 本药苦寒，易伤正气，体弱年迈者慎用。

【用法用量】 口服。一次 1 丸，一日 2~3 次。

温馨提示

1. 中成药治疗经前期紧张综合征重在辨脏腑、气血，分为肝郁气滞、肝肾阴虚、脾肾阳虚、心脾气虚和瘀血阻滞等证型，治疗以补肾、温脾、疏肝理气、祛瘀为主。

2. 经前心烦或抑郁、乳胀者选逍遥丸。经前急躁易怒、乳胀、口干便秘者选加味逍遥丸以泻肝火。经行浮肿、腰膝酸重、小便不利者，选济生肾气丸。经行泄泻、腹胀纳差者，选参苓白术散。经行吐衄、口干喜饮者，选荷叶丸。

3. 服用上述药物 7 天后症状未见减轻或又出现新的症状时应去医院就诊。

4. 服药期间，饮食宜清淡，忌食辛辣之品。

第五节 围绝经期综合征

1. 什么是围绝经期综合征？

围绝经期综合征是指从接近绝经至绝经一年内，常因雌激素水平波动或下降所致的以自主神经系统功能紊乱合并神经心理症状为主的综合征，多发生于 45~55 岁。常出现不同程度的与绝经有关的内分泌、躯体和心理方面的变化，如月经紊乱、情志异常、潮热汗出、眩晕耳鸣、心悸失眠等。

2. 中医如何治疗围绝经期综合征？

本病属中医“经断前后诸证”、“脏躁”范畴，其核心病机为肾阴阳失调，常累及心、肝、脾等多脏、多经，致使证候复杂。治疗以调治肾阴阳为主，可据肾阴虚证、肾阳虚证不同分别以滋肾益阴、温肾壮阳为治法。

3. 常用的中成药有哪些？如何使用？

常用的中成药如下，患者可根据自己的具体情况酌情选用：

3.1 养阴清热类

本类药物主要有滋阴清热、滋补肝肾、除烦安神等功效，主要用于肝肾阴虚或肾阴虚及阴虚火旺所致绝经前后诸证。

更年安片

【适宜病症】

1. 用于肾阴虚所致的围绝经期综合征，症见烘热汗出，眩晕耳鸣，手足心热，烦躁不安，月经周期紊乱，色鲜红，舌红少苔。

2. 药理研究证实本药有雌激素样作用及一定的镇静作用，适用于围绝经期综合征烘热汗出、烦躁不安明显者。

3. 若眩晕明显者，应检查血压情况，血压高者可配合服用降压药。

【注意事项】

1. 本药滋阴清热，若畏寒肢冷、腰酸冷痛、尿频便溏等脾肾阳虚者忌用。

2. 糖尿病患者慎用。

3. 本药慎与雌激素类制剂同用。

【用法用量】 口服。一次6片，一日2~3次。

坤　宝　丸

【适宜病症】 适用于肝肾阴虚所致的围绝经期综合征，症见烘热汗出，心烦易怒，四肢酸楚，失眠健忘，头晕耳鸣，手足心热，舌红少苔。

【注意事项】

1. 本药多为滋阴药物，若畏寒肢冷、腰酸冷痛、尿频便溏等脾肾阳虚者忌用。

2. 本药慎与雌激素类制剂同用。

3. 本药不宜与温补类中药如金匮肾气丸等同用。

【用法用量】 口服。一次50粒，一日2次，连续服用2个月。

更年宁心胶囊

【适宜病症】

1. 适用于阴虚火旺所致的围绝经期综合征，症见烘热汗出，心烦易怒，眩晕耳鸣，四肢酸楚，腰膝酸软，失眠健忘，手足心热，月经周期紊乱，色鲜红，舌红少苔。

2. 本药对改善心火上炎所致的心烦不宁、失眠多梦有较好疗效。

【注意事项】

1. 本药多为滋阴药物，若畏寒肢冷、腰酸冷痛、尿频便溏等脾肾阳虚者忌用。

2. 本药慎与雌激素类制剂同用。

3. 本药不宜与温补类中药如金匮肾气丸等同用。

【用法用量】 口服。一次4粒，一日3次。4周为一疗程。

3.2 温补肾阳类

本类药物主要有补肾温阳、健脾益气的功效，主要用于脾肾阳虚所致绝经前后诸证。

龙凤宝胶囊

【适宜病症】

1. 对围绝经期综合征表现为怕冷手脚凉、精神差、疲倦乏力者有较好疗效。

2. 本药适用于脾肾阳虚所致的神经衰弱综合征(头晕、头痛、疲乏无力、失眠、胸闷气促、记忆力减退、身体虚弱等)、性功能减退(肾虚、阳痿、滑精、性欲减退等)等病症。

【注意事项】

1. 服本药期间不宜喝茶和吃萝卜,不宜同时服用藜芦、五灵脂、皂荚或其制剂。

2. 不宜与其他含有附子的药物同服。

3. 本药适用于上述脾肾阳虚所致围绝经期综合征,凡潮热面红、心烦口干、手足心热等阴虚火旺证者忌用。

4. 凡发热、口渴严重、大汗、咽干、有痰、舌干红等症状者慎用。

5. 高血压、心脏病、肝病、糖尿病、肾病等慢性病患者应在医师指导下服用。

【用法用量】 口服。一次 2 粒,一日 3 次,饭前服用。

温馨提示

1. 中成药治疗围绝经期综合征以调治肾阴阳为主,使阴阳平衡。证型可分为肾阴虚证、肾阳虚证。

2. 肾阴虚症见烘热汗出,眩晕耳鸣,手足心热,烦躁不安,选更年安片、坤宝丸或更年宁心胶囊。烘热汗出、烦躁不安、眩晕耳鸣重者选更年安片。坤宝丸对烘热汗出、四肢酸楚有较好的疗效。心烦不宁、失眠多梦者选更年宁心胶囊。

3. 肾阳虚症见腰膝酸软，烘热汗出，神疲乏力，畏寒肢冷，选龙凤宝胶囊。

4. 治疗围绝经期综合征妇女服用上述药物 2 周，症状无缓解，应去医院就诊。

5. 服用上述药物期间出现感冒、肺部感染等情况停用。另服药期间忌辛辣、生冷、油腻食物。

6. 若有不规则阴道出血，应先去医院查明出血原因。

7. 绝经后妇女长期服用以上药物，应定期做 B 超，监测子宫内膜情况。

第六节　外阴瘙痒

1. 什么是外阴瘙痒?

外阴瘙痒是外阴各种病变所引起的一种症状，但也可发生于外阴完全正常者，各年龄段女性均有发生。当瘙痒加重时，患者多坐卧不安，以致影响生活和工作。

2. 中医如何治疗外阴瘙痒?

本病属中医“阴痒”范畴，其核心病机分虚实两方面，虚证为肝肾阴虚、精血亏损、外阴失养；实证为肝经湿热下注、湿热生虫、虫蚀阴中。治疗着重调理肝、肾、脾的功能，以“治外必本诸内”为原则，采用内服与外治、整体与局部相结合进行施治。

3. 常用的中成药有哪些？如何使用？

常用的中成药有以下几类，患者可根据自己的具体情况酌情选用：

皮肤康洗液

【适宜病症】

1. 适用于外阴炎、真菌性外阴阴道炎、滴虫性阴道炎所致外阴瘙痒属于湿热蕴阻肌肤者，症见皮肤红斑，丘疹，水疱，糜烂，瘙痒，或白带量多，阴部瘙痒。可外阴熏洗、坐浴或灌洗阴道。

2. 若为外阴真菌感染或非特异性炎症，本药熏洗后可外敷抗真菌药膏或抗炎药膏以增强疗效。

3. 若为阴道炎症所致的阴痒，可根据致病菌配合阴道用药。

【注意事项】

1. 本药不宜与温补类药物同用。

2. 若用药部位出现烧灼感、瘙痒、红肿时应立即停用，并用清水洗净。

3. 皮肤干燥、肥厚伴有裂口者不宜使用。

4. 孕妇慎用。

5. 月经期、患有重度宫颈糜烂者禁用。

6. 外阴溃疡、黄水淋漓、恶臭、久治不愈、明显消瘦者禁用。

7. 本药为外用药，切勿口服。

【用法用量】 急性湿疹：一次适量，外擦皮损处，有糜烂面者可稀释5倍后湿敷，一日2次；妇科用药前，先用水洗净局部后，用蒸馏水将10毫升药液稀释5倍，用带尾丝的棉球浸泡药液后置于阴道内，每晚换药一次。

龙胆泻肝丸(颗粒、胶囊、口服液)

【适宜病症】

1. 适用于外阴炎、阴道炎所致的外阴瘙痒属肝胆湿热者,临床以外阴红肿痒痛、白带量多色黄质稠、尿赤涩痛、口干口苦为主症。

2. 若合并阴道炎、外阴炎,可配合阴道用药、外阴洗剂和涂剂。

【注意事项】

1. 本药不宜与温补类药物同用。

2. 胃部冷痛,消化不良,吐酸水,食物不消化,大便偏稀等症状者慎用。

3. 孕妇慎用。

4. 年老体弱者慎用,不可过量长期服用。

5. 治疗阴道炎时,亦可使用清洗剂冲洗阴道,以增强疗效。

【用法用量】 丸剂:口服,水丸一次3~6克;大蜜丸一次1~2丸;一日2次。颗粒剂:温开水送服,一次4~8克,一日2次。口服液:口服,一次10毫升,一日3次。

知柏地黄丸

【适宜病症】

1. 适用于老年性外阴瘙痒,表现为外阴干涩瘙痒,烘热汗出,夜间出汗严重,口干咽痛,尿黄,尿频,尿急等症状。

2. 若合并阴道炎、外阴炎,可配合阴道用药、外阴洗剂和涂剂。

【注意事项】

1. 不宜和感冒类药物同时服用。

2. 不宜和温补类药物(如人参、肉桂、附子、干姜等)同时服用。

3. 低热,疲倦乏力,头晕,易感冒,食欲差,大便稀或口渴严重,舌干红，苔厚腻者忌服。

4. 饭后胃部胀，恶心呕吐，吐酸水，舌苔厚腻者忌用。

【用法用量】 丸剂：口服。水蜜丸一次 6 克，小蜜丸一次 9 克，大蜜丸一次 1 丸，一日 2 次；浓缩丸一次 8 丸，一日 3 次。

温馨提示

1. 中成药治疗外阴瘙痒要区分肝肾阴虚证和湿热下注证，分为外治法和内治法。

2. 皮肤康洗液和龙胆泻肝丸适用于急性外阴、阴道炎，表现为皮肤瘙痒、红斑、丘疹、水疱或糜烂，皮肤康洗液为外洗剂，龙胆泻肝丸为内服药。皮肤康洗液和知柏地黄丸常用于治疗老年性外阴瘙痒。

3. 用药期间饮食宜清淡易消化，忌食辛辣油腻。

4. 治疗阴痒（阴道炎）期间，每日应清洁外阴，并忌房事。

第四节 宫颈炎

1. 什么是宫颈炎？

宫颈炎是育龄妇女的常见病，有急性和慢性两种。急性宫颈炎常与急性子宫内膜炎或急性阴道炎同时存在，但以慢性宫颈炎多见。主要表现为白带增多，呈黏稠的黏液或脓性黏液，有时可伴有血丝或夹有血丝。长期慢性机械性刺激是宫颈炎发病的主要诱因。

2. 中医如何治疗宫颈炎？

中医多属“带下病”范畴，其核心病机为湿邪蕴结，影响任带二脉，任脉不固，带脉失约而成。以祛湿为治疗原则。可分为湿热内蕴证、湿毒内侵证、脾虚生湿证和肾虚失固证，分别以疏肝清热利湿、清热解毒燥湿、健脾利湿和补肾固涩为治法。

3. 常用的中成药有哪些？如何使用？

常用的中成药有以下几类，患者可根据自己的具体情况酌情选用：

抗宫炎片

【适宜病症】

1. 用于治疗宫颈炎、宫颈糜烂、盆腔炎、附件炎等所致的白带量多，或赤白带下，臭味。

2. 本药治疗慢性宫颈炎，可配合保妇康栓阴道上药以增强疗效。

【注意事项】

1. 不宜与温补类药物同用。

2. 白带量多、白色、稀薄，怕冷四肢凉，大便稀等症状者慎用。

3. 孕妇忌服。

4. 服后偶见头晕，可自行消失，不必停药。

【用法用量】 口服，一次 6 片，一日 3 次。

除湿白带丸

【适宜病症】

1. 适用于慢性宫颈炎属脾虚湿盛者，表现为白带量多，色白质稀，食少，腹胀，大便稀等症状者。

2. 可配合康妇特栓阴道纳药治疗慢性宫颈炎。

【注意事项】

1. 服本药期间不宜喝茶和吃萝卜，不宜同时服用藜芦、五灵

脂、皂荚或其制剂。

2. 下腹冷痛、腰膝酸软、手足冰冷等慎用。

3. 孕妇忌用。

【用法用量】 口服。一次6~9克，一日2次。

妇科白带膏

【适宜病症】

1. 用于脾虚湿盛所致的带下病，症见带下量多，色白质稀，纳少，便溏，腰腿痠痛。

2. 可配合康妇特栓阴道纳药治疗慢性宫颈炎。

【注意事项】

1. 服本药期间不宜喝茶和吃萝卜，不宜同时服用藜芦、五灵脂、皂荚或其制剂。

2. 下腹冷痛、腰膝酸软、手足冰冷等症状者慎用。

3. 孕妇慎用。

【用法用量】 口服。一次15克，一日2次。

千金止带丸

【适宜病症】 对慢性宫颈炎见白带量多，质稀如水，神疲乏力，腰酸乏力等症状疗效较好。

【注意事项】

1. 服本药期间不宜喝茶和吃萝卜，不宜同时服用藜芦、五灵脂、皂荚或其制剂。

2. 本药不宜与清热利湿止带类药物如妇乐冲剂、抗宫炎片等同服。

3. 白带量多、色黄、黏稠、有臭味，或白带量多黄绿如脓、有臭味，口干烦躁，尿黄，尿频者忌用。

4. 孕妇慎用。

【用法用量】 水丸：口服，一次 6~9 克，一日 2~3 次。大蜜丸：口服，一次 1 丸，一日 2 次。

消 糜 栓

【适宜病症】

1. 适用于急慢性宫颈炎表现为带下量多、色黄、质稠、腥臭者。

2. 阴道给药前，用皮肤康洗液冲洗阴道，疗效更好。

3. 急性宫颈炎，可配合龙胆泻肝丸口服。

【注意事项】

1. 本药不宜与温补类中药同用。

2. 孕妇忌用。

3. 月经期前至经净 3 天内停用，切勿内服。

【用法用量】 阴道给药。一次 1 枚，一日 1 次。

温馨提示

1. 慢性宫颈炎，尤其是宫颈糜烂在治疗前应先做宫颈刮片，排除早期宫颈癌。

2. 若赤白带下、量多臭味等湿热内蕴证者，选抗宫炎片。若宫颈糜烂、滴虫性阴道炎、真菌性阴道炎、非特异性阴道炎等湿毒内盛者，选消糜栓。除湿白带丸、妇科白带膏适用于脾虚生湿证，表现为带下量多，色白质稀，纳少，腹胀等。千金止带丸适用于肾虚失固证，表现为带下量多，质稀如水，腰酸乏力。

3. 用药期间，保证休息，饮食宜清淡，应忌服辛辣及油腻之品，以免影响治疗效果。

4. 治疗用药期间严忌房事并注意经期卫生和外阴清洁。

5. 久治不愈者，必要时可接受手术治疗。

第八节　盆腔炎

1. 什么是盆腔炎?

盆腔炎指女性上生殖道及其周围组织的炎症,主要包括子宫内膜炎、输卵管炎、输卵管卵巢脓肿、盆腔腹膜炎。炎症可局限于一个部位,也可同时累及几个部位,最常见的是输卵管炎、输卵管卵巢炎。盆腔炎多发生在性活跃期、有月经的妇女,初潮前、绝经后或未婚者很少发生盆腔炎。按其发病过程、临床表现可分为急性与慢性两种。急性盆腔炎的症状特点是:起病急,病情重,可出现下腹疼痛,发烧,寒战,头痛,食欲不振,下腹部有肌紧张、压痛及反跳痛。慢性盆腔炎的症状特点是:起病慢,病程长,全身症状多不明显,可有低热,易感疲乏,伴下腹坠、腰痛等。

2. 中医如何治疗盆腔炎?

中医多属"妇人腹痛"范畴,急性盆腔炎的核心病机为湿热或湿毒与气血相搏结,应采用"急则治标,缓则治本"的治疗原则。可分为热毒壅盛证和湿毒壅阻证,分别以清热解毒、化瘀止痛和清热利湿、活血止痛为治法。慢性盆腔炎的核心病机为瘀血内阻,根据瘀血形成的因素,分为湿热瘀阻证、寒凝血瘀证、气滞血瘀证、肾虚血瘀证。治疗在化瘀散结止痛的基础上,分别加以清热利湿、温经散寒、疏肝行气和温肾助阳。

3. 常用的中成药有哪些? 如何使用?

常用的中成药有以下几类,患者可根据自己的具体情况酌情

选用：

桂枝茯苓胶囊

【适宜病症】

1. 适用于慢性盆腔炎、盆腔炎性包块。

2. 若白带量多、色白清稀者，可配合服用千金止带丸。

3. 小腹冷痛明显者，可配合服用少腹逐瘀颗粒。

【注意事项】

1. 不宜与寒凉类药物如栀子、石膏、金银花、黄连等同用。

2. 本药化瘀消癥，不宜与破血逐瘀类药物如大黄䗪虫丸等同用，以免引起出血。

3. 体弱、阴道出血量多者忌用。

4. 既往盆腔包块，妊娠后阴道流血、腹痛者，需经医师诊断认可后方可服用。

【用法用量】 口服。一次3粒，一日3次。饭后服用。经期停服，疗程3个月。

妇科千金片（胶囊）

【适宜病症】

1. 治疗盆腔炎症同时可改善身体一般状况，对慢性盆腔炎白带量多，色黄质稠，臭秽，小腹疼痛，腰骶酸痛及精神差，疲倦乏力者疗效较好。

2. 伴腹痛坠胀、盆腔积液者，可配合康妇消炎栓直肠给药。

3. 急性盆腔炎者，本药可联合抗生素治疗，对腹痛、白带量多等症状有明显改善作用。

【注意事项】

1. 本药不宜与温经化瘀类药物如少腹逐瘀颗粒等同用。

2. 气滞血瘀证，以及下腹冷痛、白带稀薄等寒湿内盛证者，不宜用本药。

3. 糖尿病患者慎用。

【用法用量】 片剂：口服。一次 6 片，一日 3 次。胶囊：口服，一次 2 粒，一日 3 次，温开水送下。14 天为一疗程。

金刚藤糖浆

【适宜病症】

1. 适用于湿热瘀阻所致的盆腔炎，常表现为小腹灼痛、白带黄稠等。

2. 有报道用本药配合加味逍遥散可治疗乳腺增生。

【注意事项】

1. 本药不宜与温经化瘀类药物如少腹逐瘀颗粒等同用。

2. 下腹隐痛，热敷时减轻，面色发黄无光泽等血虚失荣腹痛，以及下腹冷痛、白带稀薄等寒湿带下者慎用。

3. 糖尿病患者慎用。

【用法用量】 口服。一次 20 毫升，一日 3 次。

妇乐颗粒

【适宜病症】

1. 适用于急、慢性盆腔炎，症见带下量多、色黄、少腹疼痛等。本药止痛效果较好，对腹痛症状明显者尤为适用。

2. 腹痛明显伴有盆腔炎性包块者，本药可配合金刚藤糖浆口服。

【注意事项】

1. 本药不宜与温补或温通类中药如少腹逐瘀颗粒等同用。

2. 下腹隐痛，自觉发凉，受凉后加重，白带多稀薄，腰膝酸软，大便稀等忌用。

【用法用量】 开水冲服。一次 12 克，一日 2 次。

花红颗粒(片)

【适宜病症】

1. 用于湿热夹瘀所致的慢性盆腔炎、附件炎、子宫内膜炎，症见带下量多、色黄稠，小腹隐痛等。

2. 兼有盆腔积液者，可配合康妇消炎栓直肠给药。

3. 本药临床上还用于治疗月经不调、痛经等病症，有祛瘀调经止痛的功效。

【注意事项】

1. 下腹冷痛、白带量多伴疲倦乏力、头晕、食少、大便稀者忌用。

2. 白带清稀者不宜选用。

3. 本药不宜与温补类中药同用。

【用法用量】 颗粒：开水冲服。一次 15 克，一日 3 次，7 天为一疗程，必要时可连服 2~3 个疗程，每疗程之间停服药 3 天。片剂：口服，一次 4~5 片，一日 3 次，7 天一疗程，必要时可连服 2~3 个疗程，每疗程之间休息 3 天。

坤复康胶囊

【适宜病症】

1. 适用于湿热蕴结所致的慢性盆腔炎，症见下腹胀痛，白带量多、色黄质稠者。

2. 兼盆腔炎性包块者，可与金刚藤糖浆配合服用。

3. 兼盆腔积液者，可配合康妇消炎栓直肠给药。

【注意事项】

1. 本药不宜与温补类中药同用。

2. 食少、食物不消化、大便溏者慎用。

3. 经期慎用，月经量多者经期禁用。

4. 白带清稀者不宜选用。

5. 过敏体质者慎用。

【用法用量】 口服，一次3~4粒，一日3次。饭后30分钟服用。1个月为一疗程，有炎性包块或卵巢囊肿者3个月为一疗程，在临床症状消失后，再巩固1~2个疗程。

康妇消炎栓

【适宜病症】

1. 对急、慢性盆腔炎所致的腰痛、下腹痛及带下有显著的疗效。

2. 兼白带量多、色黄质稠、臭秽者，可配合口服妇乐颗粒或妇科千金片。

【注意事项】

1. 脾肾不足所致虚寒带下病见白带量多、色白质稀，下腹冷痛，热敷后减轻，腰膝酸软，大便稀，食少，不消化等禁用。

2. 血虚失荣所致的腹痛，见腹痛绵绵，腰骶部酸痛，伴月经量少，色淡质稀，面色白，头晕心慌，失眠多梦，舌淡红，苔薄白者禁用。

3. 本药不宜与温补类中药同用。

4. 肛肠疾病者慎用。

5. 本药为直肠外用给药，禁止内服。

【用法用量】 直肠给药，一次1粒，一日1~2次，7天为一疗程。方法:便后洗净肛门,用食指套上胶质套送入直肠7~15厘米处。康妇消炎栓对阴道炎、子宫内膜炎患者可阴道给药。

金鸡胶囊(颗粒、片)

【适宜病症】

1. 适用于慢性盆腔炎湿热瘀阻证,症见下腹疼痛,按则加重,白带量多色黄者。

2. 若腹痛明显,伴发热者,可配合服用妇乐颗粒。

3. 若伴盆腔积液者,可配合康妇消炎栓直肠给药。

【注意事项】

1. 本药用于湿热瘀阻证,血虚失荣腹痛及寒湿带下见白带量多伴下腹隐痛,自觉发凉,受凉后加重,腰膝酸软,或见下腹冷痛,大便稀者慎用。

2. 本药不宜与温补类中药同用。

3. 糖尿病患者慎用。

【用法用量】 胶囊:口服,一次4粒,一日3次。颗粒:开水冲服,一次8粒,一日2次。片剂:口服,一次6片,一日3次。10天为一疗程,必要时可连服2~3个疗程。

温馨提示

1. 腹痛重者选妇乐颗粒,适用于急、慢性盆腔炎。盆腔炎性包块者选桂枝茯苓胶囊、金刚藤糖浆,桂枝茯苓胶囊适用于瘀血阻络或寒凝血瘀证,金刚藤糖浆适用于湿热瘀阻证。慢性盆腔炎反复发作,带下量多,体质虚弱者选妇科千金片(胶囊)。慢性盆腔炎兼月经不调、痛经者,选花红颗粒(片)。盆腔积液者选康复消炎栓。慢性盆腔炎腹部胀痛明显者,选坤复康胶囊,带下量多色黄者选金鸡胶囊(颗粒、片)。

2. 用药期间，保持心情舒畅，忌食生冷、油腻、辛辣之品。

3. 保持外阴清洁，勤换内裤、护垫。

4. 腹痛较严重者或伴有血性白带者，应去医院就诊。

第九节　产后缺乳

1. 什么是产后缺乳？

产后缺乳是指产后无乳汁分泌，或虽有泌乳，但乳汁甚少，不能满足婴儿需要的状况。

2. 中医如何治疗产后缺乳？

中医认为其核心病机分为虚实两方面，一为气血虚弱，乳汁化源不足，治疗以补气养血、通乳为主；一为肝气郁滞，乳汁运行受阻，治疗以疏肝解郁、活络通乳为主。

3. 常用的中成药有哪些？如何使用？

常用的中成药有以下几类，患者可根据自己的具体情况酌情选用：

乳泉颗粒

【适宜病症】

1. 用于气滞血虚所致的产后乳汁过少，症见产后乳汁少或无，乳房柔软，神疲乏力。

2. 产后催乳亦可用本药。

3. 服用本药时，可配合猪蹄汤以增强疗效。

【注意事项】 产后乳汁过少或全无，乳房柔软、无胀感，精神差，疲倦乏力，面色苍白，头晕耳鸣者忌用。

【用法用量】 口服。一次 15 克，一日 2 次。

下乳涌泉散

【适宜病症】

1. 适用于乳腺管内淤阻所致的乳少，表现为乳汁不下或过少，乳汁浓稠，乳房胀硬疼痛、不能触碰，情绪抑郁或烦躁，舌苔白或薄黄。

2. 服用本药时，可配合乳房按摩促进通乳。

【注意事项】 产后乳汁过少或全无，乳房柔软、无胀感，精神差，疲倦乏力，面色苍白，头晕耳鸣者忌用。

【用法用量】 水煎服。一次 1 袋，水煎 2 次，煎液混合后分 2 次服。

生 乳 灵

【适宜病症】

1. 适用于气血两虚所致的乳汁产生不足所致缺乳，表现为乳房松软、无胀感。

2. 若食欲差者，可配合服用人参健脾丸以增强食欲。

3. 服用本药时，可配合猪蹄汤以增强疗效。

【注意事项】

1. 产后缺乳表现为乳汁少、浓稠，乳房肿胀疼痛，抑郁或烦躁者忌用。

2. 糖尿病患者慎用。

【用法用量】 口服。一次100毫升，一日2次。

通乳颗粒

【适宜病症】 用于产后气血亏损，乳少，无乳，乳汁不通。

【注意事项】 产后缺乳表现为乳汁少、浓稠，乳房肿胀疼痛，抑郁或烦躁者忌用。

【用法用量】 口服。一次30克或10克（无蔗糖），一日3次。

温馨提示

1. 中成药治疗产后缺乳分为虚实两方面，若乳汁清稀、乳房松软无胀感者，为虚证。若乳汁稠、乳房胀硬作痛者，为实证。一为气血虚弱，乳汁化源不足，治疗以补气养血、通乳为主；一为肝气郁滞，乳汁运行受阻，治疗以疏肝解郁、活络通乳为主。

2. 乳泉颗粒、生乳灵、通乳颗粒适用于虚证缺乳。产后催乳或轻度缺乳，可选用乳泉颗粒。乳汁量少、清稀，乳房松软，选生乳灵。乳汁不通、乳房微胀选通乳颗粒。下乳涌泉散适用于实证缺乳。

3. 调和心情，保持心情舒畅。

4. 饮食宜营养丰富，忌食生冷及辛辣之品。

5. 芒硝、炒麦芽、维生素B_6等为回乳之品，哺乳期妇女要禁用。

6. 上述药物孕妇忌用。

第十节　妊娠贫血

1. 什么是妊娠贫血？

贫血是妊娠期最常见的一种合并症。妊娠期红细胞计数

<3.5×10^{12}/升或血红蛋白<100克/升，或红细胞压积<0.30，即为妊娠合并贫血，以缺铁性贫血最常见。轻度贫血可无明显症状，重者可面色苍白、头晕、心悸、疲乏无力，常有口腔炎、皮肤毛发干燥、食欲减退、甚至恶心、呕吐等症。

2. 中医如何治疗妊娠贫血？

本病多属中医“血虚”范畴，其核心病机为气血不足，脾肾虚损，治疗应从补益脾肾着手，气血阴阳并补。临床分为气血不足证、脾胃虚弱证和肝肾不足证，分别治以益气养血、补气健脾养血和滋补肝肾养血。

3. 常用的中成药有哪些？如何使用？

常用的中成药有以下几类，患者可根据自己的具体情况酌情选用：

生血宝颗粒

【适宜病症】

1. 用于肝肾不足、气血两虚所致的妊娠贫血，症见神疲乏力，腰膝酸软，头晕耳鸣，心悸，气短，失眠，咽干，纳差食少等。

2. 缺铁性贫血者，本药可配合铁剂如琥珀酸亚铁等口服以增强疗效。

3. 若合并腹胀、食欲差者，可与香砂六君丸配合服用。

【注意事项】

1. 本药不宜与温补类中药同服。

2. 疲倦乏力、怕冷、手足冰冷、腰膝酸软者忌服。

3. 感冒者慎用。

4. 凡饭后胃胀，肥胖，头重头晕，食少，多睡，苔厚腻者应慎用。

【用法用量】 开水冲服。一次 8 克，一日 2~3 次。

当归补血口服液(丸)

【适宜病症】

1. 对于贫血伴气短乏力、四肢无力、头晕目眩、易疲倦等症状有明显改善作用。

2. 缺铁性贫血者，可配合铁剂如琥珀酸亚铁等口服以增强疗效。

【注意事项】

1. 本药不宜久服。

2. 手足心热、夜间出汗严重、咽干口渴、面部潮红者忌用。

3. 感冒者慎用。

4. 若有阴道出血等先兆流产症状者，应慎用。

【用法用量】 口服液：口服，一次 10 毫升，一日 2 次。丸剂：口服，一次 1 丸，一日 2 次。

八珍颗粒

【适宜病症】

1. 用于气血两虚所致的妊娠贫血，症见面色发黄无光泽，食欲差，四肢乏力，精神差，口唇指甲颜色淡白等。

2. 缺铁性贫血者，可配合铁剂如琥珀酸亚铁等口服以增强疗效。

3. 若合并腹胀、食欲差者，可与香砂六君丸配合服用。

【注意事项】

1. 服本药期间不宜喝茶和吃萝卜，不宜同时服用藜芦、五灵

脂、皂荚或其制剂。

2. 症见身热，口渴严重，咽干明显，大便干者忌服。

3. 感冒者慎用。

4. 若有腹痛、阴道出血等先兆流产症状者，应慎用。

【用法用量】 开水冲服，一次1袋，一日2次。

温馨提示

1. 中成药治疗妊娠贫血，一方面补气养血，一方面加强补肾健脾，有助于安胎。

2. 应重视药物对妊娠、胚胎的影响，慎用活血之品。

3. 生血宝颗粒纠正贫血疗效较好，无流产之弊，但偏于滋腻，食欲差者慎用。当归补血丸(口服液)、八珍颗粒均有补气养血，治疗贫血的作用，若有阴道出血等先兆流产症状者，应慎用。

4. 服药期间，宜食清淡易消化食品，忌食辛辣、油腻、生冷之品。

第十一节　产褥中暑

1. 什么是产褥中暑？

产褥中暑是指产妇在高温闷热环境中，体内余热不能及时散发引起中枢性体温调节功能障碍的急性热病，表现为高热，水、电解质紊乱，循环衰竭和神经系统功能损害等。主要症状有口渴、多汗、心悸、恶心、胸闷、四肢无力，严重者常见面色潮红、胸闷、脉搏增快、呼吸急促、谵妄、抽搐、昏迷等。

2. 中医如何治疗产褥中暑？

本病属中医“中暑”范畴，其核心病机为暑热内侵，耗气伤津。

临床常见暑入阳明证和暑伤津气证，严重者暑犯心包。分别以清暑泄热和清热解暑、益气生津为治法，暑犯心包宜清心开窍。

3. 常用的中成药有哪些？如何使用？

常用的中成药有以下几类，患者可根据自己的具体情况酌情选用：

藿香正气水（丸、胶囊、颗粒）

【适宜病症】

1. 适用于中暑初期，症见头痛昏重，胸膈痞闷，脘腹胀痛，呕吐泄泻等。

2. 本药也可作为预防中暑的家庭常备药物。

【注意事项】

1. 本药不宜与滋补类中药同服。

2. 本药用于中暑初期，感冒忌服，身热、手足心热等热象明显者忌服。

3. 饮食宜清淡，服药期间忌服滋补性中药如人参、黄芪等。

【用法用量】 水：口服，一次5~10毫升，一日2次，用时摇匀。滴丸：口服，一次2.5~5克，一日2次。胶囊：口服，一次4粒，一日2次，小儿酌减。颗粒：开水冲服，一次5克；一日2次。

十滴水（软胶囊）

【适宜病症】

1. 适用于中暑初期，表现为头晕，头重如裹，恶心，脘腹胀痛，胃肠不适或泄泻，身热不扬，舌苔白腻，脉濡缓。

2. 夏季皮肤起痱子，可用本药外涂。

【注意事项】 本药不宜与滋补类中药如人参、党参、黄芪等同服。

【用法用量】 十滴水：口服，一次2~5毫升；儿童酌减。胶囊剂：口服，一次1~2粒。

清暑益气丸

【适宜病症】

1. 用于中暑发热、气津两伤，症见头晕身热，四肢倦怠，咽干口渴，自汗心烦等。

2. 恶心呕吐明显者，可用姜汤送服本药。

【注意事项】

1. 服本药时不宜同时服用藜芦、五灵脂、皂荚或其制剂；不宜喝茶和吃萝卜，以免影响药效。

2. 本药不宜与温补类中药同服。

【用法用量】 姜汤或温开水送服。一次1丸，一日2次。

六 一 散

【适宜病症】

1. 适用于中暑初期，症见发热身倦，口渴，泄泻，小便黄少等。但很少单独应用，常加入其他方药中煎服。

2. 本药以凉开水调服效果最好。小便黄、尿频是选用本药的关键。

3. 若兼有轻微的外感（发热、头痛等）症状，可用鲜薄荷叶煎汤或捣汁少许同服。

4. 本药可用于暑湿之邪所致的痱子、周身刺痒。

【注意事项】

1. 本药不宜与滋补类中药同服。

2. 本药清暑利湿，小便清长者慎用。

3. 身热、咽干口燥者忌用。

4. 本药不宜久服。

【用法用量】 调服或包煎服，一次 6~9 克，一日 2~3 次；外用，扑撒患处。

温馨提示

1. 中成药治疗产褥中暑要区分暑入阳明证和暑伤津气证。

2. 中暑初期头痛昏重、胸膈痞闷者选藿香正气水、十滴水。头晕身热、四肢倦怠、咽干口渴者，选清暑益气丸。发热身倦、口渴、小便赤黄短涩明显者选六一散。中暑严重者，应及时采用综合疗法对症治疗。

3. 服药期间饮食宜清淡，忌食辛辣油腻之物；多饮淡盐水或糖盐水，以补充体液。

4. 如果患者病情较重，出现高热、胸闷、少尿，甚至意识不清、抽搐等严重症状或服药一天后症状未改善者，应尽快去医院就诊。

5. 上述中成药孕妇忌用或慎用。

第十二节 子宫肌瘤

1. 什么是子宫肌瘤？

子宫肌瘤又称子宫平滑肌瘤，是女性生殖器最常见的一种良性肿瘤，以多发性子宫肌瘤常见。临床上多无症状，少数表现为阴道出血，腹部触及肿物以及压迫症状等。本病确切病因不明，现代西医学采取性激素或手术治疗，尚无其他理想疗法。

2. 中医如何治疗子宫肌瘤?

本病属中医“癥瘕”范畴，其核心病机为瘀血积聚胞宫，应采用活血化瘀、软坚散结的治疗大法。多在活血化瘀的基础上，分别治以温经散寒、疏肝理气、益气活血和清热凉血化瘀。

3. 常用的中成药有哪些? 如何使用?

常用的中成药有以下几类，患者可根据自己的具体情况酌情选用：

桂枝茯苓胶囊

【适宜病症】

1. 用于妇人瘀血阻络所致的子宫肌瘤，适用于子宫小肌瘤，月经量正常的患者。

2. 若头晕乏力、面色黄无光泽者，可配合八珍颗粒服用。

3. 若经期下腹冷痛者，经期服少腹逐瘀颗粒 3~5 天。

【注意事项】

1. 本药温经活血，不宜与寒凉类药物如感冒清热颗粒等同用。

2. 本药化瘀消癥，不宜与破血逐瘀类药物如大黄䗪虫丸等同用，以免引起出血。

3. 体弱、阴道出血量多者忌用。

【用法用量】 口服。一次 3 粒，一日 3 次，饭后服用。经期停服，疗程 3 个月。

宫瘤清胶囊

【适宜病症】

1. 适用于子宫壁间肌瘤及浆膜下肌瘤，症见小腹胀痛，经色紫暗有块，经行不爽。

2. 若头晕乏力，面色发黄无光泽者，可配合八珍颗粒服用。

【注意事项】

1. 本药逐瘀消癥，活血之力较强，不宜与化瘀类药物如大黄䗪虫丸等同用，以免引起出血。

2. 孕妇及准备妊娠者、体弱及阴道出血量多者忌服。

【用法用量】 口服。一次 3 粒，一日 3 次;或遵医嘱。

宫瘤宁胶囊

【适宜病症】

1. 适用于子宫肌瘤(肌壁间、浆膜下)，肌瘤小于 4 厘米，月经量正常的患者。

2. 本药行气散结，兼健脾益气，适用于病程较长，体质虚弱者。

【注意事项】

1. 本药有海藻，不宜用于甲状腺功能亢进患者。

2. 服本药期间不宜喝茶和吃萝卜，不宜同时服用藜芦、五灵脂、皂荚或其制剂。

【用法用量】 口服，一次 4 粒，一日 3 次，3 个月经周期为一疗程。

温馨提示

1. 中成药治疗子宫肌瘤要区分肌瘤的大小、位置，一般适用于子宫壁间肌瘤及浆膜下肌瘤，肌瘤小于4厘米者。

2. 桂枝茯苓胶囊药性平和，化瘀而不伤正，可以长期服用。宫瘤清胶囊活血逐瘀之力较强，月经量多、体质虚弱者忌用。宫瘤宁胶囊兼有扶正的作用，适用于病程较长、体质虚弱者。

3. 患者平时应保持心情舒畅。

4. 服用本类药物治疗子宫肌瘤，经期至经后3天停用。

5. 服药期间忌食生冷、油腻、辛辣之品。

6. 患者应定期去医院专科复查，以便随时了解病情变化。

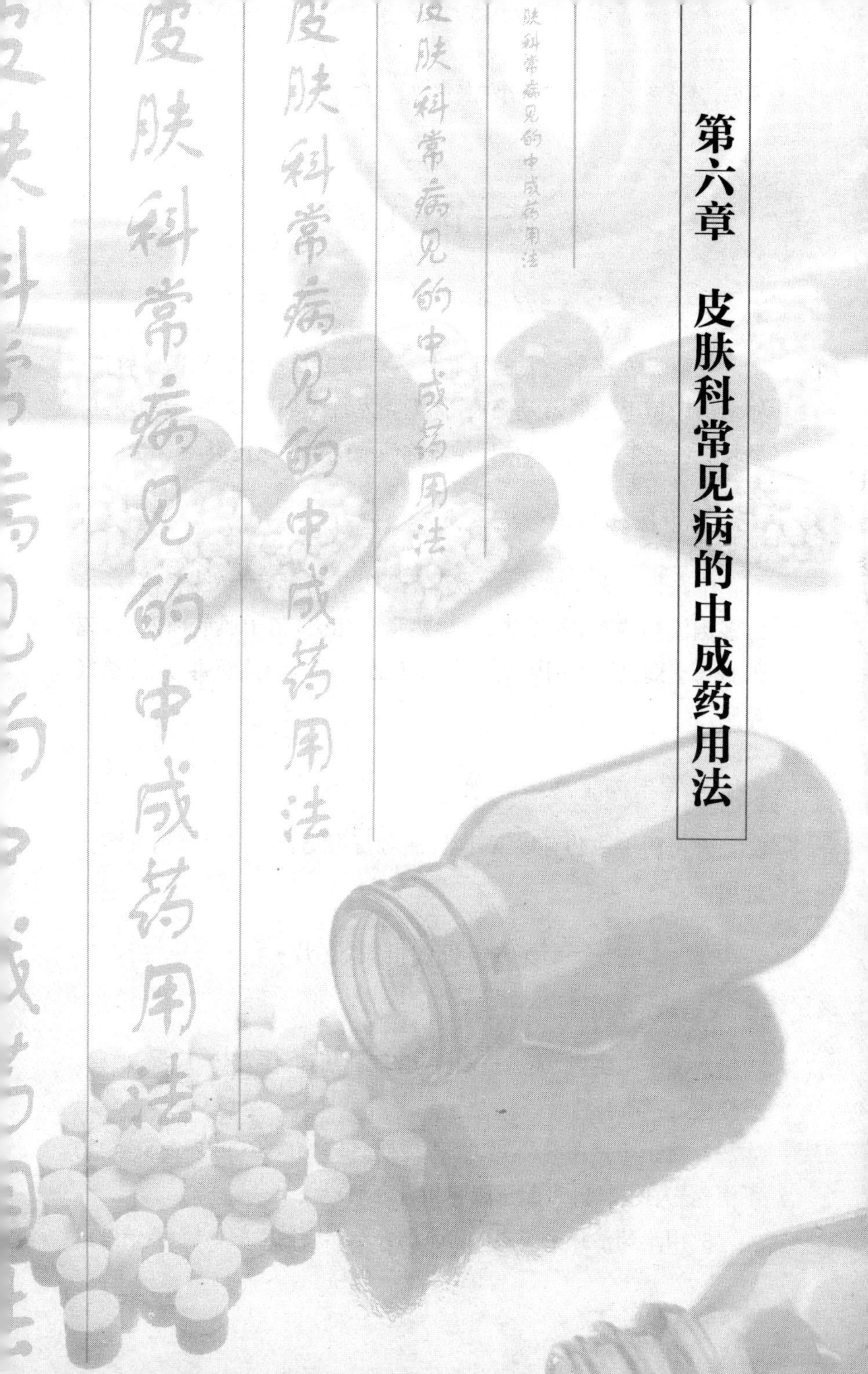

第六章　皮肤科常见病的中成药用法

第一节　毛囊炎

1. 什么是毛囊炎？

毛囊炎为整个毛囊的化脓性炎症。多发生于后枕部及臀部，如愈后遗留毛发脱落及瘢痕，称为秃发性毛囊炎；发生于颈项部，呈乳头状增生或形成瘢痕硬结者称瘢痕疙瘩性毛囊炎。

2. 中医如何治疗毛囊炎？

中医称发于头部者为“发际疮”，发于臀部者为“坐板疮”。本病多因湿热内蕴，外受热毒，湿热毒邪相交，郁于肌肤而发病，或因素体虚弱，腠理不固，外受热毒而致。治宜清热解毒，或兼益气养阴。

3. 常用的中成药有哪些？如何使用？

常用的中成药有以下几类，患者可根据自己的具体情况酌情选用：

复方南板蓝根颗粒(片)

【适宜病症】

1. 用于毛囊炎，症见皮肤硬结，红肿热痛，伴发热，口渴，便秘，小便黄，舌红，苔黄。

2. 对于平素阳气不足，脾胃虚弱之体见疲倦乏力，食少，食物不消化，大便稀者，可配伍醒脾和胃之品。

3. 用本药治疗毛囊炎时，可配合龙珠软膏、老鹳草软膏、消肿止痈酊、外用无敌膏、创灼膏、梅花点舌丸等调敷患处，以增强疗效。

【注意事项】

1. 老人、儿童及素体脾胃虚弱者慎用。

2. 心烦，手足心热，面部潮红，夜间出汗严重，口渴咽干，双目干涩者慎用。

【用法用量】 颗粒剂：开水冲服，一次1袋，一日3次。片剂：口服，一次3片，一日3次。

芩　连　片

【适宜病症】

1. 用于毛囊炎，局部红肿热痛明显，口渴，大便黏，肛门重坠，小便黄，结膜充血、干涩，舌红、苔黄者。

2. 用本药治疗毛囊炎时，可配合龙珠软膏、老鹳草软膏、消肿止痈酊、外用无敌膏、创灼膏、梅花点舌丸等调敷患处，以增强疗效。

【注意事项】

1. 本药含有甘草，不可与舟车丸、内消瘰疬丸等含有甘遂、海藻、大戟、芫花的中成药或中药同用。

2. 胃肠功能差，食少，饭后腹胀，不消化，大便稀，或心烦，手足心热，夜间出汗严重，口渴咽干者禁用。

3. 孕妇慎用。

【用法用量】 口服。一次4片，一日2~3次。

龙珠软膏

【适宜病症】

1. 用于热毒蕴结的毛囊炎此起彼落，或连接成片，症见局部红肿热痛明显，可伴全身发热等。

2. 毛囊炎数量较少时，单独使用本药即可，若数量较多时，根据病情辨证内服芩连片、复方南板蓝根颗粒（片）、珍黄丸或众生丸，内外同治，促进疾病痊愈。

【注意事项】

1. 本药含硇砂，不可久用。

2. 本药为外用药，不可内服。

3. 毛囊炎未破者禁用。

4. 孕妇慎用。

【用法用量】 外用。取适量药膏涂抹患处，或摊于纱布上贴患处，每日 1 次，溃前涂药宜厚，溃后涂药宜薄。

珍 黄 丸

【适宜病症】

1. 用于肺胃热盛所致的毛囊炎，症见局部毛囊红肿热痛，伴发热，咽干口燥，口渴，咽喉肿痛，或有黄痰，胃酸过多，口臭明显，大便干，小便黄，舌红苔黄。

2. 用本药口服治疗毛囊炎时，可配合龙珠软膏、老鹳草软膏、消肿止痛酊、外用无敌膏、创灼膏、梅花点舌丸等调敷患处，以增强疗效。

【注意事项】

1. 老人、儿童及胃肠功能差者慎服。

2. 心烦失眠，手足心热，眼睛干涩，口鼻干燥，干咳少痰，舌红，少苔者慎用。

3. 孕妇忌用。

【用法用量】 口服，一次 2 粒，一日 3 次；外用，取药粉用米醋或冷开水调成糊状，敷患处。

外用无敌膏

【适宜病症】

1. 适用于毛囊炎邪毒蕴结症，见局部红肿热痛，反复发作，经年不愈，伴有大便干结、小便黄赤。

2. 毛囊炎数量较少时，单独使用本药即可；若数量较多时，根据病情辨证内服芩连片、复方南板蓝根颗粒（片）、珍黄丸或众生丸，内外同治，促进疾病痊愈。

【注意事项】

1. 本药含马钱子，有大毒，过量使用可引起肢体颤抖、惊厥、呼吸困难，甚至昏迷，因此不可久用。如出现中毒症状时，应立即停药并采取相应的急救措施。

2. 孕妇及哺乳期妇女忌用。

3. 破损之处不宜使用。

4. 本药外贴引起皮肤过敏者应停止用药。

【用法用量】 加温软化，贴于患处。

消肿止痛酊

【适宜病症】

1. 用于瘀血痰结凝聚所致的毛囊炎，症见病程长，患处皮肤灼热，肿胀弥漫，局部形成硬结，舌紫暗。

2. 毛囊炎数量较少时，单独使用本药即可，若数量较多时，根据病情辨证内服芩连片、复方南板蓝根颗粒（片）、珍黄丸或众生丸，内外同治，促进疾病痊愈。

【注意事项】

1. 对本药及酒精过敏者禁用，过敏体质者慎用。

2. 切勿接触眼睛，皮肤破溃处禁用。

3. 月经期及孕妇忌用。

4. 儿童、年老体弱者应在医师指导下使用。

5. 本药不宜长期或大面积使用，用药后皮肤过敏者应停止使用。

6. 外用时不宜擦腹部。

7. 儿童必须在成人监护下使用。

【用法用量】 外用，擦患处。口服，必要时饭前服用，一次5~10毫升，一日1~2次。

众生丸

【适宜病症】

1. 用于早期毛囊炎，表现为局部红肿、疼痛明显者。

2. 用本药口服治疗毛囊炎时，可配合龙珠软膏、老鹳草软膏、消肿止痛酊、外用无敌膏、创灼膏、梅花点舌丸等局部用药，以增强疗效。

【注意事项】

1. 老人、儿童及消化系统疾病者慎服。

2. 毛囊炎病程长者，局部不红不肿者忌用。

3. 孕妇忌服。

【用法用量】 口服，一次4~6丸，一日3次；外用，捣碎，用冷开水调匀，涂患处。

温馨提示

1. 毛囊炎脏腑蕴热、火毒结聚、热毒蕴蒸肌肤证可选用复方南板蓝根颗粒(片),风热外袭、热毒壅盛证可选用众生丸,热毒蕴肤兼湿热证可选用芩连片,热毒壅盛、气血凝滞证可选用珍黄丸,肺胃积热证可选用清热暗疮片。外用药可选用龙珠软膏、消肿止痛酊,外用无敌膏、老鹳草软膏、创灼膏、梅花点舌丸等。

2. 毛囊炎感染严重,有发热等全身症状者,可酌情应用抗生素,以促使炎症尽快消退,但服用抗生素时要和上述药物的服用时间隔开 1 个小时以上。

3. 用药 3 天症状无缓解,或出现局部红肿、疼痛、活动受限等,不适症状加重时应去医院就诊。

4. 服药期间饮食宜清淡,忌食辛辣油腻食物。

第二节　湿疹

1. 什么是湿疹?

湿疹是一种常见的过敏性炎症性皮肤病。以多形性皮疹、渗出倾向、对称分布、易于复发和慢性化、自觉剧烈瘙痒为特点。

2. 中医如何治疗湿疹?

本病相当于中医“湿疮”、“浸淫疮”、“旋耳疮”、“绣球风”。本病多因饮食失节,嗜酒或过食腥发动风之品,伤及脾胃,脾失健运,致湿热内蕴;又外感风湿热邪,内外两邪相搏,浸淫肌肤;久则血虚风燥。治宜清热利湿,或养血祛风。

3. 常用的中成药有哪些？如何使用？

常用的中成药有以下几类，患者可根据自己的具体情况酌情选用：

皮肤病血毒丸

【适宜病症】

1. 用于湿疹，起病急、病程短，见皮损初起潮红焮热，轻度肿胀，继而粟疹成片或水疱密集，渗液流津，瘙痒严重。常伴发热，口渴，心烦，大便干，小便黄，舌红。

2. 可根据情况配合使用冰黄肤乐软膏、皮肤康洗液、青蛤散、老鹳草软膏、九圣散、铍宝消炎癣湿药膏等外用药物，以缓解症状，促进皮损消退。

【注意事项】

1. 本药含有甘草，不可与含有甘遂、海藻、大戟、芫花或舟车丸、内消瘰疬丸等含有上述药物的中成药同用。

2. 孕妇禁服。

3. 月经期或哺乳期慎用。

4. 体弱、慢性腹泻者慎用。

5. 感冒期间停服。

6. 如有油脂性成分渗达表面导致外观颜色变化，不影响服用。

7. 过敏体质者慎用。

【用法用量】 口服。一次 20 粒，一日 2 次。

豨 莶 丸

【适宜病症】

1. 用于湿疹湿热蕴肤症，见发病急，局部皮损，皮肤潮红灼热，轻度肿胀，继而粟疹成片或水疱密集，渗液流津，瘙痒严重，发热，口渴，心烦，大便干，小便黄，舌质红，苔薄白或黄。

2. 本药可根据情况联合选用冰黄肤乐软膏、皮肤康洗液、青蛤散、老鹳草软膏、九圣散、铍宝消炎癣湿药膏等外用药物，以缓解症状，促进皮损消退。

【注意事项】 消化系统疾病者慎用。

【用法用量】 口服。一次1丸，一日2~3次。

老鹳草软膏

【适宜病症】

1. 用于亚急性湿疹或慢性湿疹湿热蕴结症，见皮肤片状红斑、丘疹、丘疱疹，部分融合成片，部位不定，伴有少量渗出、瘙痒。

2. 皮损局限、面积小者单用即可。

3. 若皮损面积大、泛发者，可联合口服皮肤病血毒丸、消风止痒颗粒、豨莶丸等药物。

【注意事项】 本药为外用药，不可内服。

【用法用量】 外用。涂敷患处，一日1次。

皮肤康洗液

【适宜病症】

1. 用于急性湿疹、亚急性湿疹湿热蕴阻肌肤证，见红斑、丘疹、丘疱疹、水疱、片状糜烂、渗出等多形态皮损，自觉灼热，瘙痒剧烈，常伴身热，心烦，口渴，大便干，小便黄。

2. 若湿疹皮损面积较大，或病情顽固者，可联合皮肤病血毒丸、消风止痒颗粒、豨莶丸等口服。

【注意事项】

1. 本药含有赤芍，不可与含有藜芦的药物同用。

2. 本药含有甘草，不可与含有甘遂、海藻、大戟、芫花的药物同用。

3. 孕妇慎用。

4. 皮肤干燥、肥厚伴有裂口者不宜使用。

5. 用药部位出现烧灼感、瘙痒、红肿时应立即停用，并用清水洗净。

【用法用量】 急性湿疹：一次适量，外搽皮损处，有糜烂面者可稀释 5 倍后湿敷，一日 2 次，每次 20~30 分钟。妇科用药前，先用水洗净局部后，用蒸馏水将 10 毫升药液稀释 5 倍，用带尾线的棉球浸泡药液后置于阴道内，每晚换药一次，或遵医嘱。

冰黄肤乐软膏

【适宜病症】

1. 用于湿疹病程长，皮损多形态，局部灼热，皮损色暗，色素沉着，粗糙，瘙痒剧烈。

2. 皮损面积大，可根据情况配合用药，灼热明显可选用复方珍珠暗疮片。

3. 渗液较多者可选用皮肤病血毒丸、消风止痒颗粒、豨莶丸。

4. 干燥，皮损色暗，粗糙者可选用湿毒清胶囊。

5. 发热、口干、大便干、舌红者可选用防风通圣丸。

【注意事项】 本药含有甘草，不可与含有甘遂、海藻、大戟、芫花的药物同用。

【用法用量】 外用，涂搽患处。每日 3 次。

温馨提示

1. 湿疹肺胃热盛者可选用复方珍珠暗疮片；湿毒蕴阻者可选用皮肤病血毒丸、消风止痒颗粒、豨莶丸；血虚风燥者可选用湿毒清胶囊；外寒内热、表里俱实者可选用防风通圣丸；湿热下注引起的阴囊湿疹可选用二妙丸、四妙丸；脾胃弱，食少便溏者选参苓白术丸；皮损肥厚，粗糙干燥者可选用四物合剂；眼睑湿疹可选用明目蒺藜丸。外用可选用冰黄肤乐软膏、皮肤康洗液、青蛤散、老鹳草软膏、九圣散、铍宝消炎癣湿药膏等。另外，眼睑湿疹可外用八宝眼药或马应龙八宝眼膏；肛周湿疹可选用马应龙麝香痔疮膏；慢性湿疹长期未愈，症见局部渗液、肿痛者可选用创灼膏。

2. 患者平时尤其是服药期间应忌食鱼、虾、油腻食品；忌酒、辛辣刺激食物。

3. 病情较重、皮损较大、渗出较多或使用上述药物 3~5 天无效者，应尽快去医院皮肤科就诊。

第三节　手足癣

1. 什么是手足癣？

手、足癣是掌、跖及指（趾）间皮肤的皮肤癣菌感染性皮肤病。皮疹多形态，可见丘疹、水疱、糜烂、渗出、鳞屑、角化肥厚等，有传染性。

2. 中医如何治疗手足癣？

本病相当于中医“鹅掌风”、“臭田螺”、“脚湿气”。本病多因湿热内蕴或血虚风燥染毒而成。宜清热利湿，杀虫止痒。

3. 常用的中成药有哪些？如何使用？

常用的中成药有以下几类，患者可根据自己的具体情况酌情选用：

脚 气 散

【适宜病症】

1. 用于足癣浸渍糜烂型和水疱型，见脚趾缝潮湿，皮肤发白、软，将白皮除去，可见基底部鲜红，或脚趾缝间成群或分散的水疱，疱壁厚，不易破，内有清澈渗液，瘙痒剧烈。

2. 病情严重者可配合抗真菌药物外用或口服，如联苯苄唑乳膏、环吡酮胺乳膏、特比萘芬乳膏等。

【注意事项】

1. 本药为外用散剂，切忌内服。

2. 使用本药若出现恶寒发热、患肢肿胀、触之灼热、痒痛、附近淋巴结肿大者，应采用其他适当方法治疗。

3. 不适用于脱屑型足癣，见角化过度、干燥、粗糙、脱屑、皲裂。

【用法用量】 外用。取本品适量撒于患处，每日 1~2 次。

癣湿药水（鹅掌风药水）

【适宜病症】

1. 用于手癣掌心或指缝出现针头帽大小的水疱，瘙痒剧烈，搔抓后有渗液，干涸后脱皮屑，久则皮肤干糙者。

2. 足癣见趾缝间，足跖部成片水疱，脱屑，瘙痒剧烈，夏季加重，冬季减轻。

3. 病情严重者可配合抗真菌药物外用或口服，如联苯苄唑乳膏、环吡酮胺乳膏、特比萘芬乳膏等。

【注意事项】

1. 不适宜足癣浸渍糜烂型，见脚趾缝间潮湿，皮肤发白，剥去皮肤可露出鲜红糜烂面。

2. 本药为外用药，切忌内服。

3. 本药所含斑蝥有毒性，不可久用。

4. 本药所含斑蝥有刺激性，如出现过敏反应及时停用。

【用法用量】 外用。擦于洗净的患处，一日3~4次；治疗灰指甲应先除去空松部分，使药易渗入。

铍宝消炎癣湿药膏

【适宜病症】

1. 用于头癣、体癣、足癣、慢性湿疹等，瘙痒剧烈，皮肤角化过度、粗糙、脱屑者。

2. 病情严重者可配合抗真菌药物外用或口服，如联苯苄唑乳膏、环吡酮胺乳膏、特比萘芬乳膏等。

【注意事项】

1. 小儿、老人、哺乳期妇女、体弱者慎用。

2. 孕妇禁用。

3. 本药含有汞剂，对汞过敏者禁用。

4. 本药为外用药，切忌内服。

5. 使用中如果皮损周围出现红斑水肿、灼热、瘙痒应立即停用、洗净。

6. 配方含有毒药品，不可大面积使用及久用。

7. 保存及使用时不宜放在铝制瓶、盘中。

【用法用量】 外用。洗净患处后涂抹，一日数次。

温馨提示

1. 手足癣湿热浸淫证表现为水疱、浸渍、糜烂为主者可选用脚气散；表现为角化肥厚为主可选用癣湿药水（鹅掌风药水）；病情顽固者可选用铍宝消炎癣湿药膏；病情严重者可联合抗真菌药物外用或口服。

2. 患者服药期间饮食宜清淡，忌食辛辣、油腻食品。

3. 使用上述外用药物前，应清洗患处，但忌用热水洗烫。

第四节 荨麻疹

1. 什么是荨麻疹？

荨麻疹俗称风团、风疹团、风疙瘩、风疹块，由各种因素致使皮肤黏膜血管发生暂时性炎性充血与大量液体渗出，造成局部水肿性的损害，是一种常见的过敏性皮肤病。临床表现为大小不等的局限性风疹块损害，骤然发生，迅速消退，瘙痒剧烈，愈后不留任何痕迹，可伴有发热、腹痛、腹泻或其他全身症状。

2. 中医如何治疗荨麻疹？

本病相当于中医“瘾疹”。主要病机为胃肠湿热；或平素体虚，感风热、风寒之邪，郁于皮毛腠理之间。治宜清热利湿，解表祛邪。

3. 常用的中成药有哪些？如何使用？

常用的中成药有以下几类，患者可根据自己的具体情况酌情选用：

皮敏消胶囊

【适宜病症】 用于急、慢性荨麻疹湿热内蕴或风热袭表症，见皮肤灼热刺痒，搔抓后起红色风团，时隐时现，部位不定，皮疹色红，随搔抓而增多和增大。遇热加剧，得冷则减轻，病程较久，反复发作，多伴心烦，夜间发作较重。

【注意事项】

1. 本药含有苦参，不可与含有藜芦的中药同用。

2. 孕妇禁用，哺乳期禁用。

3. 消化系统疾病者慎用。

4. 本药含蜈蚣，肝肾功能不全者慎用。

5. 本药所含药物复杂，尽量不与其他中药联合使用，以避免不良反应的发生。

【用法用量】 口服。一次 4 粒，一日 3 次。急性荨麻疹疗程 1 周，慢性荨麻疹疗程 2 周。

肤痒颗粒（冲剂）

【适宜病症】

1. 用于荨麻疹风热犯表症，见瘙痒明显，但无发热口渴，咽干，起病急骤，身体瘙痒，出现红斑隆起，形如豆瓣，堆累成片，部位不定，忽隐忽现。

2. 因肾病、糖尿病、黄疸、肿瘤等疾病引起的皮肤瘙痒或荨麻疹，应以治疗病因为主，若需用本药时，应在医师指导下服用。

【注意事项】

1. 孕妇忌服。

2. 消化道溃疡者慎用。

3. 处方中含有苍耳子，不宜过量或长期服用。

4. 小儿应在医师指导下服用。

【用法用量】 开水冲服。一次1~2袋，一日3次。

防风通圣丸

【适宜病症】 适用于荨麻疹表里俱实症，见受寒冷潮湿刺激即全身起风团，颜色鲜红，部位不定，时起时消，伴怕冷、发热、头痛咽干、小便黄、大便干者。

【注意事项】

1. 怕冷，手足凉，食后不消化，大便稀，疲倦乏力者不适用。

2. 孕妇慎用。

【用法用量】 口服。水丸一次6克，一日2次；浓缩丸一次8丸，一日2次。

畅鼻通颗粒

【适宜病症】 适用于外感风寒、营卫失和所致的荨麻疹，症见恶风有汗、头痛、喷嚏，或鼻塞时轻时重、疹块色白发痒。

【用法用量】 开水冲服。一次12克，一日3次。

玉屏风胶囊（颗粒、口服液）

【适宜病症】 适用于荨麻疹症见怕风，平素容易反复感冒，时有汗出或活动后汗出明显的患者。

【注意事项】

1. 不宜用于明显发热，汗出较多的患者。

2. 不宜用于手足心热，夜间入睡后汗出的患者。

【用法用量】 胶囊剂：口服，一次2粒，一日3次。颗粒剂：开水冲服，一次5克，一日3次。口服液：口服，一次10毫升，一日3次。

温馨提示

1. 荨麻疹湿热内蕴或风热袭表证可选用皮敏消胶囊；风热犯表证可选用肤痒颗粒；风湿热邪蕴阻肌肤证可选用消风止痒颗粒；表虚不固证可选用玉屏风胶囊（颗粒、口服液）；外感风寒、营卫失和证可选用畅鼻通颗粒；外寒内热、表里俱实证可选用防风通圣丸；血热风盛、湿毒瘀结证可选用皮肤病血毒丸。

2. 避免过食生冷、鱼虾等物，宜食温补之品。

3. 服药3天后症状未改善或皮疹面积扩大加重，应去医院就诊。

4. 因服用或注射某种药物后出现荨麻疹等相似的皮肤症状者属于药物过敏（药诊），应立即去医院就诊。

第五节 皮肤瘙痒症

1. 什么是皮肤瘙痒症？

皮肤瘙痒症是一种常见的皮肤病。临床表现以仅有皮肤瘙痒症状而无明显原发皮损为其特点，可分为泛发性瘙痒症和局限性瘙痒症两类。泛发性皮肤瘙痒症患者最初皮肤瘙痒仅局限于一处，进而逐渐扩展至身体大部或全身，皮肤瘙痒常为阵发性尤以夜间为重，由于不断搔抓，出现抓痕、血痂、色素沉着及苔藓样变化等继发损害。局限性皮肤瘙痒症发生于身体的某一部位，常见的有肛门瘙痒症、阴囊瘙痒症、女阴瘙痒症、头部瘙痒症等。

2. 中医如何治疗皮肤瘙痒症？

本病相当于中医“风瘙痒”范畴。主要病机为内有气血虚或湿热，外受风邪。治宜清热利湿、养血祛风为主。

3. 常用的中成药有哪些？如何使用？

常用的中成药有以下几类，患者可根据自己的具体情况酌情选用：

湿毒清胶囊

【适宜病症】 适用于皮肤瘙痒症见瘙痒剧烈，遇热易发作，夜间加重，皮肤初无损害，过度搔抓后出现抓痕、血痂、色素沉着、湿疹化、苔藓样变的患者。

【注意事项】

1. 不宜用于红肿疼痛明显的患者。

2. 孕妇慎用。

【用法用量】 口服。一次 3~4 粒，一日 3 次。

消风止痒颗粒

【适宜病症】

1. 适用于皮肤瘙痒症见皮损初起，潮红焮热，轻度肿胀，继而粟疹成片或水疱密集，渗液流津，瘙痒难忍，常伴身热、口渴、心烦、大便秘结、小便短赤的患者。

2. 因糖尿病、肾病、肝病、肿瘤等疾病引起的皮肤瘙痒见上述症状者，可选用本药。

【注意事项】

1. 服药期间出现胃脘疼痛或腹泻时应及时停服。

2. 孕妇慎服。

【用法用量】 口服。周岁以内一日 15 克；1~4 岁一日 30 克；

5~9 岁一日 45 克;10~14 岁一日 60 克;15 岁以上一日 90 克。分 2~3 次服用;或遵医嘱。

温馨提示

1. 皮肤瘙痒症风湿热邪蕴阻肌肤证可选用消风止痒颗粒,血虚风燥证可选用湿毒清胶囊。

2. 平时尤其是服药期间,患处不宜用热水洗烫。

3. 要在医师指导下使用护肤、止痒的化妆品及外用药物,不宜滥用。

4. 饮食宜清淡,易消化,忌辛辣、油腻、烟酒及海鲜食品。

第六节 痤疮

1. 什么是痤疮?

痤疮是一种发生于面颈及胸背部的毛囊、皮脂腺的慢性炎症性皮肤病,其特点为颜面和胸背发生针尖或米粒大小的丘疹,或见黑头、脓疱、结节甚至囊肿,有时可挤出白色碎米样粉渣样物。本病青春期多发,故俗称为“青春痘”。

2. 中医如何治疗痤疮?

本病相当于中医的“粉刺”、“肺风粉刺”。多因肺胃蕴热,熏蒸肌肤而致。治宜清热祛湿,兼有活血化瘀。

3. 常用的中成药有哪些? 如何使用?

常用的中成药有以下几类,患者可根据自己的具体情况酌情

选用：

当归苦参丸

【适宜病症】

1. 适用于痤疮见颜面和胸背及鼻头多发粉刺、炎性丘疹、脓疱或硬结，常伴有疼痛的患者。

2. 如有多量脓肿、囊肿、脓疱等严重者，可联合大黄䗪虫丸口服，加强活血化瘀、软坚散结之力。

3. 皮损情况较重者可联合外用龙珠软膏、如意金黄散、梅花点舌丸、老鹳草软膏等，以促进皮损消退。

4. 本药短期服用效果不显，一般应连续服用 4 周以上。

【注意事项】

1. 平素胃部冷痛或大便偏稀的脾胃虚寒者慎用。

2. 孕妇慎用。

3. 儿童必须在成人的监护下使用。

【用法用量】 口服。一次 1 丸，一日 2 次。

复方珍珠暗疮片

【适宜病症】

1. 适用于痤疮见颜面红斑、粉刺、毛囊一致性丘疹、脓疱，以额头、口鼻周围为多，常伴有皮肤灼热，干渴喜冷饮，大便偏干的患者。

2. 皮损较严重者可联合外用龙珠软膏、如意金黄散、梅花点舌丸、老鹳草软膏等，以促进皮损消退。

【注意事项】

1. 本药偏寒凉，不可久服，平素胃部冷痛或大便偏稀的脾胃虚寒者慎用。

2. 儿童、年老体弱、糖尿病或患有其他疾病者应在医师指导下服用。

【用法用量】 口服。一次 4 片，一日 3 次。

清热暗疮片

【适宜病症】

1. 适用于痤疮见毛囊性粉刺、丘疹、脓疱、囊肿、结节，多发于面、前胸、后背等皮脂腺分布区，常伴有皮损瘙痒，多食，口臭，渴喜冷饮的患者。

2. 皮损较严重者可联合外用龙珠软膏、如意金黄散、梅花点舌丸、老鹳草软膏等，以促进皮损消退。

【注意事项】

1. 本药偏寒凉，不可久服，平素胃部冷痛或大便偏稀的脾胃虚寒者慎用。

2. 儿童、年老体弱、糖尿病或患有其他疾病者应在医师指导下服用。

3.2 周为一疗程。

【用法用量】 口服。一次 2~4 片，一日 3 次。

通便消痤胶囊

【适宜病症】

1. 适用于痤疮见红斑、淡红色毛囊性粉刺丘疹，散在脓疱，以额头、口鼻周围为多，常伴皮肤灼热，口干渴，思冷饮，尤其是大便较干、便秘的患者。

2. 皮损较严重者可联合外用龙珠软膏、如意金黄散、梅花点舌丸、老鹳草软膏等，以促进皮损消退。

【注意事项】

1. 本药偏寒凉，导泻作用较强，不可久服，平素胃部冷痛或大便偏稀的脾胃虚寒者慎用。

2. 儿童、年老体弱、糖尿病或患有其他疾病者应在医师指导下服用。

3. 不宜与茶及萝卜同食。

【用法用量】 口服。①便秘、排便不爽者，一次 3~6 粒，一日 2 次，根据大便情况酌情加减药量，以大便通畅，每天 1~2 次为宜。②大便一日 1 次者，以 1 粒起服，每日服 1~2 次，根据大便情况逐渐加量至大便通畅，每天 1~2 次为宜。

消 痤 丸

【适宜病症】

1. 适用于痤疮见红斑、淡红色毛囊性粉刺丘疹，散在脓疱，以额头、口鼻周围为多，常伴皮肤灼热，口干渴，思冷饮，尤其是平素急躁易怒的患者。

2. 皮损较严重者可联合外用龙珠软膏、如意金黄散、梅花点舌丸、老鹳草软膏等，以促进皮损消退。

【注意事项】

1. 本药偏寒凉，不可久服，平素胃部冷痛或大便偏稀的脾胃虚寒者慎用。

2. 儿童、年老体弱、糖尿病或患有其他疾病者应在医师指导下服用。

3. 不宜与茶及萝卜同食。

【用法用量】 口服。一次 30 丸，一日 3 次。

温馨提示

1. 痤疮肺胃热盛证可选用清热暗疮片；血热蕴阻肌肤证可选用复方珍珠暗疮片；三焦火热毒盛可选用金花消痤丸；湿热瘀阻证可选用当归苦参丸；湿热毒邪聚结肌肤可选用消痤丸、皮肤病血毒丸等；气虚血瘀、热毒内盛证可选用通便消痤胶囊。

2. 本病患者平时尤其是服药期间要忌烟酒、辛辣、油腻及腥发食物，以免助热生湿，加重病情。

3. 切忌用手挤压患处，特别是鼻唇周围。

第七节　银屑病

1. 什么是银屑病？

是一种常见的易于复发的慢性炎症性皮肤病，特征性损害为红色丘疹或斑块上覆有多层银白色鳞屑。青壮年发病最多，男性发病多于女性，北方多于南方，春冬季易发或加重，夏秋季多缓解。病因和发病机制未完全明确，研究发现，本病的发病与遗传因素、感染链球菌、免疫功能异常、代谢障碍及内分泌变化等有关。

2. 中医如何治疗银屑病？

本病相当于中医“白疕”、“蛇虱”、“松皮癣”、“干癣”、“疕风”等。主要病机为血热炽盛，瘀滞为毒。治宜清热凉血，润肤消斑。

3. 常用的中成药有哪些？如何使用？

常用的中成药有以下几类，患者可根据自己的具体情况酌情

选用：

银屑灵

【适宜病症】 适用于银屑病见浸润性红斑、丘疹、斑块，上覆黏腻鳞屑，有渗出倾向，偶有浅表小脓疱，常伴有大便黏腻，小便黄的患者。

【注意事项】

1. 不宜用于皮损干燥，无明显渗出的患者。
2. 平素胃部冷痛或大便偏稀的脾胃虚寒者慎用。

【用法用量】 口服。一次 3 克，温开水冲服，一日 2 次。或遵医嘱。

消银颗粒(片)

【适宜病症】 适用于银屑病见皮疹色鲜红或淡红，呈点滴状或片状，表面覆有白色鳞屑或鳞屑较厚，刮之可见薄膜现象、筛状出血，瘙痒的患者。

【注意事项】

1. 平素胃部冷痛或大便偏稀的脾胃虚寒者慎用。
2. 用本药期间要定期检查肝功能和血常规。
3. 儿童用量宜减或遵医嘱。

【用法用量】 颗粒剂：开水冲服，一次 3.5 克，一日 3 次；片剂：口服，一次 5~7 片，一日 3 次。1 个月为一疗程。

复方青黛胶囊(丸)

【适宜病症】 适用于银屑病见点滴至钱币状浸润丘疹不断出现，或旧皮损面积扩大，上覆多层银屑，刮之可见薄膜现象、筛状出血，瘙痒明显，伴有心烦、口渴、咽痛、便干的患者。

【注意事项】

1. 从小剂量开始使用。

2. 本药含青黛，连服 4 周以上应定期检查血常规、肝功能及大便潜血。

3. 肝功能异常、消化道溃疡、溃疡性结肠炎等患者禁用此药。

【用法用量】 胶囊剂：口服，一次 4 粒，一日 3 次。水丸：一次 6 克，一日 3 次。

温馨提示

1. 银屑病治疗时可据证选用具有“清热凉血，解毒消斑”功用的复方青黛胶囊(丸)；具有“清热燥湿，活血解毒”功用的银屑灵；具有“清热凉血，养血润肤，祛风止痒”功用的消银颗粒(片)。血瘀证者可选用血府逐瘀胶囊、四物合剂、大黄䗪虫丸等。外用可选冰黄肤乐软膏等。

2. 忌食腥发海鲜及刺激性食物。

第八节　白癜风

1. 什么是白癜风?

白癜风是一种原发性的局限性或泛发性皮肤色素脱失症。本病可发生于任何年龄，男女发病率大致相等，但以青年人多见。易于诊断而难于治疗，影响容貌。皮损为大小不一、形状不规则的白色斑片，周围色素常较深，边界清楚，表面平滑，斑内毛发变白或正常。数目不定，单发或多发，可互相融合成大片。全身各处均可发生，但以面部、颈部、手背等局限性发病者为多。可对称，亦可单侧发生，有时可呈节段性或带状分布。一般无自觉症状，少数在病情进展期局部可有微痒。

2. 中医如何治疗白癜风？

本病相当于中医“白驳风”、“白处”、“白毋奏”、“白癞”、“龙舐”、“白定”、“白驳”、“白癜”、“驳白”、“斑白”、“斑驳”等。主要病机为气血不和，肝肾亏损。治宜调和气血，滋补肝肾。

3. 常用的中成药有哪些？如何使用？

常用的中成药有以下几类，患者可根据自己的具体情况酌情选用：

白癜风胶囊(丸)

【适宜病症】 适用于白癜风见皮色变白，边界清楚，不痒不痛，发无定处，形态各异而多见于头面、颈项、手足等暴露部位，甚或遍及全身，平素情绪忧郁的患者。

【用法用量】 口服。一次3~4粒，一日2次。疗程3个月。

外搽白灵酊

【适宜病症】

1. 本药通经活血，适用于白癜风见皮色变白，不痒不痛，发无定处，形态各异，多见于头面、颈项、手足等暴露部位，甚或遍及全身的患者外用。

2. 本药多与白癜风内服药联合，可增强疗效。

【注意事项】

1. 皮肤破损处应禁用。

2. 本药为外用药，切忌内服。

3. 对本药或酒精过敏者禁用，过敏体质慎用。

4. 本药中夹竹桃有毒性，不可长期或过量使用。

【用法用量】 涂擦患处，一日 3 次，3 个月为一个疗程。

白　蚀　丸

【适宜病症】 适用于白癜风见皮色变白，不痒不痛，发无定处，形态各异，多见于头面、颈项、手足等暴露部位，甚或遍及全身，常伴腰酸腿软，神疲乏力，手足心热，夜间汗出，失眠的患者。

【注意事项】

1. 本药含黄药子，可能引起肝损害，用药前和用药期间宜定期检查肝功能，若发现肝功能异常要及时停药，避免超剂量、长期服用。

2. 避免与其他可能引起肝损害的中西药物同用，以免加重肝损害。

3. 儿童、老年人、孕妇及哺乳期妇女慎用。

4. 肝功能不全患者禁用。

【用法用量】 口服，一次 2.5 克，一日 3 次。10 岁以下小儿服量减半。

复方卡力孜然酊

【适宜病症】 具有清除异常黏液质的功效，能够改善病灶部位皮肤的微循环，直接补充微量元素，增加皮肤的光敏作用，激活酪氨酸酶活性，促进皮肤中黑色素的合成。

【注意事项】

1. 少数患者如出现红、肿、痒反应，可在使用前用适量白酒稀释或脱敏后使用。严重时应停药，待症状消退后继续用药。

2. 避免日光曝晒。曝晒、照射时间过久或用药过量可能引起水疱，如有水疱，应停止用药，对症处理，待水疱痊愈后再继续用药。

3. 若患者对该药敏感性高，出现过敏或皮炎表现，可延长擦药间隔，隔日或隔数日一次；或兑入适量白酒稀释后应用。

4. 复方卡力孜然酊中含有较多光敏性药物，搽药后日晒容易引起光敏性皮炎。对日光敏感患者用药后不必专门进行日晒。

5. 外用制剂，禁止口服和用于皮肤破损处，勿涂于正常皮肤上。

【用法用量】 外用适量，涂搽患处。将患处揉搓后涂抹，一日 3~4 次，涂药后继续轻轻揉搓至白斑发红为止。涂药 30 分钟后应日光或长波紫外线（黑光）照射，每日 1~2 次，照射时间开始 1~5 分钟，以后每次增加一分钟至数分钟，每次照射时间以白斑发红为度。 疗程:3 个月为一个疗程。

温馨提示

1. 中成药治疗白癜风要抓住气血不和或肝肾不足的关键。气血不和型表现为白斑色淡或粉红，大小不等，边缘不规则，与正常皮肤的界限不清，周围无色素沉着，分布常无规律，有发展趋势，可伴有瘙痒，舌淡，苔薄，脉细，可选用白癜风胶囊、白灵片。肝肾不足型表现为白斑较小，境界清楚，边缘色素沉着较深，斑内毛发多变白，多见于眼睑周围及四肢远端，对称分布，发展缓慢，病程较长，或有遗传倾向，可兼有头昏、耳鸣、腰膝酸软、舌淡或红、苔少、脉细弱等，可选用白蚀丸。此外，病程短，有风热征象，疹色有光泽，颜色为浅色素斑，可选川芎茶调颗粒、防风通圣丸；有湿热征象，可选栀子金花丸、三妙丸、当归苦参丸等。病程长，从补肾角度考虑，可辨证选用二至丸、首乌片、六味地黄丸、金匮肾气丸等；从活血化瘀角度，可辨证选用血府逐瘀胶囊、桂枝茯苓胶囊、小金丹等。

2. 外用可选外搽白灵酊或复方卡力孜然酊。白癜风外用药注意事项：①外用药物范围应比白斑范围小一点，否则周围正常皮肤颜色会很快加深，使白斑更为明显。②可以使用雀啄搽，即用钝头的牙签蘸药，以一定的力度往皮损处一点一点搽药，以不觉明显疼痛为度。雀啄搽可以给皮损一定的刺激，并促进药物吸收。③部分患者使用后感觉皮损局部灼热疼痛，但皮损无明显皮炎表现，可将用药由一日2次改为一日1次，甚至2日一次，多数患者能慢慢接受并取得良好疗效。

第九节　脱发

1. 什么是脱发？

常见的脱发为脂溢性脱发和斑秃。脂溢性脱发又称雄激素源性脱发，以额部及头顶部渐进性脱发为表现，发病与雄激素水平过高有一定关系，有遗传倾向。斑秃，又名圆形脱发，是一种以头发突然成片脱落，局部皮肤正常，自觉症状不明显的常见皮肤病。本病可发生于任何年龄，但尤以青年人患病更为普遍，常在过度劳累、睡眠不足或受到刺激后发生。

2. 中医如何治疗脱发？

脂溢性脱发相当于中医“发蛀脱发”，主要病机为湿热或血虚，治宜清热利湿，或养血祛风。

斑秃相当于中医“油风”，主要属肝肾不足，气血亏虚。治宜补益肝肾，养血益气。

3. 常用的中成药有哪些？如何使用？

常用的中成药有以下几类，患者可根据自己的具体情况酌情选用：

生发酊

【适宜病症】

1. 适用于脱发见突然脱发，范围较小，呈圆形或椭圆形，逐渐加重，甚至毛发全部脱落，常伴有头晕、目眩、耳鸣、疲倦的患者。

2. 本药为外用药，可与内服中成药同用以提高疗效，如斑秃丸、养血生发胶囊、天麻首乌片等。

【注意事项】

1. 本药中含闹羊花，有毒，不可大面积、超量或长期使用。

2. 局部皮肤有破损时不宜使用。

3. 本药为外用药，切忌口服及误入眼内。

【用法用量】 涂擦患处。一日2~3次。

斑秃丸

【适宜病症】 适用于脱发见突然脱发，呈圆形或椭圆形，逐渐加重，甚至毛发全部脱落，常伴有头晕、目眩、耳鸣、手足心热、腰膝酸软、失眠的患者。

【注意事项】 不宜用于假性斑秃（患处头皮萎缩，不见毛囊口）及脂溢性脱发。

【用法用量】 口服。水蜜丸一次5克，大蜜丸一次1丸，一日

3次。

养血生发胶囊

【适宜病症】 适用于脱发见突然脱发，伴有头晕，目眩，耳鸣，手足心热，腰酸乏力，眼干，失眠或头皮发痒、头屑增多、油腻秽浊，毛发稀疏、枯焦的患者。

【注意事项】

1. 平素食欲不振，恶心，大便黏腻的脾虚湿滞者不宜使用。

2. 假性斑秃（患处头皮萎缩，不见毛囊口）不适用。

3. 在治疗前和治疗期间要定期检查肝功能，避免超量或长期服用。

【用法用量】 口服。一次4粒，一日2次。

天麻首乌片

【适宜病症】 适用于脱发见头发花白、脱落，常伴头晕，耳鸣，口苦，眼干，神疲乏力，腰膝酸软的患者，尤其是神经性脱发和脂溢性脱发见上述伴发症状的患者。

【注意事项】 平素食欲不振，恶心，大便黏腻的脾虚湿滞者不宜使用。

【用法用量】 口服。一次6片，一日3次。

> **温馨提示**
>
> 1. 脱发的致病因素多，病情复杂，但主要病因不仅在于局部毛发功能的改变，更应是整体功能的异常，要立足整体，全方位地采取多种给药途径和治疗手段，综合治疗以提高本病疗效。

2. 临证注意辨证论治、内外治结合、中西医结合的治疗方法，大部分病例易于治愈。如辨证为血热生风可选用七宝美髯丹，肝郁血瘀用逍遥丸，肝肾不足用斑秃丸，气血两虚用人参养荣丸、养血生发胶囊等。

3. 服药期间饮食宜清淡，忌辛辣、刺激、油腻之品，忌烟、酒、浓茶等。

4. 服用 2~3 个月为一疗程。

5. 生活应有规律，保证充足睡眠。

药名索引（按拼音排序）

R

S

T

W

Z

免责声明

本书仅提供一般用药指导，并非针对患者个体进行诊断和治疗建议。一切疾病的诊断和治疗仍应在专业医师指导下进行。